中医入门一看就懂

张振/编

中医古籍出版社
Publishing House of Ancient Chinese Medical Books

图书在版编目（CIP）数据

中医入门一看就懂 / 张振编. — 北京：中医古籍
出版社, 2021.12
　　ISBN 978-7-5152-2226-4

　　Ⅰ.①中… Ⅱ.①张… Ⅲ.①中医医学基础 Ⅳ.
①R22

中国版本图书馆CIP数据核字(2021)第255361号

中医入门一看就懂

张振　编

策划编辑　姚强
责任编辑　吴迪
封面设计　李荣
出版发行　中医古籍出版社
社　　址　北京东直门内南小街 16 号（100700）
电　　话　010-64089446（总编室）010-64002949（发行部）
网　　址　www.zhongyiguji.com.cn
印　　刷　天津海德伟业印务有限公司
开　　本　640mm×910mm　1/16
印　　张　16
字　　数　410 千字
版　　次　2021 年 12 月第 1 版　2021 年 12 月第 1 次印刷
书　　号　ISBN 978-7-5152-2226-4
定　　价　69.00 元

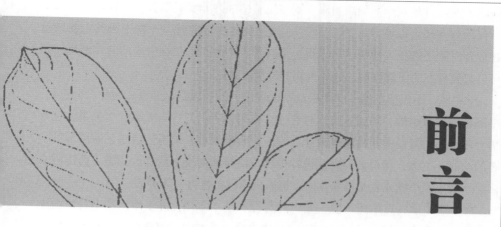

前言

在普通百姓的眼里，中医是一门深奥的学问，怎么可能一看就懂呢？

其实，中医理论不是凭空产生的，是古人在长期与疾病作斗争的过程中，不断积累临床医疗经验所总结出的医学理论，是传承数千年的祖国瑰宝。中医从生活中来，因此完全可以从生活中学中医。古往今来，民间流传下来的一些经典验方、偏方和治病方法都属于中医范畴。生活中，家中的长者，尤其是母亲，多少都会掌握一些治病疗疾的偏方，识得一些中草药，懂得随季节变化用草药调剂饮食，预防疾病，用草药为家人治疗常见病和较轻的外科创伤，懂得为孩子捏脊调理体质，懂得用推拿治疗小儿腹泻和便秘，懂得用刮痧、拔罐来治头痛、感冒等。很多人会利用各种常见易得的中药材或推拿、刮痧、拔罐等中医疗法来增强体质，治疗小病小痛，或调治慢性病和诸多疑难杂症，因为这些对于普通百姓来说，无须专业基础，都可以一学就会。

有人说，治病看西医不就得了，何必还要自己学中医？生活中，谁都有头痛脑热的时候，虽然说有病看医生总比自己乱吃药要好，西医所用的各种止咳化痰、消炎镇痛、退热药大多能药到病除，但难免会带来过度医疗、药物依赖等问题。事实上，一些疾病的根源并不是身体机能出了

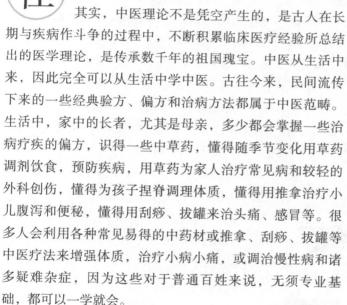

问题，而是自身调养不足。中医一则注重整体，并非头痛医头，脚痛医脚；二则不仅治病，还可以调养人的"元气"，增强免疫力。此外，一些中医的急救措施在危急时刻还能救人性命。所以说，平时学点中医，不仅在生病的时候能用，还可以起到良好的保健作用，远离疾病的侵扰。

学中医，不仅要了解一些中医的基础理论、治病思路，知道人为什么会生病，中医是怎样看病的，知道五脏六腑有什么作用，阴阳五行与人有什么关系，也要学会用中药，懂得中药的四气五味、归经、升降浮沉、配伍、禁忌，懂得常见中药的功能、主治，懂得如何对症选择中药，懂得如何将中药加入药膳、药粥中去治疗一些小病小痛或者是增强体质，提高机体的免疫力，等等。

在生活中学一点中医，懂一些中药药理和基本常识，并不难。本书将生活中常见的 200 种中药药材按照各自不同的功效分为补虚药、解表药、清热药、温里药、理气药、消食药、收涩药、祛风湿药、芳香化湿药、利水渗湿药、化痰止咳平喘药、安神药、平肝息风药、活血祛瘀药、止血药、泻下药、驱虫药、芳香开窍药等 18 大类，用通俗易懂的语言深入浅出地介绍了每味中药的性味归经、功效主治、用法用量、疗疾验方、保健药膳、现代研究、选购要点、贮藏方法等，还介绍了中药的起源、性能、配伍、炮制、禁忌等。其中"疗疾验方"均是从《本草纲目》等诸多中医典籍或是从古往今来的中医验方中优选而出，不仅科学实用，且疗效显著，以供读者对症选用。

本书理论和实践相结合，图文并茂，深入浅出地讲解了中医医理、中药知识及运用，每位读者都可以一看就懂，一学就会，一用就灵。

最后提醒大家，因为中药有寒热温凉之偏性，适应人类不同的体质状态，在使用中药治病养生的时候，最好在咨询医生、了解自己的体质后使用，遇到急病大病，一定要及时就医。

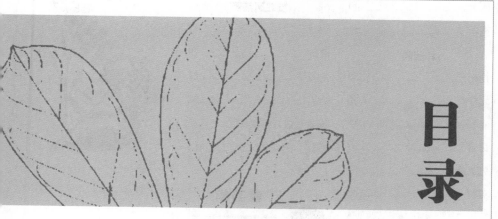

目录

第一章

学点中医基础知识

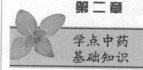

第二章

学点中药基础知识

第三章

补虚常用药

补气药

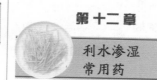
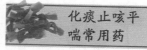

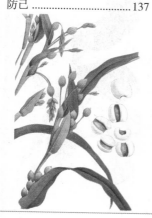

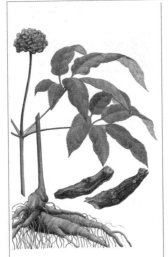

第十七章

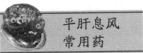

止血常用药

第十五章

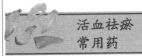

平肝息风
常用药

第十六章

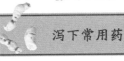

活血祛瘀
常用药

第十八章

泻下常用药

第十九章

驱虫常用药

第二十章

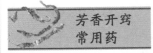

芳香开窍
常用药

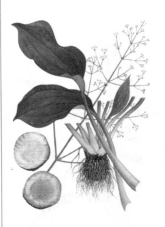

第一章

学点

中医

基础知识

中医是指中国传统医学，它承载着中国古代人民同疾病作斗争的知识和经验，是珍贵的民族文化遗产。

中医看病，首先是用望、闻、问、切四种方法了解病情；然后，根据中医的基本理论，将四诊所得的信息进行综合分析，确定疾病。下面我们将对中医四诊和辨证施治的主要内容，做简要的介绍。

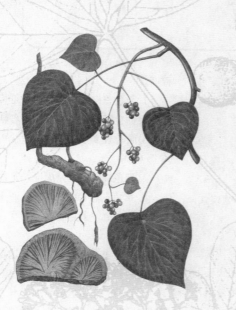

第一节 望闻问切

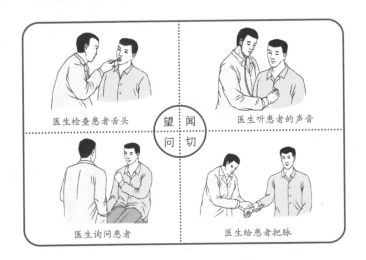

医生检查患者舌头　　望闻问切　　医生听患者的声音

医生询问患者　　　　　　　　医生给患者把脉

望，指观气色；闻，指听声息；问，指询问症状；切，指摸脉象。合称四诊，是中医诊疗必需的步骤。

望诊

望诊就是医生利用自己的眼睛去观察患者。望诊的内容很多，如患者的精神、形态、面色、舌苔以及全身各部分出现的异常现象，都要通过望诊获得。

望神

望神就是观察患者的精神状态。如果患者两眼灵活有神，精神良好，表示疾病还不十分严重。如果患者两眼无光，表情呆板，精神萎靡，常表示病情已经十分严重，应当引起特别的重视。

望色

望色是通过观察患者全身皮肤色泽变化诊察疾病的一种方法，也称色诊。通过色诊可了解脏腑虚实、气血盛衰和病情严重程度。

1. 面色苍白：多是虚证，尤其是血虚。

2. 面色潮红：多是热证，实热或虚热。

3. 面色发黄：多是虚证，尤其是脾胃虚。

4. 面色晦暗：多是虚证，尤其是肾亏。

5. 黄疸：患者眼白发黄，严重的甚至全身皮肤也发黄，多是湿热。

望舌

观察舌苔和舌质的变化，这是中医诊病的重要内容。

1. 舌苔：正常人的舌面上有一层薄白而润的苔状物，叫舌苔。在正常情况下，舌苔较薄，呈现白色。当患病时，舌苔就会变厚，颜色也会发生变化。因此，可以通过观察舌苔来诊断病情。

白苔：多是表证、寒证。舌苔薄白而过于润滑，多见于表寒证。舌苔薄白而干燥，为表热证或感受燥邪。舌苔白厚而干燥，代表湿浊化热伤津。舌苔布满白苔，摸之不燥，称为"粉白苔"，表示得瘟疫病。

黄苔：多是热证。苔薄黄厚而干燥，则里热盛，津液受损。苔黄干燥生刺，舌有裂纹，为里热极盛，津液大伤，脏腑大热。舌苔黄厚而腻，多为痰热、食积或湿热内蕴。舌苔黄滑而润，为阳虚表现。

灰苔：主里证。苔灰薄而润滑，多为寒湿内阻，或痰饮内停。苔灰而干燥，为热病或阴虚火旺。

黑苔：大多由黄苔或灰苔转化而成，表明了病情极其严重。苔黑而干燥，为热盛津亏。舌尖苔黑而干燥，为心火盛。苔黑而润滑，为阳虚阴寒极盛。

2. 舌质：正常人的舌质淡红色，湿润，转动灵活，能自由伸出口外。

舌淡：舌质的颜色比正常人淡，是虚证，多见于血虚和阳虚。

舌红：舌质的颜色比正常人红，是热证或阴虚。舌红而无苔是阴虚；深红者多是热盛伤阴；舌红而苔黄是有实热。

舌红起刺：多是热证。

舌紫：舌紫色，或有紫斑，多是血瘀。

舌头强硬：多见于肝风。

舌头干燥：多是热盛伤阴。

闻诊

闻诊是从患者发生的各种声音，从声音的高低、缓急、强弱、清浊而获知病性的方法。

1. 声音高亢：是正气未衰，属于热证、实证。

2. 语声重浊：多是外感风寒，肺气不宣，气郁津凝，湿阻肺系会厌，声带变厚，以致声音重浊。

3. 声音嘶哑：新病暴哑，为风寒束表，肺系会厌受其寒侵，经隧收引，津凝会厌，以致不能发音。若久病、重病突然声哑，则是比较危险

的症状。

4. 声低息短，少气懒言：是中气虚损的症状。患者经常神志不清，语无伦次，也是急性热病的症状。

5. 咳声高低缓急，可辨寒热虚实：咳声清高、无痰、舌红、乏津，是燥热犯肺或水不涵木、木火刑金。咳声重浊、痰多清稀是外感风寒、内停水饮或少阴阳虚、水饮内停。咳声急迫、连声不止是寒邪束表、气道挛急所致。吐出痰液其咳即止，是痰阻气道之征。

6. 呃逆：俗称打嗝。如果打嗝不止，是肺气不宣、脾气不运、肝气不舒的表现。

问诊

问诊应当直接问患者；如果患者是幼儿或者已经昏迷，则应当对了解患者病情的人进行询问。

问诊的内容，首先要问清楚患者的主要症状以及这些症状出现的时间和发展变化过程，还要问清患者的病史，特别应当问清以下这些问题。

寒热

初起发热、怕冷是表证；发热、不怕冷而出现出汗、口渴是里证。经常怕冷而无发热是阳虚；经常面部发红、有低热、掌心热是阴虚。

汗

发热不高、怕风、有汗是表邪较轻；发热、怕冷、无汗是表邪较重。不发热而出汗叫自汗，是阳虚；睡着后出汗叫盗汗，是阴虚。

饮食口味

喜欢热的饮食，多是寒证；喜欢冷的饮食，多是热证。口苦，多是肝有热。口淡、口甜、口腻，多是有湿。

大小便

大便秘结、干燥难解，多是实证、热证；大便稀薄有未消化的食物，多是虚证、寒证。小便短少黄赤，多是实证、热证；小便清长色白，多是虚证、寒证。

月经

对于女性患者，应当注意询问月经。月经提前、量多、色鲜红，多是热证；月经延期、色暗紫，多是寒证；月经延期、色淡，多是血虚；月经量少有块，经前腹痛，多是血瘀。

切诊

切就是摸和按的意思，切诊也就是按脉和摸体表。切脉是中医诊断疾病的方法之一，对于诊断疾病起到了重要的作用。

切脉的方法

患者取坐位或仰卧位，手掌向上平放，医生以食指、中指和无名指顺序放在患者腕部桡动脉上，按察脉搏跳动情况。切脉前应该先让患者休息一会儿，这样切脉才能准确。

脉象

正常人的脉搏，为一呼一吸之间4～5次，每分钟60～80次。因为古代没有钟表，所以医生以自己的呼吸来计数患者的脉搏。正常时，脉搏比较平稳。如果患病时，脉搏会变化。常见的脉象有以下10种：

1. 浮脉：脉搏呈现部位浅，轻取即得，这种脉多属表证。

2. 沉脉：轻按不明显，重按才能感受到，这种脉多属里证。

3. 迟脉：脉搏慢，一呼一吸之间2～3次，这种脉多属寒证。

4. 数脉：脉搏快，一呼一吸之间7～8次，这种脉多属热证。

5. 弦脉：脉搏硬而有力，好像按在拉紧的弓弦上，这种脉多属肝胆病证或寒证。

6. 滑脉：脉搏流利，像珠子滑过一样，这种脉多属有痰，孕妇怀孕时也会出现这种脉。

7. 濡脉：脉浮而较软、较细，这种脉多属有湿。

8. 细脉：脉来细小如线，这种脉多属虚证。

9. 洪脉：脉来如波涛汹涌，多属热证。

10. 结代脉：脉律不齐，动而中止，多属心病。

脉象示意图

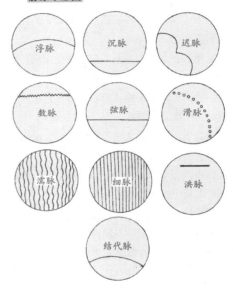

摸体表

1. 摸皮肤：皮肤灼热，多是实证、热证；皮肤冷而汗多，多是虚证、寒证。

2. 摸手脚：手脚冷，多是虚证、寒证。

3. 摸腹部：腹部胀痛，以手按压下去更痛而抗拒，多是实证；按压反觉舒服，多是虚证。

第二节 辨证

医生了解了患者的病情后，用中医的基本理论，对病情进行分析、推理、综合判断，从而得出疾病的原因、部位、性质、深浅等结论，并决定治疗的方法过程，叫作辨证施治。

辨证的要点

辨别疾病的部位

疾病总是发生在人体的某一部位，如在气、在血或在某一脏腑。一定部位的疾病也都表现出一定的证候。脏腑气血的辨证，就是通过分析证候，辨别疾病在人体哪一部位。例如，肺病有咳嗽、咳痰、咯血等症。

辨别疾病的性质

古代医学中常用表里、寒热、虚实、阴阳等名词来概括疾病的不同性质，称为"八纲辨证"。

八纲中的表里是指疾病部位的深浅；虚实是指邪正盛衰；寒热是指疾病的属性；阴阳是指疾病的类别。八纲辨证必须通过"病邪辨证"与"脏腑气血辨证"后才能对疾病做出恰当的判断。

辨别疾病的"病邪"

一切破坏人体正常功能，引起疾病的因素，不管是从体外侵入的还是体内生成的，都叫作"病邪"。风、寒、湿、痰、热、暑、燥、虫等，都是病邪。每种病邪都能致病，并且都有一定的证候。例如，湿邪致病有胸闷、胃口不好、口中淡腻、舌苔腻等证候。

辨别热性病

所谓热性病是指由外邪引起的，以发热为主要证候的一类疾病。热性病的辨证，就是通过证候分析，了解它的发生、发展过程，掌握热性病的一般规律和相应的治疗方法。

八纲辨证

根据病情资料，运用八纲辨证进行分析综合，从而辨别疾病现阶段病变部位的深浅、病情性质的寒热、邪正斗争的盛衰和病症类别的阴阳，以作为辨证纲领的方法。

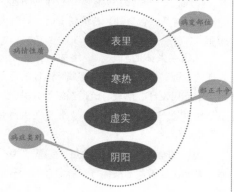

虚实

虚实的概念是在中医学中"邪正"理论的基础上形成的。凡是正气不足，抗病力弱的，都称为虚证。病邪炽盛，人体抗病力强的，称为实证。治疗方法，实证以祛邪为主，虚证以扶正为主。如发表、攻下、祛风、散寒、化湿、清热、行气、消瘀、化痰、逐水、消食、驱虫等方法，都应用于实证；如益气、补血、养阴以及健脾、补肾等方法，都应用于虚证。

虚证的症状：神疲乏力，自汗，盗汗，心悸，耳鸣，声音低微，气短，面色无光，久泄，食物不化，腰酸遗精等。脉象细小无力，舌质淡或红，少苔。

实证的症状：腹胀胸满，喘逆气粗，胁腹痞块，疼痛拒按，大便秘结或腹痛下痢，小便不通等。脉象弦实有力，舌苔厚腻。

寒热

寒证多为人体功能衰退的证候；热证多为人体功能亢盛的证候。热证的治疗用清热、凉血、泻火、解毒等方法，寒证的治疗用回阳、温中、散寒等方法。

寒证的症状：面色苍白，恶寒，蜷卧，脘腹疼痛，大便稀薄，小便清长，四肢不温等。脉沉细或迟或弦紧，舌苔白润。

热证的症状：面红，目赤，身热不恶寒，烦躁，口干喜饮，大便秘结，小便黄赤等。脉数有力，舌质红，苔黄腻干燥。

表里

凡病在人体的肌肤、经络的，都属于表证的范围；病在脏腑的，都属于里证的范围。表证用发汗、解表、疏通经络等方法，里证治法在"病邪辨证"与"脏腑气血辨证"中介绍。

表证的症状：怕冷，发热，头痛，身痛，鼻塞，四肢关节酸痛等。脉象浮，舌苔薄白。

里证的症状：发热，烦躁，口渴，胸闷呕吐，胁痛腹痛，便秘或泄泻等，脉滑数或沉弦，舌苔腻。

阴阳

阳证，即一般所称的热证，以及外科疮疡，局部红肿热痛，脓液稠厚发臭等，偏实的较多。

阴证，即一般所称的寒证，以及外科疮疡，局部不红、不热、不痛，脓液稀薄等，偏虚的较多，阳证和阴证的治疗方法分别与寒证和热证相同。

阴阳还有另一个含义，是指机体内脏功能活动和各种体液。一般以气称为阳，精、血、津液称为阴。如肾阳不足、肾阴亏损、脾阳不振、胃阴虚耗等，都表示着内脏功能活动减退和体液虚亏的情况。

在诊断疾病时，要运用八纲辨证，结合病因进行全面分析。如表证又有表虚、表实、表寒、表热之分，里证又有里寒、里热、里虚、里实之别，寒有虚寒和实寒，热有实热和虚热等。

只有进行辨证分析，才能得出正确的诊断方法。八纲的具体运用，必须同病邪辨证与脏腑气血辨证以及热性病的辨证等密切结合起来。例如：要确诊一个疾病的虚实时，实，必须分析是属于风、火、痰、瘀、湿、滞等哪一种病邪，它发生在哪一个脏腑；虚，要分析是属于气虚、血虚、阴虚、阳虚、脾虚、肾虚等哪一类虚证。这样才能使八纲辨证具体化，达到辨证施治的目的。

表证和里证的鉴别

表证	里证	半表半里证
发热恶寒并见	只热不寒或只寒不热	寒热往来
全身疼痛，鼻塞、喷嚏	咳嗽，心悸，呕吐，腹泻	胸胁苦满
舌变化不明显	舌变化明显	舌变化不明显
多见浮脉	脉滑数或沉弦	多见弦脉

第三节 病邪的辨证施治

风证

外风

1.风邪侵袭肌表，出现表证，见"八纲辨证施治"和"热性病的辨证施治"表证条。

2.风邪侵入经络，常常与湿邪、寒邪一起侵入经络，并可化热。

主要证候：关节疼痛。若偏风，则疼痛游走不固定。若偏寒，则疼痛比较固定，肌肤麻木，活动不便。若化热，则局部出现红肿，发热，口渴，脉数。

治疗方法：祛风通络，化湿散寒。偏风者以祛风为主，用羌活、防风、秦艽、桑枝、当归、络石藤等；偏寒者以散寒为主，用羌活、桂枝、川乌、草乌、延胡索等；偏湿者以化湿为主，用苍术、白芷、五加皮、豨莶草、米仁、木瓜等。化热则以祛风利湿为主，用忍冬藤、羌活、黄柏、桑枝、防己、米仁等。

内风

1.肝风（详见肝病）

2.热极生风

主要证候：头痛、发热、神志不清、手指蠕动，甚至出现抽搐。舌苔黄质红，脉数。

治疗方法：清热凉血，息风镇痉，用金银花、生地、大青叶、紫草、钩藤、全蝎、地龙、蜈蚣等。

3.血虚风热

主要证候：皮肤瘙痒、干燥粗糙、脱屑。

治疗方法：养血祛风，用当归、鸡血藤、生地、蝉衣、茺蔚子、荆芥等。

湿证

脾胃湿热

主要证候：胸闷腹胀，不思饮食，口唇干燥，肢体倦怠，黄疸色泽鲜明，腹泻或便秘，小便黄赤，舌苔黄腻，脉濡数。

治疗方法：清热化湿，用苍术、半夏、黄柏、黄芩、金钱草、茵陈、海金沙等。

湿困脾胃

主要证候：胸闷腹胀，口中淡腻，胃口不好，恶心呕吐，四肢无力，大便稀薄。舌苔白腻，脉濡。

治疗方法：化湿健脾，用藿香、厚朴、半夏、苍术、茯苓、佩兰、扁豆等。

水湿泛滥

主要证候：面色苍白，神疲乏力，面部和肢体出现浮肿，小便少。舌苔腻，脉濡。

治疗方法：利湿健脾，用冬瓜皮、泽泻、黄芪、车前子、茯苓、猪苓、白术等。

肝胆湿热

主要证候：胁痛，目赤，口苦，小便赤热，黄疸。舌苔黄腻，脉数。

治疗方法：泻肝火，利湿热，用柴胡、龙胆草、黄芩、山栀子、泽泻、车前子、木通等。

膀胱湿热

主要证候：小便频繁，色赤，量少，尿道灼痛，排尿不畅，下腹胀痛。

治疗方法：清热利湿，用金钱草、木通、黄柏、车前子、海金沙、滑石等。

痰证

咳痰

详见肺病证候。

痰蒙心窍

主要证候：喜怒无常，神志不清，胡言乱语。如果出现面红、口渴、大便秘结、小便黄、舌苔黄，则属痰火。

治疗方法：化痰开窍，用陈皮、远志、半夏、菖蒲、郁金、胆南星等，属痰火者加用黄芩、竹沥、白矾等。

风痰

主要证候：恶心呕吐，神志不清，口吐白沫，甚至出现四肢抽搐或突然跌倒，脉弦滑。

治疗方法：化痰平肝息风，用陈皮、半夏、远志、白蒺藜、钩藤、珍珠母、全蝎、地龙等。

暑证

暑湿

主要证候：腹部发胀，四肢无力，口苦，饮食减少，有时会出现低热和大便稀薄。舌苔腻，脉濡软。

治疗方法：清暑化湿，用厚朴、藿香、佩兰、制半夏、扁豆等。

暑热

主要证候：身体发热，口干，心情烦躁，多尿，无汗或少汗。舌苔薄黄，脉数。通常情况下，小儿容易得暑热。

治疗方法：解暑清热，用鲜藿香、薄荷、六一散、青蒿、香薷、金银花、西瓜皮等。

中暑

主要证候：胸闷，恶心呕吐，发热，无汗，头晕，甚至出现神志不清。舌干，脉数无力。

治疗方法：清热生津，用连翘、银花、香薷、芦根、麦冬、知母、生石膏等。

燥证

外燥

多发于秋季，又称为秋燥。

主要证候：发热，口渴，鼻干，唇燥，咽痛，干咳，甚至出现痰中带血，胸痛，舌尖红，脉浮数。

治疗方法：清肺润燥，用玉竹、麦冬、桑叶、茅根、沙参、花粉、芦根等。

内燥

多指阴液枯燥。

主要证候：面色无光，四肢无力，咽干舌燥，毛发无光泽，大便秘结，妇女月经稀少。

治疗方法：增液润燥，用玄参、麦冬、生地、黄精、石斛、麻仁、当归等。

食积

主要证候：不思饮食，恶心呕吐，嗳气，呕吐物多腐臭，大便秘结或腹泻，舌苔厚、黄腻。

治疗方法：消导健胃，用山楂、鸡内金、枳实、槟榔、白术等。

虫证

这里仅指寄生在肠内的虫，包括蛔虫、绦虫、钩虫、蛲虫等。

主要证候：腹痛，面色萎黄，胃口不好，食性怪僻，逐渐消瘦，面部出现白斑，肛门痒，大便时可排出虫。通常蛔虫会引起腹痛，绦虫引起恶心呕吐，钩虫引起面色萎黄，蛲虫引起夜间肛门痒。

治疗方法：驱虫。用使君子、雷丸、槟榔、苦楝根皮、乌梅、百部、南瓜子、贯众等。

第 二 章

学点中药 基础知识

在殷商青铜器上的钟鼎文中，已经出现了"药"字，说明早在殷商时期，中国人已经有了"药"的概念。《周礼》称西周的医师"聚毒药以共医事"，并以"五味、五谷、五药养其病"，可谓日后药物分类及五味理论的先声。这些药学知识，为本草专著的产生奠定了基础。

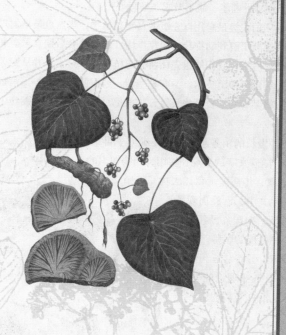

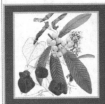

从"神农尝百草"谈起

——中药的起源

　　追溯中药的发展史，不得不提到一个远古神话——神农尝百草。

　　那是一个"茹毛饮血"的时代，传说中的神农炎帝居于姜水（今陕西岐山一带），牛首人身。他见大家食兽肉，饮生水，担心长此以往难以维持，便到处寻找可以果腹的植物。古籍记载，神农在找谷种的过程中，"尝百草之滋味……一日而遇七十毒"。他的精神感动了上天，得到神灵的帮助，天降种子，供他种植。神农还制造农具，教人们按时令下种。神农不断中毒、解毒，从而发现了草木的药性。据说，天帝赠予他一根神鞭，用这根鞭子鞭打百草，便尽知其平毒寒温之性。后更有传说云神农中毒多次，幸亏事先备好茶来解毒，最后他尝到断肠草，刚一咽下，肠子便寸寸断了，来不及喝茶解救便死了。

　　史学考证表明，猿人和早期的人类最早用以充饥的食物是植物药，渔猎等生产活动则使人类逐渐了解到动物药的医疗作用。原始社会后期，采矿和冶炼的兴起，又让人类发现了矿物药。后来，我们的祖先还将有毒植物用于狩猎，并从野果与谷物的自然发酵现象得到启发，研究出了酿酒技术。酒有祛寒邪、通血脉、行药势、消毒和助溶等多方面的医疗作用，故古人将其誉为"百药之长"，这些都对日后的医药发展产生了深远影响。

　　早期的药物知识，经历了漫长的由零星分散到逐渐集中再系统积累的过程。进入奴隶社会后，随着文字的出现和使用，药物知识的记录也由口耳相传到书面记载，传播速度得以大大加快。在殷商青铜器上的钟鼎文中，已经出现了"药"字，说明早在殷商时期，中国人已经有了"药"的概念。《周礼》称西周的医师"聚毒药以共医事"，并以"五味、五谷、五药养其病"，可谓日后药物分类及五味理论的先声。这些药学知识，为本草专著的产生奠定了基础。

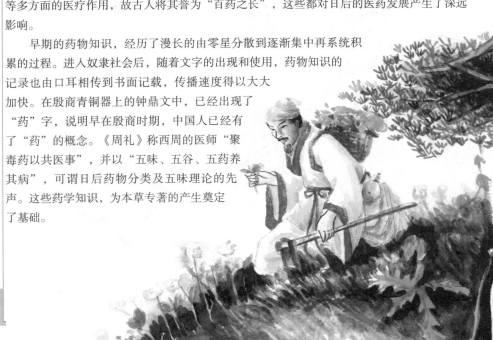

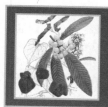

泽被万世的书卷
——本草文献

中药以植物药居多，应用亦最为普遍，故中药亦称"本草"，有关中药的专著，亦多以"本草"为名。我们的祖先经过长期的探索与总结，在战国时期陆续有《药录》《药论》《本草》等药学专著问世。到了汉代，经过众多佚名医家的整理与总结，诞生了伟大的药学典籍——《神农本草经》。此后，历朝都出现了一些本草著作。在中医药历史上，影响较大的有《神农本草经》《名医别录》《新修本草》《证类本草》《本草纲目》等。

《神农本草经》

简称《本经》，是现存最早的中药经典著作，共3卷，托名"神农"所作，约成书于秦汉时期。原书早佚。其文字则经辗转引录，保存于《证类本草》等书中。书中收载药物365种，分为上、中、下三品。其中上品、中品各120种，下品125种。在药物理论方面，书中提出了药物君臣佐使的配伍原则、七情宜忌、四气五味等药物学理论，并介绍了药物的别名、性味、生长环境和主治功效、药物的加工和剂型，以及按照病因、病位的辨证用药要求等。此外，书中还夹杂着一些道家养生方面的记述，如"轻身延年""不老神仙"等。

《名医别录》

简称《别录》，药学著作，辑者佚名（一作陶氏），约成书于汉末。在本书中，秦汉医家除对《神农本草经》一书药物的药性、功用、主治等内容有所补充之外，又补记365种新药，分别记述其性味、有毒无毒、功效主治、七情宜忌、产地等。由于本书系历代医家陆续汇集，故被称为《名医别录》。原书早佚。梁代陶弘景撰注《本草经集注》时，在收载《神农本草经》365种药物的同时，又辑入本书的365种药物，使本书的基本内容得以保存下来，其佚文主要见于《证类本草》《本草纲目》等书。

《新修本草》

又称《唐本草》，为世界上第一部由国家编修的药学著作，共54卷，全书分为正文、药图和图经3部分。《新修本草》共收药850种。该书正文记述各药性味、主治及用法；图经部分则是药物的形态、采药及炮制方法。书中保存了一些古本草的原文，系统总结了唐以前的药物学成就。唐代以后，该书正文被收录于《证类本草》等书中，本草图及图经部分则早已亡佚。

《证类本草》

药学著作，宋代唐慎微著。该书系统总结了北宋以前历代药物学成就，内容非常丰富，载药1558种，新增药物达476种，如灵砂、桑牛等皆为首次载入。在药物主治等方面，详加阐述与考证，每药还附以制法，为后世提供了药物炮制资料。全书载古今单方、验方 3000 余首，方论 1000 余首，为后世保存了丰富的民间方药经验。

《本草纲目》

中国古代药学史上规模最大、内容最丰富的药学巨著，明代李时珍著。全书共 52 卷，载药 1892 种（李氏新增药物 374 种）。书中附有药物图 1109 幅，方剂 11096 首。每种药物分列释名、集解、正误、修治、气味、主治、发明、附方等项。书中不仅考证了明代以前本草中的若干错误，综合了大量的科学资料，也提出了较科学的药物分类方法。本书不仅是一部药物学著作，也是一部具有世界性影响的博物学著作。

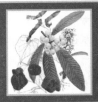

难以超越的品牌
——道地药材

中药的来源，除部分人工制品外，主要是天然的植物、动物和矿物。中药的产地、采收与贮存是否适宜，直接影响药材质量。若生长或栽培、驯养的环境适当，土地适宜，采收适时，贮存妥当，则药材质量高，有效成分含量高，药性强，疗效好；反之则药性弱，疗效差。

天然药材的分布和生产，离不开一定的自然条件。我国自然地理状况十分复杂，各地的水土、气候、日照、生物分布等生态环境不尽相同，甚至差别很大。因而天然中药材的产量与质量都有一定的地域性限制。于是，自唐宋以来，人们逐渐形成了"道地药材"的概念。所谓"道地药材"，是指具有明显地域性，因其品种优良，生长环境适宜，栽培（或养殖）及加工合理，生产相对集中而产量较大，其质量优于其他产地同类药材者。确定道地药材的依据是多方面的，但最关键的是临床疗效。长期以来，四川的黄连、附子、川芎、川贝母，东北的人参、细辛、五味子，河南的地黄、山药、牛膝，甘肃的当归，山东的阿胶，山西的党参，宁夏的枸杞，广东的砂仁，广西的肉桂，江苏的薄荷等，都是著名的道地药材，这些药材习惯以产地冠名，如宁枸杞、北细辛、川芎、秦归等。

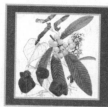

"四气五味"中的智慧
——中药的性能

中药的性能是指药物的性味和功能，也就是中药的药性，包括药物的四气五味、归经、升降浮沉、毒性等方面，它是我国劳动人民在长期与疾病作斗争的实践中总结出来的宝贵经验。

四气

四气又称四性，指药物的寒、热、温、凉四种药性。另有一类药物，药性为平，是指既不偏于寒凉，也不偏于温热。但是，绝对的"平"并不存在，故仍归于四气范围内。四气是根据药物作用于机体所产生的反应得出的，与病症的寒热性质相对。以阴阳来分，寒凉属阴，温热属阳。一般而言，能够减轻或消除热证的药物多属寒凉性质。寒与凉性质相同，程度不等。凉者甚之为寒，寒者渐之为凉。同理，能够减轻或治疗寒证的药物多属温热性质，温者渐之，热者甚之。

寒性的药物大多具有清热泻火、解毒、凉血、养阴等作用，而凉性的药物以疏散表邪、平肝、凉肝、安神为主；温热的药物大多具有温里散寒、补火助阳、温经通络、回阳救逆、补气、行气活血、祛风解表、化湿、开窍等作用。

在《素问》"寒者热之，热者寒之"和《神农本草经》"疗寒以热药，疗热以寒药"的理论指导下，一般来说，阳热证用寒凉药，阴寒证用温热药。在临证时首先要根据寒热的程度选择不同药性的药物；若寒热错杂，则当寒热并用；若真寒假热或真热假寒，仍依据"寒者热之，热者寒之"用药，必要时加药性相反的药物反佐或兼以治标。

五味

五味是指药物的酸、苦、辛、甘、咸五种不同的味道。五味是由味觉器官直接辨别出来的，或是在医疗实践中，认识到药物的味和药理作用有近乎规律性的联系，从而加以分析归纳，上升为理论而得出的。因此，五味不仅能表明药物的实际味道，而且也能表明药物的性能。五味的具体作用如下：

辛： 能散、能行，具有发散、行气、活血、开窍、温化等作用。一般治疗表证的药物（例如麻黄、薄荷等）和行气活血的药物（例如红花、木香等）都有辛味，一些芳香药有时也标上"辛"，即具辛香之气，除了固有的能散、能行的特点之外，还有芳香辟秽、化浊开窍等作用。

甘： 能补、能缓、能和，有补虚、缓急止痛、缓和药性或调和药味等作用。所以，补虚药（包括补气、补阳、补血、补阴、健脾、生津、润燥等）以及具有缓急止痛，缓和毒烈药性，并可调和药味的甘草、蜂蜜等药（实际上这些药物都是补虚之药）都标以甘味。此外，对于消食和中的麦芽、山楂等药，以及缓和肝风内动而筋脉挛急的息风止痉药，如天麻、钩藤、蝉蜕等，也常标以甘味。

酸（涩）： 能收、能涩，具有收敛、固涩的作用。酸涩虽不同味，但收敛固涩功效相同。收敛是指在固护正气时防止津、精、气、血、二便外泄过度，能治疗正气不固、滑脱不禁等多种病症，如酸味的五味子、乌梅等有敛肺止咳、涩肠止泻的作用。固涩与收敛相似，如涩味的龙骨、赤石脂具有涩精、涩肠、止带的作用。酸味另有生津、酸甘化阴的作用，用于治疗阴虚津亏病症。

苦：能泄、能燥。泄，指下行的趋势，有通泄、清泄、降泄的不同。通泄大肠，能治疗热结便秘，如大黄泻下攻积；清泄火热，能治疗火热炽盛，如栀子清泄三焦；降泄肺气，能治咳喘，如杏仁止咳平喘。燥，指燥湿，能治疗湿证，有苦温燥寒湿、苦寒燥湿热两种。苦而性温的药物，如苍术、厚朴治寒湿证；苦而性寒的药物，如黄芩、黄连治湿热证。《内经》另有"苦能坚"的提法，苦能坚阴，当以"泻火存阴"之理解释，苦味坚阴实则与其清泄作用直接相关。

咸：能下、能软，有泻下通便、软坚散结的作用。多用于瘰疬、瘿瘤、痰核、癥瘕等病症。例如昆布、海藻消散瘰疬，芒硝泻下通便，鳖甲软坚消癥等。

另外，还有"淡"。淡能渗、能利，有渗湿利水的作用。多用治水肿、小便不利等证，例如茯苓、猪苓、通草、薏苡仁等。一般淡附于甘，故仍称五味。

中药的气味，是从两个不同的侧面来说明药物性能的。气和味的组合不同，药物的作用就有区别。如厚朴苦温燥湿，乌梅酸温收敛，大枣甘温补脾，这是气同而味不同；又如杏仁苦温降气，黄连苦寒泻火，这是味同而气不同。若一气而兼数味的，其作用更为广泛，如防风辛甘微温，作用为祛风解表、胜湿解痉等。正是由于药物气和味的复杂性，才反映出药物的各种不同功效。因此，掌握好药物四气五味的理论，才能更好地应用药物，提高疗效。

归经

归经是指某种药物对某些脏腑经络的病变能起主要治疗作用。如麻黄发汗平喘，能治咳嗽气喘的肺经病，故归入肺经；芒硝泻下软坚，能治燥结便秘的大肠经病，故归入大肠经；天麻祛风止痉，可治手足抽搐的肝经病，故归入肝经。

由于多数的药物具有多种功效，能治疗几个脏腑经络的病变，因此一种药物可以归数经，说明其治疗范围较大。如杏仁既能止咳平喘，治疗肺经咳嗽气喘，又能润肠通便，治疗大肠便秘，这样杏仁就归肺与大肠两经。由此可见，归经是药物的作用与脏腑经络结合起来的一种用药规律。

归经显示了药物的选择性。某些药物的气味虽然相同，但治疗作用可能各有其重点。如同为苦寒的龙胆草、黄芩、黄连，泻肝火取龙胆草，泻肺火取黄芩，泻心火取黄连，这都是药物归经不同所决定的。

依据脏腑经络学说，一般把药物分别归入肝、胆、心、小肠、脾、胃、肺、大肠、肾、膀胱、三焦、心包十二经。

升降浮沉

升降浮沉是指药物在体内发生作用的趋向，基本可概括为"升浮"和"沉降"两个方面。一般的规律是，升浮药的作用趋向为向上、向外，具发表、散寒、升阳、催吐等功效，能治疗病位在表（如外感发热）、在上（如呕吐），病势下陷（如脱肛、内脏下垂）的病症；沉降药的作用趋向为向下、向里，具有潜阳、平逆、收敛、渗利、泻下等功效。能治疗病位在里（如热结便秘）、病势上逆（如肝阳上亢的眩晕）的病症。

有少数药物的作用趋向表现为"双向性"，即既能升浮，又可沉降，如麻黄既能发汗解表，亦可平喘利尿。

升降浮沉与药物的四气五味有密切关系。大凡气温热、味辛甘的药物，大多能升浮，如桂枝、紫苏、黄芪之类；气寒凉、味苦酸咸的药物，大多能沉降，如芒硝、大黄、黄柏等。

此外，升降浮沉与药物的质地轻重以及炮制、配伍亦有密切关系。凡花叶及质轻的药物大多能升浮，如辛夷花、桑叶、菊花、升麻等；种子、果实、矿物、介壳等质重的药物大多能沉降，如苏子、枳实、磁石、鳖甲等。亦有少数例外，如"诸花皆升，旋覆独降""诸子皆降，蔓荆独升"等。

炮制和配伍也是影响药物升降浮沉的主要因素。炮制时液体辅料的添加可以影响药物原有的升降浮沉性质，如酒炒（炙）则升、姜汁炒则散、醋炒则收敛、盐水炒则下行。在配伍用药时，配伍药物的升降浮沉性质，遵循少数服从多数的原则。性属升浮的药物与较多主沉降的药物相配伍时，以用量大、药味多的药物为主，少数药物的升浮之性可以受到一定的制约；反之，性属沉降的药物与较多主升浮的药物相配伍时，其沉降之性也可能被抑制。故李时珍说："升降在物，亦在人也。"掌握有关影响因素可以更好地了解药物的作用，为临床选药、炮制和配伍用药提供依据。

毒性

古代常将"毒药"作为一切药物的总称，而把药物的毒性看作药物的偏性。中药的毒性值得注意，虽然中药大都直接来源于大自然，但切不可错误地认为其毒性小，安全系数大。"凡药三分毒"，对于中药，这也不例外。文献中认为大毒、剧毒的固然有中毒致死者；而认为小毒、微毒甚至无毒的药物，同样也有中毒病例发生，例如人参、艾叶、知母等皆有产生中毒反应的报道，这与剂量过大或服用时间过长等有密切关系。

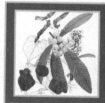

协同作战的奥妙

——中药的配伍

中药的相互作用是通过药物配伍实现的。中药的配伍，就是有选择地将2种或2种以上的药物配合应用。药物的配伍应用是中医用药的主要形式，方剂则是药物配伍应用的较高形式。中药配伍有"相宜""禁忌"的不同，除了单行（指单用1味药，亦即1种药独自发挥治疗作用，例如独参汤只用人参1味）之外，中药的相互作用包括相须、相使、相畏、相杀、相恶、相反6种情况。

相须： 即性能功效相类似的药物配合使用，互相协同，能明显提高原有疗效。如人参配黄芪，增加补气作用；麻黄配桂枝，增加发汗解表功效；金银花配连翘，明显增强清热解毒的治疗效果等。

相使： 即在性能功效方面有某种共性的药物配合应用，而以一味药为主，另一味药为辅，辅药能提高主药的疗效。如清热燥湿药黄芩与攻下药大黄，都能清热泻火止血，二药配合治疗肺热衄血时，以黄芩为主，大黄能提高黄芩清肺止血的治疗效应；补气药黄芪与利水渗湿药茯苓，都能益气健脾利水，二药配合治疗气虚水肿时，以黄芪为主，茯苓能提高黄芪补气利水的治疗效应。

相畏：即一种药物的毒性反应或副作用，能被另一种药物减轻或消除，如生姜能减轻或消除生半夏、生天南星的毒性或副作用，所以说生半夏、生天南星"畏"生姜。

相杀：即两药合用，一种药物能减轻或消除另一种药物的毒性或副作用，如生姜与生半夏或与生南星合用时，能使生半夏、生南星的毒性、副作用减轻或消除。所以说生姜杀生半夏、生南星毒，由此可知，相畏、相杀实际上是一种配伍关系的两个方面。

相恶：即一味药的某种或某几种治疗效应会被另一味药削弱或消除。如生姜能温肺、温胃，黄芩能清肺、清胃，二药合用于肺寒证或胃寒证，则生姜的温肺或温胃的治疗效应会被黄芩削弱，即生姜恶黄芩；如二药合用于肺热证或胃热证，则黄芩的清肺或清胃的治疗效应会被生姜削弱，即黄芩恶生姜。

相反：即2种药物合用，能产生或增强毒副作用，属配伍禁忌。例如传统认为的"十八反""十九畏"中的若干药物。

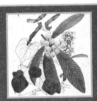

健康是这样炼成的
——中药的合理利用

炮制

炮制是泛指药物的各种加工处理。中药材大多为生药，其中不少药材必须经过特定的炮制处理，才能使之既充分发挥疗效又能避免或减轻不良反应，在最大限度上满足临床用药的需要。中药炮制的目的是降低或消除药材的毒副作用，保证用药安全；使药材纯净，保证药材品质和用量准确以及矫臭、矫味，以便服用；改变药物的性能或功效，增强药物的作用，提高临床疗效，使之更能适应病情的需要。中药炮制的方法很多，常用的有以下几种：

洗：用水洗去原药上的沙土、杂质，以达到清洁药物的目的。

泡：将药物用清水或沸水浸泡，使药物柔软，便于切制或减低毒性，如乌药、附子等。

炒：将药物放入铁锅内炒黄、炒焦、炒炭。其中不加辅料的称清炒，如炒麦芽、焦山楂、小蓟炭；加入辅料的称拌炒，如土炒白术、麸炒枳壳、蛤粉炒阿胶等。

炮：将药物用急火爆炒，使其焦黄爆裂。如炮姜、炮山甲等。

炙：将药物和酒、蜜、醋、姜汁、盐水等液体辅料同炒，使辅料渗入药内。其作用随辅料不同而异。如蜜炙滋润补益，酒炙升散活血，醋炙收敛、入肝止痛，盐炙入肾，姜炙和胃降逆止呕等。

煅：将药物用火直接煅烧，使药物质地松脆，易于粉碎，常用于磁石等矿物类及贝壳类药物。

淬：将矿物类药物置火上煅红后，迅即投入水或醋中，反复数次，使之酥松，便于制剂和发挥药效，如代赭石、自然铜等。

用量

中药的用药量称为"剂量"，一般是指每一味药的成人1日内的用量，剂量是否适当，是能否确保用药安全、有效的重要因素之一。

一、中药计量单位

古代曾采用重量（铢、两、钱、斤等）、长度（寸、尺等）及容量（合、升、斗等）等多种方法，量取不同的药物。随着历史的发展，长度在中药剂量的表示中渐趋消失。容量除计量液体药物较准确外，用以量取固体药物也欠准确。因此，后世主要以法定衡制作为药物的计量标准，以重量单位作为药物计量的主要单位。

现在我国对中药生药、药材及饮片等，采用公制计量单位，常用的计量单位有千克（kg）、克（g），换算关系为1千克（kg）＝1000克（g）。为了古方配用需要进行换算时的方便，按规定以如下近似值进行换算：

1两（16进位制）＝30克　1钱＝3克　1分＝0.3克　1厘＝0.03克

按上述近似值计量，累计16两只有480克，比市制1斤（500克）少20克。由于中药处方中，单味药的用量多用钱或两表示，很少用斤表示，所以影响不大。

二、中药的剂量

临床上一般主要依据所用中药性能、用药方法、用药目的以及患者的具体情况来确定中药的具体用量。

中药性能：无毒药安全性较高，其用量变化幅度可稍大；有毒药的用量应严格控制在安全范围内。对于无毒药，还应考虑其药材质量、质地和性味。质优者，药力充足，用量不必过大；质次者，药力不足，用量宜稍大以保证疗效。一般来说，花叶类质轻的药，用量宜轻（一般为3～10克），金石贝壳类质重的药物用量宜重（一般为10～30克）；鲜品一般用量也较大（30～60克）。药性较强和药味较浓的药，其用量可稍小；药性缓和及药味较淡的药，其用量可稍大。

用药方法：一般药物单味应用时，用量可较大。入复方应用时，用量可略小。同一药在复方中作为主药时，一般较之作为辅药时为重。多数药物作为汤剂时，因其有效成分多不能完全溶解，故用量一般较之作为丸、散剂时为重。

用药目的：临床用药时，由于用药目的不同，同一药物的用量可有区别。例如槟榔，用以消积、行气、利水，常用剂量为6～15克；而用以杀姜片虫、绦虫时，则须用至60～120克。即便是利用药物的同一功效，亦可因为用药目的的不同而使用不同的剂量。例如泻下药牵牛子，同是用以泻下，通便导滞用量宜轻，峻下逐水则用量宜重。

患者情况：从年龄来看，青壮年由于对药物的耐受性较强，用量相对较老人、小儿大；小儿5岁以下可用成人量的1/4，6岁以上可用成人量的1/2。性别不同，一般药物的区别不大，但是，妇女在经期、妊娠期活血通经药用量不宜过大。体质弱者较体质强者用量宜小。病程长者常常服药时间也长，故每次用药量较病程短者小；病势轻者、缓者用量宜小；病势急者、重者用量当大。如果病重药轻，则杯水车薪，药不制病；而病轻药重，则诛伐太过，容易损伤正气。

用法

中药用法，有内服和外用之分。剂型除传统的汤、丸、散、膏、酒等外，目前还有片剂、冲剂、注射剂和气雾剂等，以适应临床的不同需要，而最常用的则是汤剂。

一、煎药方法

煎药的器皿宜用砂锅，忌用铁器。煎药前先用冷水将药浸泡20～30分钟，水量以淹没药物为度，然后煎煮。煎药应注意火候，质轻、气味芳香的药，宜武火急煎；质重或滋腻补益药，宜文火久煎。同时要注意某些药物煎煮的不同要求，如石膏、鳖甲、附子宜先煎；薄荷、砂仁、钩藤宜后下；滑石、车前子当包煎；人参、羚羊角宜另炖或另煎；动物性胶质药如阿胶等，可用药液或水烊化（另蒸）后，和入药液中服，不可与其他饮片同煎。每剂药一般煎2次，滋补药可煎3次，每次煎成药汁250～300毫升，早晚分服，亦可将各次药汁合并和匀，分次服用。

二、服药时间

应根据药性和病情而定。一般补益药多在饭前服，健胃药可在饭后服，安神催眠药最好在睡前服，驱虫药和泻下药宜在晨起或睡前空腹服，妇科调经药可在经期前数日服，急性病可不拘时间，慢性病或服用丸、散等成药要有定时。无论饭前或饭后服用，都以间隔1小时左右为宜。

三、服药剂量

服药的多少常常依病情或体质而定，一般疾病，多采用1日1剂，每剂分2服或3服。病情急重而体不虚者，可以每4小时服药1次，昼夜不停；病缓而体弱者可每日1服或2服；若使用发汗、泻下等祛邪力强的药物，一般以得汗、得下为度，不必尽剂，以免伤正。

顿服：一次性给予较大药量的服药法，取其药量大、药力猛，适用于危、重病症。

分服：将1日的药物总量分为几次的服药法。以每日3服最为普遍，适用于一般病症。

频服：指多次少量给予药物的服药法。每次服药的药量小、药力缓，适用于咽喉疾病、某些消化道疾病（如呕吐等）、小儿不耐药味或虽为重病却不能用药过猛者。

四、服药温度

一般汤药多宜温服。例如，治寒证用热药，宜于热服。特别是辛温发汗解表药用于外感风寒表证，不仅药宜热服，服药之后还需温覆取汗。至于治热病所用寒药，若热在胃肠，患者欲冷饮者可凉服；若热在其他脏腑，患者不欲冷饮者，寒药仍以温服为宜。另外，用从治法时，也有热药凉服，或凉药热服者。对于丸、散等固体药剂，除了特别规定之外，一般都宜用温开水或蜂蜜水调服，或装入胶囊吞服。

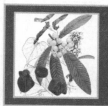

安全用药中的"雷池"

——中药的禁忌

配伍禁忌

公认的中药配伍禁忌是"十八反"和"十九畏"。

十八反歌： 本草明言十八反，半蒌贝蔹芨攻乌，藻戟遂芫俱战草，诸参辛芍叛藜芦。

意思是：半夏、栝楼、贝母、白蔹、白及反乌头，海藻、大戟、甘遂、芫花反甘草，人参、沙参、丹参、玄参、细辛、芍药反藜芦。

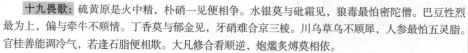

十九畏歌： 硫黄原是火中精，朴硝一见便相争。水银莫与砒霜见，狼毒最怕密陀僧。巴豆性烈最为上，偏与牵牛不顺情。丁香莫与郁金见，牙硝难合京三棱。川乌草乌不顺犀，人参最怕五灵脂。官桂善能调冷气，若逢石脂便相欺。大凡修合看顺逆，炮爁炙煿莫相依。

意思是：硫黄畏朴硝，水银畏砒霜，狼毒畏密陀僧，巴豆畏牵牛，丁香畏郁金，牙硝畏三棱，川乌、草乌畏犀角，人参畏五灵脂，官桂畏赤石脂。

以上内容，古今有不同看法，其中有些问题有待深入研究，但目前临床用药仍遵循以上原则。

妊娠服药禁忌

凡能损害胎元，造成胎动不安，甚至流产的药物，均属妊娠用药禁忌。临床常分禁用和慎用两类，禁用的，大多是毒性较强或药性猛烈的药物，如巴豆、牵牛子、大戟、芫花、甘遂、三棱、莪术、穿山甲、水蛭、虻虫等；慎用的，包括活血、通经、祛瘀、通利、重镇及辛热类药物，如桃仁、红花、牛膝、王不留行、薏苡仁、冬葵子、代赭石、磁石、附子、肉桂等。禁用药物妊娠期间绝对不能使用，慎用药物可根据孕妇具体情况慎重选用，能避免的尽量不用，非用不可的亦要避免长期使用，以防发生事故。

妊娠服药禁忌歌： 蚖斑水蛭及虻虫，乌头附子配天雄。野葛水银并巴豆，牛膝薏苡与蜈蚣。三棱芫花代赭麝，大戟蝉蜕黄雌雄。牙硝芒硝牡丹桂，槐花牵牛皂角同。半夏南星与通草，瞿麦干姜桃仁通。硇砂干漆蟹爪甲，地胆茅根都失中。

服药期饮食禁忌

服药的同时或治疗期间应停止食用某些食物，俗称"忌口"。大体有以下两种情况：一是在服用某药的同时，要求不能进食某种食物，如同药物禁忌。例如，人参忌萝卜，地黄、蜂蜜忌葱，薄荷忌鳖肉，茯苓忌醋。二是在治疗期间要求忌食生冷、油腻、辛辣、不易消化及刺激性食物，以避免对病情产生不利影响。

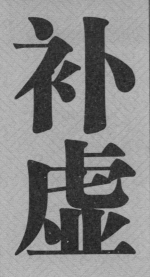

第三章

补虚

常用药

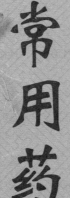

含义

凡能补益正气，增强体质，以提高抗病能力，消除虚证为主的药物，称为「补虚药」，亦称「补益药」。

分类

补气药：具有补气功效，以治疗气虚证为主的药物。

补血药：能滋生血液，补肝、养心或益脾，以治疗血虚证为主的药物。

补阳药：能温补人体阳气，以治疗阳虚证，尤其是肾阳虚衰为主的药物。

补阴药：能滋养阴液、生津润燥，以治疗阴虚证为主的药物。

功效

中医论点：补虚药既适用于人体气、血、阴、阳诸不足的虚弱证候，也可用于病邪未尽而正气已衰的病症。对于单纯虚证的治疗，通常称为"补可扶弱"；而对于邪实正虚者，称为"扶正祛邪"。

现代药理：补虚药扶正固本的药理作用，主要通过提高机体免疫能力，增强机体的抵抗力和祛除病邪的能力，并能调节与促进核酸、糖、蛋白质、脂质代谢和能量代谢，对内分泌系统施加影响并改善机体对内外环境的适应能力，增强机体解毒功能和改善造血系统功能，以及提高机体工作能力等。

应用

1.虚证一般病程较长，补虚药宜作蜜丸、煎膏、片剂、口服液、颗粒剂或酒剂等，以便保存和服用；如用汤剂，应适当久煎，使药味尽出；个别挽救虚脱的补虚药，则宜制成注射剂，以备急用。

2.人体气血阴阳之间有着相互依存的关系，如气虚者常易导致阳虚，阳虚者每多兼有气虚；血虚者可导致阴虚，阴虚者每兼血虚。因此，补气药和补阳药、补血药和补阴药往往相须为用。久病又常气血两亏或阴阳俱虚，则必须气血并补、阴阳双补，以兼筹并顾。

3.由于阳虚易生内寒，寒盛亦易伤阳，因此，补阳药尤常与温里药同用；阴虚易生内热，热盛亦易伤阴，故补阴药尤常与清热药同用。

4.部分补虚药药性滋腻，不容易消化，过量或用于脾运不健者可能妨碍脾胃运化，应掌握好用药分寸，或与健脾消食药同用。

禁忌

补虚药原为"虚证"而设，无虚弱表现者不宜滥用。

补气药

补气药，性味多甘温或甘平，偏于补益脏腑之气。脾气虚证，症见食欲不振，大便溏泄，脘腹虚胀，神疲乏力，甚或浮肿，身体羸瘦，脱肛，子宫脱垂等，或血失所生而见血虚证，或血失统摄而见出血证。肺气虚证，症见少气懒言，动则气喘，语声低微，易出虚汗。凡此类证候，均为补气药的适用范围。

部分补气药味甘壅中，为碍气助湿之品，湿盛中满者应慎用，必要时应辅以理气除湿之药。

人参

人参为五加科多年生宿根草本植物人参的干燥根。俗称棒槌，又名野山参、土精、神草、黄参、血参、地精、金井玉阑等。野生的称野山参，人工栽培的称园参。园参一般于栽培6～7年后，以秋季茎叶将枯时采挖的根入药，切片或粉碎用。

【产地溯源】

野山参主产于吉林省长白山等地，园参主产于吉林、辽宁、黑龙江三省。

【性味归经】

味甘、微苦，性微温。归脾、肺经。

【本草语录】

"治男妇一切虚汗，发热自汗，眩晕头痛，反胃吐食，滑泻久痢，小便频数，淋沥，劳倦内伤，中风，中暑，痿痹，吐血，嗽血，下血，血淋，血崩，胎前产后诸病。"——《本草纲目》

"主补五脏，安精神，止惊悸，除邪气，明目，开心益智。"——《神农本草经》

"治脾胃阳气不足及肺气促，短气，少气，补元气。"
——《医学启源》

"定喘嗽，通畅血脉，泻阴火，滋补元阳。"——《本草蒙筌》

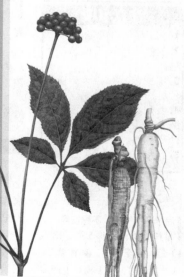

功效主治

本品大补元气，补脾益肺，宁神益智，生津止渴，主要适用于如下病症：

气虚欲脱

症见因大失血、大吐泻或久病、大病引起脉微、气喘等，单用山参或红参，大量浓煎频服，即能补气固脱；若为汗出亡阳，四肢厥冷，脉微欲绝，配附子同煎；或用参附注射液静滴，以回阳固脱。

脾气虚、脾胃两虚

症见倦怠乏力，或食少、吐泻、脘痞，配白术、茯苓、炙甘草等，以健脾益气；若脾胃气虚，中气下陷，出现脱肛或脏腑下垂，可配黄芪、柴胡、升麻等，以益气升阳。

肺气虚、肺肾两虚

症见咳嗽气促、面白乏力、脉虚自汗等，配胡桃仁或黄芪，以共补肺气；若治肺肾气虚、腰痛、喘促日久，则可配胡桃仁、蛤蚧等。

热病伤津耗气

症见身热汗多、口渴、脉虚等，配石膏、知母；若治气阴两虚，汗多口渴，脉微，配麦冬、五味子，以益气敛阴；治疗内热消渴，配生地、玄参、天花粉等，益气以生津。

气血亏虚

症见失眠多梦、惊悸健忘等，可单用或配当归、龙眼肉、酸枣仁等，以养血安神。

现代研究

人参的主要有效成分为人参皂苷、挥发油、多糖等。具有以下方面的生理作用：

❶ 强心，抗心肌缺血，对缺氧、缺糖心肌有良好的供能、保护作用，常用于心脏病引起的休克和垂危患者的抢救以及高血压、心肌营养不良、心绞痛等症。

❷ 促进造血系统功能，对红细胞、血红蛋白有升高作用，减轻辐射对造血系统的损害。

❸ 兴奋中枢神经系统，增强条件反射，提高分析能力，防治神经衰弱。

❹ 抗休克、抗疲劳，增加机体免疫功能。

❺ 降血糖、尿糖，调节胆固醇代谢，降血脂，防治高血压、血脂异常、糖尿病等。

❻ 促进男女性腺功能，治疗

阳痿早泄等。

选购要点

以野生的"野山参"质量最好，价格也最贵。以枝大、条粗、质硬、完整无损、纹细、芦长、碗（芦上的碗状茎痕）密、须根上珍珠点较多者为佳。选购时应注意与商陆根、野豇豆根、华山参等相区分，这些虽外形近似人参，但一般无人参特有的盘节状芦头，也无人参特有的香气。

贮藏方法

置通风阴凉干燥处，防潮，防霉，防虫蛀，防返糖。不宜与冰片、樟脑、阿魏等带有挥发性及臭味的药物混放。

用法用量

入汤剂，5～10克，宜文火另煎，将参汁兑入其他药汤内饮服。用于急重症时，剂量可酌增为15～30克，煎汁分数次灌服。若研末吞服，每次1.5～2克。

注意事项

1. 加工切片时不宜水浸。
2. 反藜芦，畏五灵脂，恶皂荚。
3. 阴虚阳亢及实邪热盛者忌用。
4. 服用人参时，不可同时服食萝卜、茶叶，以免降低药效。
5. 在炎热的夏季应避免服用。

疗疾验方

治疗脾胃气虚，不思饮食

四君子汤：人参5克，白术10克，茯苓5克，炙甘草2.5克，姜3片，枣1枚。上药加

水2杯，煎取1杯，饭前温服。（《本草纲目》）

治疗心力衰竭、心源性休克

参附汤：人参15克，制附子12克。上药用水煎服。（《妇人大全良方》）

治疗心腹病（胸中痞坚，肋下逆气抢心）

治中汤：人参、白术、干姜、甘草各15克。上药加水800毫升，煎取300毫升。每次服100毫升，日服3次。（《本草纲目》）

治疗终日昏闷，不省人事

独参汤：人参30克。加水1000毫升，煎至700毫升，去除参滓，待温冷后分多次服用。参滓可再次煎服。（《千金翼方》）

治疗神经衰弱

白人参50克（切碎），60度白酒500毫升。白人参入白酒中密封浸15日以上，每日振摇1次。随饮随添加白酒适量，每日晚餐饮用10～30毫升。（中医验方）

治疗便秘

黑芝麻25克，人参5～10克，白糖适量。黑芝麻捣烂备用。水煎人参，去渣留汁。加入黑芝麻及白糖，煮沸后食用。（《中国食疗学》）

 ### 保健药膳

人参枸杞粥

配方：人参15克，枸杞子20克，大米150克。

制作：❶ 将人参润透，切片；枸杞子去果柄、杂质；大米淘洗干净，去泥沙。

❷ 将大米、枸杞子、人参同放锅内，加入清水800毫升，

置武火烧沸，再用文火煮35分钟即成。

功效： 补肝肾，明眼目。适用于肝肾虚损，真阳衰弱，中气不足，四肢欠温，自汗暴脱，阳痿遗精，血脂异常等症。

人参蒸甲鱼

配方： 人参10克，红枣10枚，麦冬9克，丹参10克，甲鱼1只（500克），葱10克，料酒、酱油各10克，盐3克，姜5克，鸡汤300毫升。

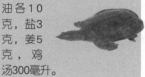

制作： ❶ 把人参润透切片，红枣去核，麦冬去心，丹参润透切片，姜切片，葱切段。

❷ 甲鱼洗净，斩去头、爪，除去内脏，把人参、麦冬、红枣、丹参放在甲鱼身上，抹上料酒、酱油、盐，盖上甲鱼甲，加入鸡汤。

❸ 把甲鱼放入蒸笼内，用武火蒸35分钟即成。

功效： 滋阴补肾，补气补血。适用于心律失常属肾阴虚的患者食用。

人参炒猪腰

配方： 人参10克，猪腰1对，料酒10克，盐3克，味精2克，胡椒粉2克，姜4克，葱8克，淀粉20克，植物油35克。

制作： ❶ 将人参润透，去芦头，切片；猪腰洗净，一切两半，去白色腺膜，切成腰花；姜切片，葱切段；腰花用淀粉、料酒抓匀。

❷ 将炒锅置武火上烧热，加入植物油，烧至六成热时，下入姜、葱爆香，随即下入腰

花，加入盐、味精、胡椒粉，炒熟即成。

功效： 补肾阴，益气血。

清蒸人参鸡

配方： 人参15克，母鸡1只，火腿10克，水发玉兰片10克，水发香菇15克，精盐、料酒、味精、葱、生姜、鸡汤各适量。

制作： ❶ 母鸡宰杀后除去毛和内脏，放入开水锅里烫一下，用凉水洗净；将火腿、玉兰片、香菇、葱、生姜均切成片。

❷ 人参用开水润透，上笼蒸30分钟，取出。

❸ 母鸡放在盆内，加人参、火腿、玉兰片、香菇及调味料，添入鸡汤（淹没过鸡），上笼在武火上蒸至烂熟。

❹ 将蒸好的鸡放在大碗内，将人参（切碎）、火腿、玉兰片、香菇摆在鸡肉上（除去葱、生姜不用），将蒸鸡的汤倒在勺里，置武火烧开，撇去浮沫，调好口味，浇在鸡肉上即成。

功效： 大补元气，固脱生津，安神。

人参菠菜饺

配方： 人参5克，猪肉500克，菠菜750克，面粉3000克，生姜末、葱、胡椒粉、酱油、香油、食盐各适量。

制作： ❶ 菠菜清洗干净后去茎留叶，在木瓢内搓成菜泥，加入适量清水搅匀，用纱布包好后挤出绿色菜汁；人参研成细末，过100目筛。

❷ 将猪肉用清水洗净剁蓉，加食盐、酱油、胡椒粉、生姜末拌匀，加适量的水搅拌成糊状，再放入葱花、人参粉、香油，拌匀成馅。

❸ 面粉用菠菜汁和揉均匀，如菠菜汁不够用，可加点清水揉匀，使表面光滑为止，然后按常法做饺子。

❹ 待锅内水烧开后，将饺子下锅煮熟即成。

功效： 补气养神。适用于气虚神衰，四肢无力，心悸，怔忡等症。

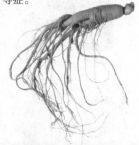

附 红参、人参叶

红参

为人参的栽培品种经蒸制后得到的干燥根。性味甘、微苦，温。归脾、肺、心经。功效为大补元气，复脉固脱，益气摄血。适用于体虚欲脱，肢冷脉微；气脱亡阳，汗出肢冷，气促脉微；脾虚食少，倦怠乏力；气虚不摄所致崩漏下血；肺气虚咳喘、气促、汗出以及心力衰竭、心源性休克等，用法用量及使用注意同人参。

人参叶

为人参干燥带茎的叶。性味苦、甘，寒。归肺、胃经。功效为祛暑，生津。适用于暑热烦躁，四肢倦怠，伤津口渴；胃阴不足，热盛消渴，或气阴两伤，口渴多饮；肺燥干咳，痰黏不易咯出，咽干；胃阴不足，虚火牙痛；肺气虚咳嗽等。用量3～9克，鲜品加倍，使用注意与人参同。

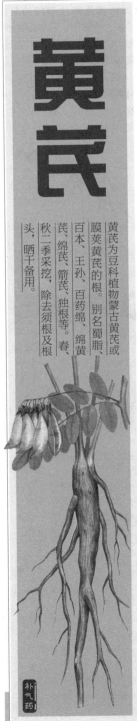

黄芪

黄芪为豆科植物蒙古黄芪或膜荚黄芪的根。别名蜀脂、百本、王孙、百药绵、绵黄芪、绵芪、箭芪、独根等。春、秋二季采挖，除去须根及根头，晒干备用。

补气药

【产地溯源】

主产于山西、黑龙江和内蒙古，吉林、甘肃、河北、陕西、辽宁等地亦有分布。

【性味归经】

味甘，性微温。归脾、肺经。

【本草语录】

"黄芪，入肺补气，入表实卫，为补气诸药之最，是以有芪之称。"——《本草求真》

"黄芪，味甘微温，主痈疽，久败疮，排脓止痛。"——《神农本草经》

"黄芪，补益中土，温养脾胃，凡中气不振，脾土虚弱，清气下陷者最宜。"——《本草正义》

"补肺健脾，实卫敛汗，驱风运毒之药也。"——《本草汇言》

功效主治

本品补气升阳，益卫固表，托毒生肌，利水消肿。主要适用于如下病症：

▍脾肺气虚，中气下陷

症见体倦乏力，食少便溏，气短多汗等，可与人参、白术等配伍；用于久泻脱肛，内脏下垂，可与升麻、柴胡等配伍。

▍虚汗证

表虚自汗，可与牡蛎、麻黄根等合用；阴虚盗汗，可与当归、黄柏等配伍；体虚外感，汗出恶风，可与防风、白术等合用。

▍气血不足，疮疡不溃，疮疡久溃不敛

治前者，可与白芷、穿山甲等合用；治后者，可与当归、人参等合用。

▍水肿证

用于脾虚不运，水湿停聚的浮肿，小便不利，可与防己、白术等合用。

现代研究

黄芪内含糖类、多种氨基酸、蛋白质、胆碱、甜菜碱、叶酸、维生素P、淀粉酶等，具有以下方面的生理作用：

❶ 调节血糖，对胃溃疡有一定的防治作用。

❷ 降血压，减少血栓形成，降低血小板黏附率，抗心律失常。

❸ 增强细胞生理代谢，抗衰老，增强记忆力。

❹ 减少尿蛋白，利尿保肾。

❺ 提高人体应激能力，具有抗疲劳、抗缺氧、抗辐射作用。

❻ 抗炎抑菌，抗病毒，增强人体免疫力。

选购要点

以条粗长、皱纹少、断面色黄白、粉性足、味甜者为佳。选购时应注意与白香草木樨、紫花苜蓿、刺果甘草等相区分。这些虽形似黄芪，但白香草木樨折断面呈刺状，紫花苜蓿和刺果甘草味微苦，均与黄芪有异。

贮藏方法

生品贮于干燥通风处，炮制品贮于有盖、干燥的密闭容器内，均需防潮、防霉、防蛀。

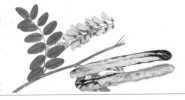

法用量

益气补中宜炙用，其他方面多生用。内服：煎汤，10～30克（大剂量120克）；也可入丸、散、膏。另外，蜜炙可增强其补益作用。

注意事项

本品补气升阳，易于助火，又能止汗，故凡表实邪盛、气滞湿阻、食积内停、阴虚阳亢、痈疽初起或溃后热毒尚盛等证，均不宜用。

疗疾验方

治疗斑秃
黄芪、党参各30克，茯苓、白术各15克，甘草6克，陈皮9克。偏阴虚，加旱莲草30克；偏血虚，加鸡血藤15克；夹痰湿加藿香9克。水煎服，每次20毫升，每日2次，连服15～60日。（中医验方）

治疗老人便秘
绵黄芪（产于山西介休绵山的优质黄芪）、陈皮各15克，研细。另用麻仁100克，捣烂，加水揉出浆汁，煎至略稠，调入白蜜一匙，再煎沸，把黄芪、陈皮末加入调匀空腹服下。两服可通便。（《本草纲目》）

治疗肺痈
黄芪60克研细，每取6克煎汤服。一天可服3～4次。（《本草纲目》）

治疗疝气
黄芪、小红枣各100克。黄芪捶烂，拆成丝状，再加入小红枣，置于瓷罐中，放上一锅水，用文火煨2～3小时，不可间断，待枣子裂开时，熄火，吃枣，黄芪弃之。（《本草纲目》）

治疗胎动不安（腹痛，小便如米汁）
黄芪、川芎各30克，糯米100克，用水1升，煎至半升。分次服下。（《本草纲目》）

保健药膳

黄芪蒸肥肠
配方：黄芪20克，猪肥肠300克，料酒10克，盐5克，味精3克，白糖10克，酱油10克，姜5克，葱10克，胡椒粉3克。

制作：❶ 将黄芪洗净，润透，斜切成薄片；猪肥肠用水反复冲洗干净，切成2厘米长的段；姜切片，葱切段。

❷ 将猪肥肠放入碗内，加入料酒、盐、味精、酱油、姜、葱、白糖、胡椒粉，抓匀，腌渍1小时。

❸ 将猪肥肠放入碗内，加入黄芪，入蒸笼内，武火蒸50分钟即成。

功效：益卫固表，利水消肿。适用于自汗、盗汗、浮肿、脱肛、更年期综合征等。

黄芪粥
配方：生黄芪30克，红枣6枚，大米100克。

制作：❶ 将生黄芪切薄片；红枣洗净去核；大米淘洗干净。

❷ 将大米、黄芪、红枣同放入锅内，加水适量，置武火上烧沸，再用文火煮40分钟即成。

功效：补气升阳，益气护胃，对胃下垂患者尤佳。

黄芪蒸乌鸡
配方：黄芪10克，乌鸡1只，大枣7枚，莲子10克，料酒10克，葱10克，姜5克，盐5克，上汤500毫升。

制作：❶ 黄芪润透切片；乌鸡宰杀后去毛、内脏和爪；姜拍松，葱切段；大枣去核，莲子去心。

❷ 把乌鸡放在蒸盆内，身上抹上盐，把莲子、黄芪、大枣、姜、葱放入鸡腹内，在鸡身外面抹上料酒，加入上汤500毫升。

❸ 把乌鸡上蒸笼，武火蒸1小时即成。

功效：升提中气，生津止渴。适用于上下消型糖尿病患者。

黄芪炖猪肚
配方：生黄芪20克，猪肚500克，料酒15克，姜10克，葱10克，盐3克。

制作：❶ 将猪肚洗净，切成4厘米见方的块；黄芪切成薄片；姜切片，葱切花。

❷ 将猪肚、黄芪、料酒、姜、葱放入炖锅内，加水适量，置武火上烧沸，再用文火炖煮50分钟，加盐拌匀即成。

功效：补气升阳，益气护胃。

黄芪桂心炖田螺
配方：黄芪30克，桂心9克，田螺300克，料酒10克，盐4克，味精3克，胡椒粉3克，姜4克，葱8克，上汤800毫升。

制作：❶ 黄芪、桂心洗净，放入纱布袋内，扎紧口；田螺洗净，去肠杂，取肉，切成薄片；姜切片，葱切段。

❷ 将田螺肉片、药包、姜、葱、料酒、上汤同放炖锅内，置武火上烧沸，再用文火煮25分钟，加入盐、味精即成。

功效：补中益气，止血。

党参

党参为桔梗科多年生草本植物党参、素花党参、川党参及其同属多种植物的干燥根。又名黄参、潞党、西党、东党、条党、白党、中灵草、紫园参、狮头参、狮子头、上党人参。

秋季采挖3年生以上者，洗净，晒干。切厚片，生用。

党参、人参古时不分，凡古今成方之用人参者，每以党参代之。但党参不如人参之能大补元气，且药力亦较人参为弱，所以轻证和慢性疾病，可以党参代人参用。若为急重症，则仍用人参为宜。

【产地溯源】

主产于山西、陕西、甘肃、四川等地。以山西上党产者品质最优，故名"党参"。另外，野生于山西五台山之党参称"台党"；主产于山西的栽培品称"潞党"；主产于陕西、甘肃者为"西党"，其"狮子盘头"多者为"狮头参"。

【性味归经】

味甘，性平。归脾、肺经。

【本草语录】

"补中益气，和脾胃，除烦渴。中气微虚，用以调补，甚为平妥。"——《本草从新》

"治肺虚，能益肺气。"——《本草纲目拾遗》

"党参力能补脾养胃，润肺生津，健运中气，本与人参不甚相远。"——《本草正义》

功效主治

本品补中益气，健脾益肺。主要适用于如下病症：

中气不足
症见体倦乏力，不欲饮食，大便溏泻等。可与白术、茯苓等合用。

肺气虚弱
症见咳喘气短，声低息微等。可与黄芪、五味子等合用。

气阴两伤
症见口渴气短，四肢无力等。可与麦冬、五味子等合用。

气血两虚
症见心悸眩晕，面色萎黄，倦怠无力等。可与熟地、茯苓等合用。

现代研究

党参含多种糖类、苷类成分，以及胆碱、烟酸、赖氨酸、多种维生素等，具有以下方面的生理作用：

❶ 对神经系统有兴奋作用，能增进和改善记忆力。
❷ 抑菌、抗炎，增强抵抗力。
❸ 扩血管，降压，抗心肌缺血，改善微循环，增强造血功能。
❹ 调节胃肠运动，抗溃疡。

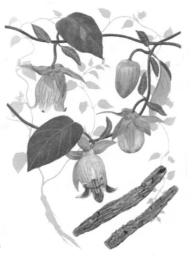

❺ 抗癌，对化疗、放疗引起的白细胞下降有提升作用。
❻ 提高机体适应性，耐高温、耐缺氧。

选购要点

以条粗壮、质柔润、外皮细、断面黄白色、味甜、嚼之无渣者为佳，习惯认为山西上党产者品质最优。

贮藏方法

贮于有盖容器中，置于通风干燥处。

用法用量

煎服，9～30克；熬膏；或入丸、散。补脾益肺宜蜜炙用。

注意事项

1. 气滞、肝火盛者禁用。
2. 邪盛而正不虚者不宜用。

疗疾验方

治疗脾肺气虚，周身倦怠

党参膏：党参500克（切片），沙参250克（切片），桂圆肉120克，水煎浓汁收膏，每用1小酒杯，以沸水冲服，也可冲入煎剂里。（《得配本草》）

治疗贫血性、感染性等各型低血压病

党参、黄精各30克，炙甘草10克。每日1剂，水煎服，每日2次。（中医验方）

治疗功能性子宫出血

单味党参30克，水煎服，每日1剂，分早、晚各1次服，月经期连服5日。（中医方）

治疗肾炎

猪肾1个，党参、黄芪、芡实各20克。将猪肾剖开去其筋膜，洗净，与其余药共煮，至猪肾熟。酌情加少许酱油，吃肉饮汤。（中医验方）

治疗月经不调

锦鸡儿根15克，党参15克。水煎服。（中医验方）

保健药膳

党参石斑鱼煲

配方：党参30克，石斑鱼1尾（500克），料酒10克，姜5克，葱10克，盐5克，味精3克，胡椒粉3克，鸡精3克，棒子骨汤3000毫升。

制作： ❶党参洗净，切成4厘米长的段；石斑鱼宰杀后，去鳞、鳃及肠杂，洗净，剁成6厘米长、3厘米宽的块；姜拍松，葱切段。

❷将党参、石斑鱼、姜、葱、盐、味精、料酒、胡椒粉、鸡精、棒子骨汤同放煲内，盖上盖。

❸将煲置炉上，用武火烧沸，煮熟即成。

功效： 补中、益气、生津。适用于脾胃虚弱，气血亏损，体倦乏力，食少，口渴，更年期综合征等。

党参黑米粥

配方：党参30克，黑米150克，白糖20克。

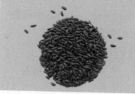

制作： ❶将党参洗净，切成3厘米长的段；黑米淘洗干净。

❷将黑米、党参放入锅内，加水适量，用武火烧沸，再用文火煮40分钟，加入白糖搅匀即成。

功效： 补脾胃，益气血，对脾胃虚寒患者尤佳。

党参西芹炒鲜贝

配方：党参20克，鲜贝100克，西芹100克，料酒15克，姜5克，葱10克，盐5克，味精3克，植物油50克。

制作： ❶把党参洗净，切2厘米长的段；西芹去叶，切1厘米长的段；姜切片，葱切花。

❷把炒锅置武火上烧热，加入植物油烧至六成热时，下入姜、葱爆香，随即加入鲜贝、西芹、料酒、党参、盐、味精，炒熟即成。

功效： 补气血，降血压。适用于高血压、气虚、贫血等症。

党参蒸猪肚

配方：党参20克，猪肚300克，料酒10克，酱油10克，姜5克，葱10克，盐4克，味精3克，白糖10克。

制作： ❶将党参洗净，润透，切3厘米长的段；猪肚洗净，切4厘米长的条；姜切片，葱切段。

❷将猪肚放入碗内，加入盐、味精、酱油、料酒、白糖、姜、葱，抓匀，腌渍1小时。

❸将猪肚捞起，放入蒸碗内，加入党参，抓匀，上武火大气蒸笼内，蒸50分钟即成。

功效： 补中益气，生津补胃。

党参薏米鸭

配方：党参30克，薏米30克，鸭1只，料酒15克，盐6克，生姜6克。

制作： ❶将鸭宰杀后，去毛桩、内脏及爪；党参洗净，切3厘米的段；薏米洗净去杂质；姜拍破。

❷将党参、薏米放入鸭腹内，将鸭放入炖锅中，加水适量，放入料酒、生姜。

❸将炖锅置武火上烧沸，再用文火炖煮50分钟，加入盐即成。

功效： 清热、祛湿、补虚。肠伤寒患者康复期食用尤佳。

附 明党参

明党参

系伞形科多年生草本植物明党参的干燥根。味甘、微苦，性微寒。归肺、脾经。能润肺化痰，养阴和胃。以治疗肺热咳嗽，食少口干为主。明党参与党参并非一物，效用亦有差别。

太子参

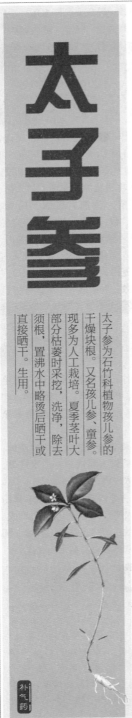

太子参为石竹科植物孩儿参的干燥块根。又名孩儿参、童参。现多为人工栽培。夏季茎叶大部分枯萎时采挖，洗净，除去须根，置沸水中略烫后晒干或直接晒干。生用。

补气药

【产地溯源】

主产于安徽、江苏、山东等地。

【性味归经】

味甘、微苦，性平。归脾、肺经。

【本草语录】

"治小儿出虚汗为佳。"——《中国药用植物志》

"补肺阴、健脾胃、治肺虚。"——《江苏药材志》

功效主治

本品补气健脾，养胃阴，益气生津止渴。主要适用于如下病症：

脾气虚弱，胃阴不足

症见食少倦怠，多与山药、石斛等同用。

肺气阴两虚

症见燥咳，多与北沙参、麦冬等同用。

心气阴两虚

症见心悸不眠，多汗，多与酸枣仁、五味子等同用。

现代研究

太子参含太子参多糖及人体必需的多种氨基酸，具有以下方面的生理作用：

❶ 有一定的抗衰老作用。

❷ 可使耐缺氧时间延长。

❸ 对淋巴细胞增殖有明显的刺激作用。

❹ 现代临床可用于充血性心力衰竭、顽固性原发性血小板减少性紫癜、糖尿病等。

选购要点

以条粗、肥润、黄白色、有粉性、无须根者为佳。

贮藏方法

置于通风干燥处，防潮、防蛀。

用法用量

煎服，9～30克。

注意事项

邪实正不虚者不宜用。

疗疾验方

治疗自汗

太子参9克，浮小麦15克，水煎服。（《陕西中草药》）

保健药膳

太子参海蜇汤

配方：太子参15克，海蜇50克，菜胆100克，蒜10克，姜5克，葱10克，盐5克，鸡汤800毫升，植物油30克。

制作：❶ 把太子参洗净，去杂质；海蜇洗净，切成细丝；菜胆洗净，切5厘米长的段；姜切丝，葱切段。

❷ 把锅置武火上烧热，加入植物油，六成热时，加入姜、葱爆香，下入太子参、盐、鸡汤，煮25分钟后，下入海蜇和菜胆，煮熟即成。

功效：补气血，降血压，适用于高血压属气虚湿阻者。

太子山楂粥

配方：太子参10克，山楂10克，大米100克。

制作：❶ 太子参洗净，去杂质；山楂洗净，去核，切片；大米淘洗干净。

❷ 把大米放在电饭煲内，加入山楂片、太子参，加水800毫升，按常规煲粥，粥熟即成。

功效：健脾化湿，降压，适用于高血压属气虚湿阻者。

灵芝

灵芝为多孔菌科真菌紫芝或赤芝的子实体。又名赤芝、紫芝、菌灵芝、木灵芝、石灵芝、灵芝草。全年采收。晾干。

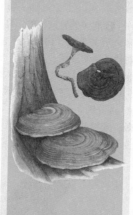

补气药

【产地溯源】

分布于浙江、江西、湖南、广西、福建、广东等地。

【性味归经】

味甘、性平。归心、肝、肺、肾经。

【本草语录】

"赤芝主胸中结，益心气，补中，增智慧，不忘。久食轻身，不老，延年……紫芝主耳聋，利关节，保神，益精气，坚筋骨，好颜色。久服轻身，不老，延年。"——《神农本草经》

"恶恒山。畏扁青，茵陈蒿。"——《本草经集注》

功效主治

本品滋补强壮，扶正固本，减肥安神，主要适用于如下病症：

气血虚弱

症见形体虚弱，气血不足。单味煎服，或配人参、黄芪、当归、熟地等同用。

脾虚

症见食欲不振、体倦等，配白术、茯苓同用。

肺虚

症见久咳虚喘、倦怠乏力、短气等，配人参、五味子等同用。

血不养心

症见心悸、眩晕、不眠。灵芝健脾胃，使气血充则心神安，常配酸枣仁、柏子仁等同用。

现代研究

灵芝的化学成分包括麦角甾醇、真菌溶菌酶、酸性蛋白酶及灵芝多糖等，还含有多种无机元素及维生素，具有以下方面的生理作用：

❶ 增强人体的免疫功能，其含有的灵芝多糖可加速核酸和蛋白质的代谢，促进造血，增强体质。

❷ 可增加冠状动脉流量，加强心肌收缩力，降低血清胆固醇，能防止动脉粥样硬化的形成，并对血压有双向调节作用。可治疗冠心病、心悸、头晕、失眠、血脂异常等。

❸ 降低转氨酶，对肝脏具有保护作用，治疗慢性肝炎等。

❹ 能止咳、祛痰、平喘，治疗慢性支气管炎、支气管哮喘等。

❺ 有明显的抗衰老作用。

选购要点

以子实体个大而均匀，体重，色棕褐，完整，油润光亮，表面有漆样光泽，无虫蛀者为佳。

贮藏方法

置于通风干燥处，防潮，防蛀。

用法用量

煎服，5～15克；研末冲服，每次1.5～3克；或适量浸酒服。

注意事项

灵芝恶恒山（常山）、茵陈、扁青等，忌同用。

疗疾验方

治疗气血不荣，乌发

灵芝、黑桑葚（曝干）各500克，研细为末，炼蜜为丸，如弹子大，每次1丸，用温酒吞下，每日2次。（中医验方）

治疗神经衰弱所致之失眠、健忘

灵芝30克，白酒500毫升，浸泡密封半月，每日搅动数次。每

次服用10毫升，每日1～2次。肝功能差者每次服5毫升以下，急性肝炎禁用。（中医验方）

治疗冠心病

灵芝30克，丹参5克，田七5克，白酒500毫升。灵芝、丹参、田七洗净，同入坛加白酒，盖上盖。每天搅拌1次，再盖好盖。泡15天即成。每服适量。（《中国食疗学》）

治疗鼻衄、吐血

灵芝9克，鸭蛋1个。同煮，喝汤吃蛋及药。（《本草纲目》）

治疗肠风痔瘘

每次取灵芝18～30克，瘦猪肉90克，加盐少许，隔水蒸熟。上午蒸1次，喝汤；下午蒸1次，全吃尽。（《本草纲目》）

治疗肠炎、痢疾

灵芝焙燥研末，每服1.5克，米粥汤调服。（《本草纲目》）

治疗荨麻疹、斑毒、蜂虫咬伤

灵芝18克，糯米90克，冰糖适量。将灵芝洗净切碎，与糯米共煮，将熟时加入冰糖溶开，喝粥。（《本草纲目》）

治疗泻血脱肛

灵芝150克（炒）、白枯矾30克、密陀僧15克。共研为末，加蒸饼做成丸，如梧桐子大。每次服20丸，米汤送下。（《本草纲目》）

保健药膳

灵芝丁香鸭

配方：灵芝10克，丁香5克，鸭1只（1000克），草豆蔻5克，肉桂5克，姜10克，葱20克，盐6克，卤汁3800毫升，鸡精3克，香油35克。

制作：❶ 将灵芝、丁香、草豆蔻、肉桂洗净；姜拍松，葱切段；鸭宰杀后，去毛、内脏及爪，洗净。

❷ 将卤汁、灵芝、丁香、草豆蔻、肉桂、姜、葱同入卤锅内，烧沸，加入鸭，用文火卤45分钟即成。

❸ 鸭捞出，沥干卤汁，用香油涂抹在鸭身上，然后剁成3厘米宽4厘米长的块，上桌供食。

功效：温中和胃，暖肾助阳，调节血糖。适用于糖尿病属肾阳虚者。

灵芝粥

配方：灵芝20克，大米150克。

制作：❶ 将灵芝碾成细粉；大米淘洗干净。

❷ 将大米、灵芝粉同放锅内，加清水800毫升，置武火上烧沸，再用文火煮35分钟即成。

功效：补虚安神。适用于心神不安、血脂异常。

灵芝里脊

配方：灵芝20克，猪里脊肉200克，冬笋15克，水烫油菜15克，熟胡萝卜15克，猪油70克，精盐2.5克，味精1.5克，鸡蛋清1个，淀粉25克，料酒10克，花椒油1.5克，葱2.5克，姜2.5克，蒜2.5克，鸡汤100毫升。

制作：❶ 将猪里脊肉切成薄片；灵芝切薄片；冬笋、油菜、胡萝卜切成小薄片。

❷ 锅内放开水，将里脊片下锅余八成熟，用漏勺捞出控净水。

❸ 锅内放油烧热，把葱、姜、蒜、灵芝片和冬笋、油菜、胡萝卜放入锅内煸炒后，加里脊片、味精、精盐、料酒，翻炒几下，淋明油出锅，装盘即成。

功效：补肺益肾，健脾安神。适用于神经衰弱、失眠、食欲不振、更年期综合征等。

山楂灵芝鹿肉汤

配方：山楂20克，灵芝20克，鹿肉250克，料酒10克，姜5克，葱10克，盐2克，味精2克，胡椒粉2克。

制作：❶ 将灵芝、山楂洗净，润透，切薄片；鹿肉洗净，切2厘米宽4厘米长的块；姜切片，葱切段。

❷ 将灵芝、山楂、鹿肉、料酒、姜、葱同放炖锅内，加水1000毫升，置武火上烧沸，再用文火炖煮35分钟，加入盐、味精、胡椒粉，搅匀即成。

功效：补五脏，润肌肤，安心神，降血压，适用于高血压等症。

灵芝蒸乌鸡

配方：灵芝20克，乌鸡1只，料酒10克，姜5克，葱10克，盐3克，鸡精3克，鸡油30克。

制作：❶ 将灵芝打成细粉；乌鸡宰杀后去毛桩、内脏及爪；姜切片，葱切段。

❷ 将乌鸡放在蒸盘内，加入盐、鸡精、姜、葱、灵芝，武火蒸45分钟即成。

功效：安神补虚强心，适用于心神不安、血脂异常等症。

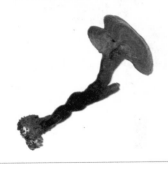

甘草

甘草为豆科多年生草本植物甘草、胀果甘草或光果甘草的根及根茎。春秋季采挖；以秋季采者为佳。切厚片，生用或蜜炙用。

主产于内蒙古、新疆、甘肃等地。

【性味归经】
味甘，性平。归心、肺、脾、胃经。

【本草语录】
"治五脏六腑寒热邪气，坚筋骨，长肌肉，倍气，金疮，尰，解毒。久服轻身，延年。"——《神农本草经》

"和中益气，补虚解毒之药也。"——《本草汇言》

"降火止痛。"《本草纲目》

"主温中下气，烦满短乏，伤脏咳嗽。"——《名医别录》

"味至甘，得中和之性，有调补之功，故毒药得之解其毒，刚药得之和其性……助参芪成气虚之功。"——《景岳全书》

功效主治

本品益气补中，清热解毒，祛痰止咳，缓急止痛，调和药性，主要适用于如下病症：

气虚证
心气虚，可与人参、桂枝等合用；脾气虚，可与人参、茯苓等合用。

咳嗽气喘
风寒咳嗽，可与麻黄、杏仁相配伍；风热咳嗽，可与桔梗、牛蒡子等配伍；寒痰咳嗽，可与干姜、细辛等配伍；热痰咳嗽，可与麻黄、石膏等配伍。

疮疡肿毒，食物中毒
治前者，可加金银花、蒲公英等；治后者，可单用或与绿豆等合用。

脘腹、四肢挛急作痛
可与芍药同用。

缓和药性
对过热、过寒、峻下的药物，能起到避免过于刺激的作用。

现代研究

甘草含甘草甜素，系甘草酸的钾、钙盐；另含甘草甙和天门冬酰胺、甘露醇等，具有以下方面的生理作用：

❶ 有解毒作用，对细菌毒素（白喉毒素、破伤风毒素）、药物（硝酸马钱子碱、水合氯醛）、蛇毒、河豚毒以及食物、体内代谢产物的中毒等均有一定效果。

❷ 能抑制组织胺所引起的胃酸分泌，有保护胃黏膜的作用。

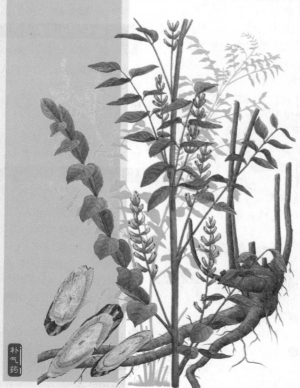

补气药

③有抗炎、抗变态反应作用，可用于各种皮肤炎症、皮肤过敏性疾患等，甘草的提取物可以使用于膏、霜、奶、蜜等类型的化妆品中。

④有解痉、镇咳祛痰作用。

选购要点

以外皮细紧、有皱沟、红棕色、质坚实、粉性足、断面黄白色者为佳，习惯上以内蒙古产者品质最优。

贮藏方法

置于通风干燥处，防潮、防蛀。

用法用量

煎服1.5～9克，做主药时可适当加大用量。用于解毒，可用至30～60克。清热解毒宜生用，补中缓急宜炙用。

注意事项

1. 反海藻、大戟、芫花、甘遂。
2. 本品有助湿壅气之弊，湿盛胀满、水肿者不宜用。
3. 大剂量久服有致高血压、水肿等副作用。

疗疾验方

治疗肺痈

甘草、桔梗各9克，水煎服，每日2次。（中医验方）

治疗皮疹

生甘草、白蒺藜各100克，浸泡于75%乙醇300毫升内7日，过滤，搽洗患处，每日2～3次。（中医验方）

治疗口臭

甘草、细辛各60克，研细，每次3克，每晚睡前用料酒送服。（中医验方）

治疗急、慢性胃肠炎，消化不良

炙甘草9克，干姜6克，附子4克。水煎，每日1剂，分2次温服。（中医验方）

治疗喉痛

甘草10克，用蜂蜜水炙，水煎服，每日2次。（中医验方）

治疗各种疼痛

甘草6克，茯苓12克，桂枝6克，大枣3枚。先煎茯苓，每日1剂，分3次温服。（中医验方）

治疗肺痿多涎（头昏眩，吐涎沫，小便频数，但不咳嗽）

甘草干姜汤：用炙甘草120克，炮干姜60克，水600毫升，煮取一半，分几次服。（《本草纲目》）

治疗小儿热嗽

凉膈丸：用甘草60克，在猪胆汁中浸5天，取出炙后研细，和蜜做成如绿豆大的药丸。每次服10丸，饭后服，薄荷汤送下。（《本草纲目》）

治疗小儿尿中带血

用甘草36克，加水120毫升，煎取40毫升。1岁儿1天服尽。（《本草纲目》）

治疗口疮

用甘草2寸、明矾1块（如粟米大），同放口中细嚼，汁咽下。（《本草纲目》）

保健药膳

甘草藕汁饮

配方：甘草6克，藕500克。

制作：❶把藕洗净，切成细丝，用纱布绞取汁液；甘草洗净。

❷把甘草放入锅内，加水200毫升，煎煮25分钟，滤去甘草，留药液。

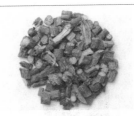

❸把藕汁与甘草液混合均匀即成。

功效：清肺润燥，生津凉血。适用于上中消型糖尿病患者。

附子甘草饮

配方：炙附子10克，干姜5克，炙甘草5克，白糖20克。

制作：❶将以上药物放入炖杯内，加水适量，煎煮25分钟，去渣，留汁液。

❷在汁液内加入白糖搅匀即成。

功效：强心温阳，消炎祛寒。适用于急性吐泻、体内水分大量损失、手脚冰冷的患者食用。

胖大海甘草茶

配方：胖大海3枚，甘草3克。

制作：❶把胖大海、甘草放入锅内，加水100毫升。

❷把锅置中火上煮10分钟即成。

功效：清热，润肺，解毒。适用于上下消型糖尿病患者。

甘菊饮

配方：菊花6克，甘草3克，白糖30克。

制作：❶把菊花洗净，去杂质；甘草洗净，切成薄片。

❷把菊花、甘草放入锅内，加清水300毫升，把锅置中火上烧沸，再用文火煮15分钟，过滤，除去药渣，留汁。

❸在药汁内加入白糖，拌匀即成。

功效：滋补心肝，理气明目。适用于心肝失调型冠心病患者。

白术

白术为菊科多年生草本植物白术的根茎。又名天蓟、山蓟、山精、山姜、山芥、山连、冬术、烘术、冬白术、乞力伽等。冬季下部叶枯黄、上部叶变脆时采收，除去茎叶和泥沙，烘干或晒干，再除去须根（烘干者为『烘术』；晒干者为『生晒术』亦称『冬术』）。切厚片。生用或土炒、麸炒用；炒至黑褐色，称『焦白术』。

【产地溯源】

主产于浙江、安徽、江西、湖北、湖南等地，产于浙江于潜地区者称为"于术"，燥性较弱而补益脾气作用较强，品质较好。

【性味归经】

味苦、甘，性温。归脾、胃经。

【本草语录】

"止汗。"——《神农本草经》

"和中益气……去脾胃中湿……安胎。"——《医学启源》

"作煎饵，久服轻身，延年，不饥。"——《新修本草》

"补脾胃之药，更无出其右者。土旺则能健运，故不能食者，食停滞者，有痞积者，皆用之也。土旺则能胜湿，故患痰饮者，肿满者，湿痹者，皆赖之也。土旺则清气善升，而精微上奉，浊气善降，而糟粕下输，故吐泻者，不可阙也。"——《本草通玄》

功效主治

本品补气健脾，燥湿利水，止汗，安胎，主要适用于如下病症：

脾胃虚弱

症见倦怠少气、食少腹胀、大便溏泄等，常与党参、茯苓、木香等同用。

脾虚湿盛

症见痰饮、水肿等，常与桂枝、茯苓等同用。

表虚自汗

症见表虚自汗，常与防风、黄芪等同用。

现代研究

白术含挥发油，主要为苍术醇和苍术酮，另含维生素A类物质，具有以下方面的生理作用：

❶ 有明显而持久的利尿作用。

❷ 保肝，防止肝糖减少；扩张血管，对心脏呈抑制作用。

❸ 对消化系统应激性溃疡有抑制作用。

❹ 增强免疫力和耐力，强壮身体；对子宫平滑肌兴奋性收缩有明显抑制作用。

❺ 降血糖，并且有轻度的降压作用。

选购要点

以个大、质坚实、断面色黄白、香气浓者为佳。

贮藏方法

置于通风干燥处，防潮，防蛀。

用法用量

生用则燥湿和中作用较

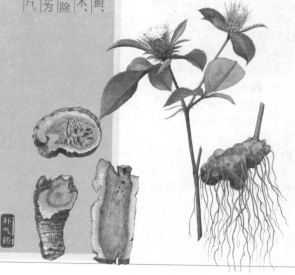

补气药

强；炒用则性较缓，补益脾胃的作用较强；用土炒则以补益脾胃为主；焦白术止泻作用较好。入煎剂用 6 ～ 12 克，大剂量可用至 60 ～ 90 克。

注意事项

阴虚烦渴、气滞胀闷者不宜用。

 疗疾验方

治疗自汗不止
用白术末，每次服 1 茶匙，酒送下。（《本草纲目》）

治疗脾虚泄泻
白术丸：白术 30 克，芍药 30 克（冬月不用芍药，用肉豆蔻，如有便泄者，炒用），共研为末，以粥为丸。（《丹溪心法》）

治疗便秘
生白术 60 克，生地黄 30 克，升麻 3 克。水浸 1 小时后煎 2 次，每日 1 剂，早、晚各服 1 次。（中医验方）

治疗气虚体弱，不思饮食
术附汤：白术 60 克，附子一枚半（炮，去皮），炙甘草 30 克，共研细，每用 9 克，加姜 5 片、枣 1 枚，水煎服。（《近效方》）

治疗妇女带下病
束带汤：白术 30 克，鸡冠花 30 克（鲜者 90 克）。水煎服。（《辨证录》）

治疗中风口噤、不省人事
用白术 120 克，加酒 600 毫升，煮取 200 毫升，1 次服完。（《本草纲目》）

治疗脾虚盗汗
取白术 30 克，分别以 10 克同牡蛎炒，同石斛炒，同麦麸炒。共研为末，每次服 9 克，米

汤送下。每日服 3 次。（《本草纲目》）

治疗小儿久泻（完谷不化，饮食不进）
白术 7.5 克（炒过），半夏曲 7.5 克，丁香 0.5 克，共研为末，再加姜汁、面糊做成丸，如黍米大。按小儿年岁，酌量给服，米汤送下。（《本草纲目》）

 保健药膳

白术饼

配方：白术6克，干姜6克，鸡内金15克，植物油50克，盐6克，面粉250克，葱10克。

制作：❶ 将白术、干姜、鸡内金分别打成细粉。

❷ 将白术、鸡内金、盐、葱花、干姜、面粉放入盆内，用清水和面，搓成条，分成剂子，用擀面杖擀成薄饼。

❸ 将植物油放入炒锅内烧至六成热，放入薄饼烙黄，再翻面也烙黄，熟透即成。

功效：暖胃止痛，消食化滞。对食欲不振、食后胃痛者尤佳。

白术杜仲羊肚汤

配方：白术10克，杜仲20克，羊肚250克，料酒10克，姜5克，葱10克，盐2克，味精2克，鸡油25克。

制作：❶ 将白术润透，切片，用麦麸炒黄；杜仲切丝；羊肚洗净，切 2 厘米宽 4 厘米长的块；姜切片，葱切段。

❷ 将羊肚、白术、杜仲、料酒、姜、葱同放炖锅内，加水 1000 毫升，置武火上烧沸，再用文火炖煮 35 分钟，加入盐、味精、鸡油即成。

功效：补肝肾，健脾胃，降血压。适用于高血压等症。

白术饮

配方：白术15克，人参15克，干姜15克，炙甘草15克，白糖20克。

制作：❶ 将白术、人参、干姜切片，洗净，放入炖杯内，加水适量，烧沸，文火煮15分钟，去渣。

❷ 在药液内加入白糖，搅匀即成。

功效：益中气，止吐泻，对胃肠虚弱、腹冷、下痢肠炎患者尤佳。

白术鲫鱼粥

配方：白术10克，鲫鱼60克，粳米30克，盐或糖适量。

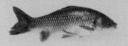

制作：❶ 白术洗净，先煎取汁100毫升。

❷ 将鱼与粳米煮粥，粥煮好后放入药汁和匀，再根据个人口味加盐或糖调味食用。每日 1 剂，连服 3 ～ 5 日为 1 疗程。

功效：本方具有补养肝肾、安胎保胎的作用。

防风白术酒

配方：防风、肉桂、麻黄各12克，白术、山萸肉、制附子、细辛（炒）、独活、秦艽、茵芋、山药、杏仁（炒）各9克，磁石50克，紫巴戟（去心）12克，炮姜30克，薏苡仁18克，生地黄15克，白酒1000毫升。

制作：❶ 将前 17 味药物捣为粗末，入布袋，置容器中，加入白酒，密封。

❷ 浸泡 7 天后，过滤去渣即成。

功效：调和气血，温经通络。适用于关节疼痛、肌肉麻木等症。

山药

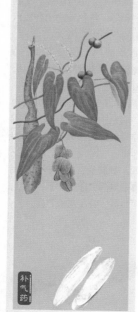

山药为薯蓣科多年生蔓生草本植物薯蓣的根茎。又名淮山、山芋、白苕、白药子、淮山药、野山豆等。霜降后采挖，润透，切厚片，晒干。生用或麸炒用。

补气药

【产地溯源】

主产于河南、山西、河北、江苏、广西、湖南等地。习惯认为，河南旧怀庆府所属地区所产山药品质最佳，故有"怀山药"之称。

【性味归经】

味甘，性平。归脾、肺、肾经。

【本草语录】

"补中，益气力，长肌肉。"——《神农本草经》

"益肾气，健脾胃，止泻痢，化痰涎，润皮肤。"

——《本草纲目》

"补虚劳羸瘦，充五脏……强阴。"——《名医别录》

"补肺，润皮毛，久服益颜色，长肌肉"。——《医学入门》

功效主治

本品益气养阴，补脾、肺、肾，固精止带，主要适用于如下病症：

脾胃虚弱

症见食少，体倦便溏，妇女带下，儿童消化不良之泄泻等，多与人参（或党参）、白术、茯苓等同用。

肺气虚、肺肾两虚

症见咳嗽或久咳久喘，多与人参、五味子、麦冬等同用。

肾虚不固

症见虚男子之遗精、尿频。多与熟地黄、山茱萸、菟丝子、金樱子等同用；治肾虚妇女之带下清稀，绵绵不止，多与熟地黄、山茱萸、五味子等同用。

阴虚内热消渴

症见口渴多饮，小便频数，多与黄芪、生地黄、天花粉等同用。

现代研究

山药含薯蓣皂苷元、黏液质、胆碱、淀粉、糖蛋白、游离氨基酸、止权素、维生素C、淀粉酶等成分，具有以下方面的生理作用：

❶ 降血糖，促进细胞免疫和体液免疫功能。

❷ 有极显著的常压耐缺氧作用。

❸ 延缓衰老、降血脂、镇痛、促进上皮细胞生长。

❹ 所含淀粉酶刺激胃肠运动，有促进消化的作用。

❺ 山药煎剂有调节肠管节律恢复正常的作用。

❻ 局部的抗菌、抗炎等作用。

选购要点

以条干均匀、质坚实、粉性足、色洁白者为佳。

贮藏方法

贮于有盖容器内，防潮，防蛀。

用法用量

煎服，15～30克，大剂量可达60克；或入丸、散；熬粥；研末吞服。外用适量。

注意事项

湿盛中满或有积滞者不宜单用。

疗疾验方

治疗冻疮，无名肿毒

山药100克，捣烂外敷患处，每日3次。（中医验方）

治疗脾胃虚弱，不思饮食

山芋丸：山药、白术各30克，人

参0.9克，研为细末，白面为丸，如小豆大，每服30丸，空腹食前温米汤送下。（《圣济总录》）

治疗风眩头痛

用鲜山药适量，磨如稀糊，和白面作薄粥，于豉汁中煮，入五味调和食之。（《太平圣惠方》）

治疗脾胃、肝肾不足之眩晕

山药酒：山药、山茱萸、五味子、人参各适量，浸酒煮服。（《本草纲目》）

治疗小儿疳积

山药30克，鸡内金12克。上药炒黄研粉，每用2～6克，入面粉、红糖、芝麻适量，水调和烙饼1块，1次服，每日2～3次。或以药末作散剂，直接服，剂量同上。（中医验方）

 保健药膳

山药蒸排骨

配方： 山药20克，排骨500克，料酒15克，盐5克，姜5克，葱15克，味精3克，酱油15克，白糖10克。

制作： ❶ 将山药放入温水中浸泡一夜，捞起，切成3厘米长2厘米宽的薄片；姜切片，葱切段。

❷ 排骨洗干净，剁成3厘米长的段，放入盆内，加入姜、葱、盐、味精、酱油，抓匀，腌渍1小时。

❸ 将山药放在蒸碗底部，然后将排骨放入碗中，除去葱、姜不用。

❹ 将蒸笼用武火烧上大气，将蒸碗放入笼中，盖上盖，蒸50分钟，停火；用盘子扣住蒸碗，翻转过来即成。

功效： 健脾补肺，固肾益精。

适用于脾虚泄泻，久痢，虚劳咳嗽，消渴，遗精，带下，小便频数，更年期综合征等症。

山药羊肉萝卜汤

配方： 山药50克，草果5克，羊肉500克，豌豆100克，萝卜300克，生姜10克，香菜10克，胡椒2克，味精3克，食盐3克，醋10克。

制作： ❶ 将羊肉洗净，切成2厘米见方的小块；豌豆择洗干净；萝卜切3厘米见方的小块；山药泡软切片；香菜洗净切段。

❷ 将草果、山药、羊肉、豌豆、生姜放入锅内，加水适量，置武火上烧开，即移至文火上煎熬1小时，再放入萝卜块煮熟。

❸ 放入香菜、少许醋、胡椒、食盐、味精，装碗即成。

功效： 温胃消食，降低血糖。适用于各型糖尿病患者食用。

山药炒羊肚

配方： 山药30克，羊肚250克，黑木耳20克，玉兰片30克，料酒10克，酱油10克，盐5克，味精3克，姜5克，葱10克，植物油50克。

制作： ❶ 将山药用温水浸泡一夜，切成3厘米长的薄片；玉兰片洗净，切成薄片；黑木耳泡发后，去蒂及杂质，撕成片；姜切片，葱切段。

❷ 羊肚洗净，切成4厘米长3厘米宽的块。

❸ 将炒锅置武火上烧热，加入植物油烧至六成热时，下入羊肚块，爆变色，下入姜、葱、料酒、黑木耳、山药片、盐、味精，炒熟即成。

功效： 健脾胃，固肾精，适用于脾虚泄泻，久痢，遗精，带下，更年期综合征，小便频数等症。

番茄山药粥

配方： 番茄100克，山药20克，山楂10克，大米100克。

制作： ❶ 把山药润透，洗净，切片；番茄洗净，切牙状；山楂洗净，去核，切片；大米淘洗干净。

❷ 把大米、山药、山楂同放锅内，加水800毫升。

❸ 把锅置武火上烧沸，再用文火煮30分钟，加入番茄，再煮10分钟即成。

功效： 补脾胃，益气血，降血压。高血压患者宜常服，夏季食用更佳。

香酥山药

配方： 怀山药500克，白糖125克，淀粉100克，菜油750克（实耗150克），醋30克，味精3克。

制作： ❶ 将新鲜的怀山药洗净，上笼蒸至熟烂后取出，去皮，切成4厘米长的段，再一一剖两片，用刀拍扁。淀粉用水和匀，将拍扁的山药放入和匀的淀粉中抓匀。

❷ 将锅烧热，倒入菜油，待油烧至七成热时，投入山药，见山药炸至发黄时捞出待用。

❸ 锅内留少量底油，加入白糖、醋，中火熬至起大泡，倒入炸好的山药，颠拌均匀，出锅即可。

功效： 健脾胃，补肺肾。适用于脾虚泄泻，虚劳咳嗽，遗精，小便频数，骨质疏松等症。

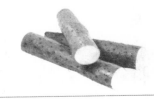

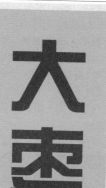

大枣

大枣为鼠李科植物枣木或小乔木植物枣的成熟果实。又名红枣、干枣、良枣、美枣。秋季果实成熟时采收，晒干。生用。

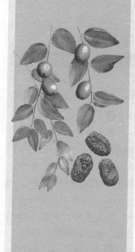

补气药

功效主治

本品补气健脾，养血安神，缓和药性。主要适用于如下病症：

脾气虚
症见食少便溏，倦怠无力等，多与党参、白术等同用。

血虚萎黄
多与熟地黄、阿胶等同用。

妇女血虚脏躁
症见神志不安，心悸失眠，形瘦舌淡，食欲不振等，多与甘草、小麦同用。

峻烈药伤及脾胃
大枣可缓解甘遂、大戟、芫花等峻烈药物之毒性，保护脾胃。

现代研究

本品含有机酸、三萜苷类、生物碱类、黄酮类、糖类、维生素类、氨基酸、挥发油、微量元素等成分，具有以下方面的生理作用：

❶ 保护肝脏，增强肌力，增加体重。
❷ 提高吞噬细胞的吞噬功能。
❸ 镇静催眠，降血压。
❹ 抗过敏，抗癌，抗突变。
❺ 现代临床用于治疗过敏性紫癜，急、慢性肝炎，慢性萎缩性胃炎，溃疡病，小儿哮喘等。

选购要点

以肉厚皮薄、味甜者为佳。

贮藏方法

贮于有盖容器内，置于通风干燥处，防蛀。

用法用量

掰破煎服，10～30克；亦可去皮核捣烂为丸服。

注意事项

湿盛脘腹胀满、食积、虫积、龋齿作痛以及痰热咳嗽均忌服。

疗疾验方

治疗慢性腹泻
红枣、红糖各50克，水煎服，喝汤食枣，每日1剂，适用于脾胃虚寒之腹泻。（中医验方）

治疗血虚、面色萎黄
归脾汤：大枣20克，茯神、黄芪、酸枣仁、龙眼肉各12克，白术、人参、当归各9克，木香、炙甘草各6克，远志3克，生姜3片。水煎服，每次20毫升，每日2次。（《济生方》）

治疗肺痈吐血、咳血
二灰散：红枣（连核烧存性）、百药煎（煅）各等分，研细末，每服6克，米汤调下。（《三因极一病证方论》）

治疗过敏性紫癜
大枣60克，浸泡后文火炖，制成大枣汤，一次性服用，每日3次。（中医验方）

治疗感冒、消化道疾病
大枣10枚，生姜5片，水煎服。适用于恶寒，恶心，食欲不振等症。（中医验方）

治疗各种虚证

枣参丸：大枣10枚（蒸软去核），人参3克。放饭锅内蒸烂，捣匀为丸，如弹子大。《醒园录》

治疗烦闷不眠

大枣14枚，葱白7根，加水600毫升，煮取200毫升，一次服下。《本草纲目》

伤寒病后调养（口干咽痛、喜睡）

大枣20枚，乌梅10枚，捣烂，炼蜜为丸，口含咽汁，甚效。《本草纲目》

治疗反胃吐食

大枣1枚去核，加斑蝥1个（去头翅），一起煨熟，去斑蝥，空腹以开水送下。《本草纲目》

治疗妇女脏躁

大枣汤：取大枣10枚，小麦200克，甘草60克，合并后每次取30克，水煎服。《本草纲目》

 保健药膳

大枣山药粥

配方：大枣10枚，山药10克，粳米100克，冰糖少许。

制作：❶ 将粳米、山药、大枣洗净，山药切片。

❷ 粳米、山药、大枣放入锅内，用武火烧沸后，转用文火炖至米烂成粥。

❸ 将冰糖放入锅内，加少许水，熬成冰糖汁，再倒入粥锅内，搅拌均匀即成。

功效：补气血，健脾胃，适用于老年人脾胃虚弱，血小板减少，贫血，营养不良，骨质疏松等症。

大枣桂芪粥

配方：大枣10枚，桂枝10克，桂圆肉10克，黄芪10克，粳米100克。

制作：❶ 把大枣去核，洗净；

桂圆肉、桂枝洗净；黄芪洗净，切片；粳米淘洗干净。

❷ 把大枣、桂枝、黄芪放入炖锅内，加清水100毫升，用中火烧沸，文火煮25分钟，冷却，滤去药渣，留汁待用。

❸ 把药汁、桂圆肉同粳米放入电饭煲内，加入适量清水，如常规煲粥即成。

功效：滋补心气，宁心安神。

大枣川明参鱿鱼煲

配方：大枣8枚，川明参30克，水发鱿鱼500克，料酒10克，盐5克，味精3克，鸡精3克，姜5克，葱10克，胡椒粉3克，棒子骨汤3000毫升。

制作：❶ 将大枣洗净，去核；川明参浸泡24小时，去粗皮，切成5厘米长的节；鱿鱼洗净，切成5厘米长3厘米宽的块；姜拍松，葱切段。

❷ 将大枣、川明参、鱿鱼、料酒、盐、味精、鸡精、姜、葱、胡椒粉同放煲内，加入棒子骨汤，盖上盖。

❸ 将煲置炉上，武火煮熟即成。

功效：养五脏，补元气。

桑葚大枣饮

配方：桑葚15克，大枣4枚。

制作：❶ 把桑葚洗净去杂质，大枣去核洗净。

❷ 把桑葚、大枣放入炖杯内，加水200毫升，用武火烧沸，文火煮25分钟即成。

功效：补肝肾，降血压。适用于高血压属肝肾阴虚者。

扁豆大枣包

配方：白扁豆150克，大枣20枚，面粉500克，白糖30克。

制作：❶ 把白扁豆淘洗干净；大枣洗净去皮、核；把白扁豆和大枣放入锅内，加水200毫

升，煮烂，沥干水分，搅成泥，加入白糖，制成馅。

❷ 面粉用水揉成面团，加入发酵粉发酵。发好后，制成面皮，将白扁豆、枣泥一个一个地包成包子。

❸ 把包子上笼，用武火蒸15分钟即成。

功效：健脾和中，消暑化湿。

大枣归圆猪皮汤

配方：大枣15枚，猪皮500克，当归20克，桂圆肉30克，盐少许。

制作：❶ 大枣去核，洗净；当归、桂圆肉洗净。

❷ 尽量剔除黏附在猪皮上的脂肪，切块，洗净，飞水。

❸ 瓦煲内注入清水2000毫升，煮沸后加入以上用料，煲滚后改用文火煲3小时，加盐调味即可。

功效：补血、明目、润燥，防治贫血。

注意：血脂异常、高血压、冠心病患者不宜多用。

大枣桃仁粥

配方：大枣10枚，桃仁6克，粳米100克，白糖适量。

制作：❶ 桃仁洗净，去皮、尖；大枣洗净，去核。

❷ 粳米淘洗干净，用冷水浸泡半小时，捞出，沥干水分。

❸ 粳米、桃仁同放锅内，加入约1000毫升冷水，置旺火上烧沸，加入大枣，改用小火煮45分钟，调入白糖拌匀即成。

功效：补血补钙，安神益智，提高记忆力。

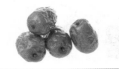

补血药

补血药，多数为温或微温之性，亦有少数为平或微寒。适用于心肝血虚的面色萎黄，唇甲苍白，眩晕耳鸣，心悸怔忡，失眠健忘，神疲乏力，或女子月经不调，量少色淡，甚至经闭，脉象细弱等，以及因血虚失养而致的肢体麻木，关节屈伸不利，或肠燥便秘等。

部分补血药有一定滋腻性，可能妨碍脾胃运化，湿滞脾胃、脘腹胀满、食少便溏者应慎用。必要时，可配伍健脾消食药，以助运化。

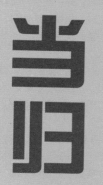

当归

当归的根。秋末或立冬前后采挖，除去须根和泥沙，待水分稍蒸发后捆成小把，上棚，用烟火慢慢熏干。切薄片，或身、尾分别切片。生用或酒炒用。

【产地溯源】

主产于甘肃、陕西、四川、云南、湖北等地，习惯认为，产于甘肃者质量最好。

【性味归经】

味甘、辛，性温。归肝、心、脾经。

【本草语录】

"主咳逆上气。"——《神农本草经》

"治头痛、心腹诸痛，润肠胃、筋骨、皮肤，治痈疽，排脓止痛，和血补血。"——《本草纲目》

"破恶血，养新血，及主症癖。"——《日华子本草》

"润燥滑肠。"——《本草备要》

功效主治

本品补血调经，活血散寒，消肿止痛生肌，润肠通便。为补血要药、妇科要药，亦为外科常用药，主要适用于如下病症：

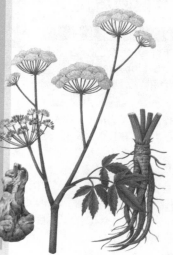

血虚证

症见头晕，目眩，心悸，乏力等。可与熟地、白芍等配伍。

血虚腹痛

可与白芍、甘草等合用。

跌打损伤，风湿痹痛，疮疡肿痛

可与川芎、红花等合用。

月经病

如月经不调、痛经、经闭等，可与川芎、熟地黄等合用。

血虚肠燥便秘

可与肉苁蓉、火麻仁等合用。

现代研究

当归的化学成分主要为挥发油，其中藁本内酯为挥发油中的主要成分。非挥发油成分有新当归内酯、棕榈酸、叶酸、莨菪亭、伞形酮及胆碱，后3种为抗炎有效成分。此外还含有多种氨基酸、维生素和矿物质，具有以下方面的生理作用：

❶ 抗血小板凝集和抗血栓，并能促进血红蛋白及红细胞的生成，抗贫血。

❷ 扩张血管，改善外周循环，降低心肌耗氧，增加输氧能力，抗心肌缺血，降血脂。

❸ 保肝，增强肝脏的解毒功能。

❹ 利尿，改善肾功能，促进肾小管病变的恢复。

❺ 镇静，镇痛，抗炎，抗氧化，抗辐射损伤。

❻ 对肺损伤有保护作用，平喘，对抗过敏性哮喘。

❼ 增强免疫功能，能对抗糖皮质激素引起的免疫抑制。

❽ 具有抑制某些肿瘤生长以及体外抗菌的作用。

❾ 对子宫的作用取决于子宫的机能状态，可呈双向调节作用。

选 购要点

以油润，外皮棕黄或黄褐色、断面色黄白、主根粗壮、质坚实、香味浓郁者为佳。

贮 藏方法

贮于有盖容器内，置于阴凉干燥处，防潮，防蛀。

用 法用量

煎服，5～15 克。一般生用，酒炒可增强其活血之力。

注意事项
1. 湿盛中满，大便泄泻者忌服。
2. 通常补血用当归身，活血用当归尾，补血活血用全当归。

疗疾验方

治疗失血过多
当归 60 克、川芎 30 克，每

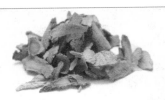

用 15 克，加水七分、酒三分，煎取七成趁热服下，日服 2 次。（《本草纲目》）

治疗带状疱疹
当归（研末）0.5～1 克，4～6 小时服 1 次；或当归浸膏片（0.5 克／片）2～4 片，口服，4 小时 1 次。（中医验方）

妇女诸虚不足
当归 120 克，地黄 60 克，共研细，炼蜜为丸，如梧桐子大。每服 15 丸，饭前米汤送下。（《本草纲目》）

治疗遗尿
当归 60 克，车前子 30 克，炙麻黄 10 克。上药加水 500 毫升煎至 200 毫升。每次用量：14 岁以下者 100 毫升，以上者 200 毫升，睡前 1 小时服。7 日为 1 疗程。

 保健药膳

当归核桃羊肉羹
配方：核桃仁 30 克，当归 25 克，黄芪 25 克，党参 25 克，羊肉 500 克，葱 10 克，生姜 5 克，料酒 10 克，味精 1 克。

制作：❶ 将羊肉洗净，放入锅内，当归、核桃仁、黄芪、党参装入纱布袋内，扎好口，放入锅内；同时加入葱、生姜、食盐、料酒及水适量。

❷ 将锅置武火上烧沸，再用文火炖至羊肉熟烂后加入味精，搅匀即成。

功效：补气血，益智慧，润肠

通便。适用于血虚及病后气血不足和各种贫血，便秘，智力低下等症。

党参当归煲虾球
配方：党参 10 克，当归 9 克，虾仁 200 克，粉丝 50 克，菜胆 200 克，淀粉 30 克，酱油 10 克，花椒 3 克，胡椒 3 克，盐 3 克，鸡蛋 1 个，鸡汤 500 毫升。

制作：❶ 把党参、当归烘干，打成细粉；虾仁洗净，剁碎成泥；花椒、胡椒打成细粉，筛去壳；菜胆洗净，切成 4 厘米长的段。

❷ 把虾仁泥、党参粉、当归粉、盐、酱油、淀粉放入盆内，打入鸡蛋，拌成稠糊，制成丸子。

❸ 把锅置炉上，加入鸡汤，放入粉丝，烧沸，加入虾球、菜胆、胡椒粉，煮熟即成。

功效：祛寒补气，温肾壮阳。适用于血虚寒闭型冠心病患者。

党参当归炖乳鸽
配方：党参 20 克，当归 15 克，乳鸽 1 只，姜 4 克，葱 8 克，盐 3 克，味精 2 克，胡椒粉 2 克，鸡油 25 克，料酒 10 克。

制作：❶ 将党参润透，切成 4 厘米长的段；当归润透，切片；乳鸽宰杀后，去毛、内脏及爪；姜切片，葱切段。

❷ 将乳鸽、党参、当归、姜、葱、料酒同放炖杯内，加清水 800 毫升，置武火上烧沸，再用文火炖煮 30 分钟，加入盐、味精、胡椒粉、鸡油，搅匀即成。

功效：补气血，适用于心律失常、气血两虚型冠心病患者。

何首乌

何首乌为蓼科多年生草本植物何首乌的块根。又名首乌、地精、赤敛、小独根、陈知白、红内消、马肝石、黄花乌根。据古代传说，服用本品后能使白发转黑，"首乌"之名由此而来。秋、冬季茎叶枯萎时采挖，削去两端，洗净，切厚片，干燥，称『生首乌』；再以黑豆汁拌匀，蒸至内外均呈棕褐色，晒干，称『制首乌』。

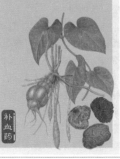

【产地溯源】

河南、湖北、广西、广东、贵州、四川、江苏等地均产。以广东德庆县产者品质最优，称"德庆首乌"。

【性味归经】

味苦、甘、涩，性温；归肝、心、肾经。

【本草语录】

"久服延年耐寒，且味涩苦。入肾为君，涩精，坚肾气，止赤白便浊，缩小便。入血分，消痰毒。治赤白癜风，疮疥顽癣，皮肤瘙痒。"——《滇南本草》

"养血益肝，固精益肾，健筋骨，乌髭发，为滋补良药。不寒不燥，功在地黄、天门冬诸药之上。"——《本草纲目》

"主瘰疬，消痈肿，疗头面风疮、五痔，止心痛，益血气，黑髭鬓，悦颜色。"——《开宝本草》

功效主治

制首乌补益精血，固肾乌须；生首乌截疟解毒，润肠通便，主要适用于如下病症：

肝肾不足，精血亏虚

症见头晕目眩，心悸失眠，腰酸耳鸣，须发早白等，可与菟丝子、杜仲等合用。

疮疡肿毒

常与苦参、连翘等合用。

精血不足，肠燥便秘

可单用煎服，或与火麻仁、肉苁蓉等合用。

现代研究

本品主要成分为蒽醌衍生物，主要为大黄酚和大黄泻素，另含卵磷脂等，具有以下方面的生理作用：

❶ 兴奋心脏、减慢心率及增加冠脉流量，抗心肌缺血。

❷ 对胆固醇升高有抑制作用，降血脂，抗动脉硬化，降血糖。

❸ 保肝，减轻肝损伤。

❹ 增强免疫功能，抗衰老，健脑益智。

❺ 抑菌、抗病毒，促进红细胞生成。

❻ 生品促进肠蠕动，有泻下作用，炮制后则泻下作用减弱。

选购要点

以个大身长、圆块状、质坚实而重、粉性足、外皮红褐色、断而无裂隙、断面红棕色、苦味浓、有梅花状纹理者为佳。

贮藏方法

贮于有盖容器内，置于阴凉干燥处，防潮、防蛀。

用法用量

煎服，每次 10～30 克。补肝肾宜用制首乌，解毒通便宜用生首乌。

注意事项

1. 生品通便润肠，大便溏泄者不宜用。

2. 制首乌补力强而收涩，痰湿重者不宜用。

3. 何首乌忌铁，不宜用铁锅煎制。

疗疾验方

治疗全身疮肿痒痛

何首乌散：何首乌、防风、苦参、薄荷各等份，共研为粗末。每用15克，加水、酒各半，煎沸后外洗。《外科精要》

治疗腰膝酸痛、全身瘙痒

何首乌、牛膝各500克，以酒

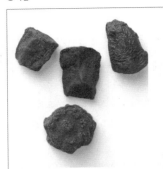

浸 7 日，取出曝干捣为末，与枣肉和丸，如梧桐子大。每服 3～5 丸，每日 2 次，空腹温酒送下。(中医验方)

|治疗肺结核

何首乌 15 克，茯苓 9 克，五味子 2 克。共研末，炒焦。每日 2 次，每次 4 克，开水送服。此方也可水煎，每日 1 剂，分 2 次服。(中医验方)

|治疗脱发、便秘

何首乌 100 克，鸡蛋 2 个，加水 500 毫升同煮，蛋熟去壳后再煮，将水煎至 1 碗，去渣，加调料，饮汤食蛋。每日 1 剂，连服 15～20 日。(中医验方)

|治疗自汗

何首乌 30 克，研末装瓶备用，用时取药末以唾液调敷脐孔。胶布固定，每日换 1 次，6 次为 1 疗程。(中医验方)

|治疗小儿神经性尿频

何首乌 20 克(剂量随年龄大小稍做增减)，水煎 2 次。代茶频饮，10 日为 1 疗程。(中医验方)

|治疗瘰疬结核

将何首乌根洗净，每日生嚼，并取叶捣烂涂敷患处。(《本草纲目》)

|治疗痈疽疮毒

何首乌不限量，在文火上熬煎，加酒等量，再煎沸几次后存酒，随时饮用；将药渣焙干，研为末，以酒调成丸，如梧桐子大。每次服 30 丸，空腹以温酒送下。病愈后仍可常服此药。(《本草纲目》)

 保健药膳

何首乌煮鸡蛋

配方：何首乌 20 克，鸡蛋 2 个，红糖 15 克。

制作：❶ 将何首乌洗净；鸡蛋用水煮熟，剥去皮。

❷ 将何首乌、鸡蛋同放锅内，加水 500 毫升，置武火上烧沸，用文火煮 25 分钟，加入红糖即成。

功效：补肝肾，乌须发。

何首乌粥

配方：何首乌 30 克，粳米 100 克，大枣 3 枚，冰糖少许。

制作：❶ 将何首乌放入砂锅内，加水煎取浓汁，去渣留汁；粳米淘洗后，放入砂锅内；大枣、冰糖也放入砂锅内。

❷ 将砂锅置武火上烧沸，用文火煮熟即成。

功效：益肾抗老，养肝补血，补肾美容。

制首乌炒鸡肝

配方：制首乌 20 克，鸡肝 200 克，黑木耳 20 克，莴笋 50 克，淀粉 30 克，鸡蛋清 1 个，盐 5 克，味精 3 克，料酒 15 克，姜 5 克，葱 10 克，植物油 50 克。

制作：❶ 将制首乌同黑豆一起煮软，制首乌切薄片；鸡肝洗净，切成薄片，加淀粉、酱油、鸡蛋清、盐、味精，抓匀；莴笋洗净，切成薄片；姜切片，葱切段。

❷ 将炒锅置武火上烧热，加入植物油烧至六成热时，下入姜、葱爆香，放入首乌片、鸡肝片、黑木耳、莴笋片、料酒、盐、味精，炒熟即成。

功效：补肝肾，疗疳积，益气血。

首乌干贝三鲜羹

配方：何首乌 10 克，干贝 50 克，鲜墨鱼 50 克，鲜鱿鱼 50 克，大蒜 20 克，盐 5 克，植物油 50 克，鸡汤 300 毫升。

制作：❶ 把何首乌烘干，打成细粉；干贝洗净，切成小颗粒；墨鱼、鱿鱼洗净，也剁成小颗粒。

❷ 把炒锅置武火上烧热，加入植物油，至六成热时，下入大蒜爆香，加入鸡汤 300 毫升，烧沸，下入干贝、墨鱼、鱿鱼、何首乌粉，用文火煮 35 分钟即成。

❸ 食时加入胡椒粉 3 克。

功效：滋阴补肺，益气补血。

首乌核桃乌鸡煲

配方：制首乌 15 克，核桃仁 30 克，乌鸡 1 只，料酒 10 克，盐 5 克，味精 3 克，姜 5 克，葱 10 克，胡椒粉 3 克，棒子骨汤 3000 毫升。

制作：❶ 制首乌洗净，沥干水分；核桃仁用沸水氽去皮；乌鸡宰杀后，去毛桩、内脏及爪，剁成 5 厘米见方的块；姜拍松，葱切段。

❷ 将制首乌、核桃仁、乌鸡、料酒、盐、味精、姜、葱、胡椒粉、棒子骨汤放入高压锅内，置武火上烧沸，盖上压阀，7 分钟后停火，晾凉，倒入煲内。

❸ 将煲上桌，置炉上用武火烧沸即成。

功效：补脑益肾，乌发生发。

补阳药

　　补阳药，多数为温性，少数为热、微温或平性。药味以甘为主。除仙茅有小毒外，补阳药皆是无毒之品。适用于肾阳虚的怯寒肢冷，腰膝酸软，性欲淡漠，阳痿早泄，宫冷不孕，尿频遗尿；肾阳虚而精髓不足的眩晕耳鸣，须发早白，筋骨痿软，小儿发育不良，囟门不合，齿迟行迟；肾阳虚而气化不行的水肿；肾阳虚纳气无力的呼多吸少，咳嗽喘促；肾阳虚，脾失温运的腹部冷痛，黎明泄泻；肾阳虚，冲任失固的崩漏不止，带下清稀以及心肾阳虚的心悸、脉微等。

鹿茸

鹿茸是脊椎动物鹿科梅花鹿或马鹿等雄鹿头上尚无骨化而带茸毛的幼角，前者习称『花鹿茸』，后者习称『马鹿茸』。夏、秋二季锯取鹿茸，经加工后，阴干或烘干。使用时，燎去毛，刮净，横切薄片，或劈成碎块，研细粉用。

【产地溯源】

　　花鹿茸主产于吉林、辽宁、黑龙江、内蒙古等地，马鹿茸主产于新疆、内蒙古及青海等地。

【性味归经】

　　味甘、咸，性温。归肝、肾经。

【本草语录】

　　"生精补髓，养血益阳，强筋健骨。治一切虚损，目暗，眩晕，虚痢。"——《本草纲目》

　　"疗虚劳……羸瘦，四肢酸疼，腰脊痛，小便利，泄精溺血。"——《名医别录》

　　"鹿茸补精填髓之功效虽甚伟大，然服食不善，往往发生吐血、衄血、尿血、目赤头晕、中风昏厥等症。"

——《鹿茸通考》

功效主治

本品壮肾阳，益精血，强筋骨，调冲任，主要适用于如下病症：

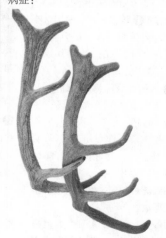

肾阳不足，精血亏虚

症见阳痿早泄、宫冷不孕、遗尿等。常与山茱萸、巴戟天、补骨脂等同用。

冲任虚寒，带脉不固

症见妇女崩漏、带下等，常与当归、熟地、阿胶、乌贼骨等同用。

小儿先天不足，精血亏虚

症见发育不良、骨软行迟、齿迟、颅囟过期不合等，常与山茱萸、菟丝子、肉苁蓉、巴戟天等同用。

现代研究

本品含激素、极少量的女性卵泡激素、胶质、蛋白质以及钙、磷、镁等矿物质，具有以下方面的生理作用：

❶ 含鹿茸精，系雄性激素及少

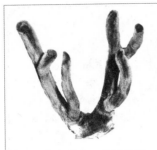

量女性卵泡激素，促进发育，促进性功能。

❷ 有强壮作用，能改善能量代谢，提高机体工作能力，减轻疲劳。

❸ 改善睡眠和食欲，增强胃肠的蠕动和分泌功能。

❹ 增加肾脏利尿机能。

❺ 对长期不易愈合和一时新生不良的溃疡和疮口，能增强再生能力，促进骨折的愈合。

❻ 提高子宫张力，增强其节律性收缩。

❼ 增强造血功能，抗衰老。

选购要点

以粗壮、主枝圆、顶端丰满、质嫩、毛细、皮色红棕（花鹿茸）或灰褐（马鹿茸）、油润光泽、下部无棱线者为佳。

贮藏方法

置通风干燥处，防潮，防霉，防蛀。

用法用量

研细末，每日3次分服，1～2克。如入丸、散剂，随方配制。

注意事项

1. 本品性温助阳，阴虚阳亢及有热者忌用。

2. 不宜一次大量使用或连续大量使用，否则易引发鼻出血、头昏等不良反应。

 疗疾验方

治疗精血耗竭

黑丸：鹿茸（酒浸）、当归（酒浸）各等份，研为细末，煮乌梅膏子为丸，如梧桐子大。每用50丸，以米汤送下。《济生方》

治疗尿血

鹿茸散：鹿茸（炙）、当归、干地黄各60克，冬葵子50克，蒲黄50克，共研为细末。每次用酒送服2克，每日3次。《古今录验方》

治疗阳痿、不孕症

鹿茸（切片）10克，山药30克，酒500毫升。鹿茸、山药浸酒，封口，经7日后即可饮用。每日3次，每次空腹饮1～2小杯。（中医验方）

 保健药膳

鹿茸扒猴头蘑

配方：鹿茸粉6克，水发猴头蘑250克，植物油75克，盐2克，料酒10克，花椒水10克，鸡汤300毫升，味精3克，葱10克，湿淀粉5克。

制作：❶ 将水发猴头蘑用水洗净，切成厚长片，正面向下，码在盘内；火腿、冬笋切成小片；葱切段，姜切块。

❷ 炒锅内放植物油，烧热后，用姜、葱炝锅，加鸡汤、精盐、味精、冬笋、火腿片；再把猴头蘑、鹿茸粉放入锅内，用盖盖严，移在文火上煨10分钟，再用中火，加葱、姜，用湿淀粉勾芡，淋上明油，翻匀即成。

功效：壮元阳，补血气，益精髓，强筋骨。适用于肾阳虚之

鹿角

为鹿科动物梅花鹿或马鹿的已骨化的老角，味咸，性温。归肝、肾经。功效行血，消肿，益肾，专治疮疡肿毒、瘀血作痛、虚劳、腰背冷痛。用法用量：6～15克，水煎服；或入丸、散剂；外用，磨汁涂或研末调敷。阴虚火旺者忌服。

鹿角胶

为鹿角经水煎熬浓缩而成的固体胶。味甘、咸，性温。归肝、肾经。功效温补肝肾，益精血，止血，用于肾阳虚弱，精血不足，虚劳羸瘦，及吐血、衄血、崩漏、尿血等属于虚寒者，亦可用于阴疽。用法用量：烊化兑服，3～6克，或入丸、散、膏剂。

阳痿，滑精，腰膝酸冷，虚寒带下，耳鸣，眩晕等症。

鹿茸炖黄雄鸡

配方：鹿茸10克，黄雄鸡1只（1500克），料酒10克，姜5克，葱10克，盐5克，味精3克，胡椒粉3克，上汤3000毫升。

制作：❶ 将鹿茸烘干，研成细粉；黄雄鸡宰杀后，去毛桩、内脏及爪；姜拍松，葱切段。

❷ 将鹿茸粉、鸡、姜、葱、料酒、上汤同放炖锅内，置武火上烧沸，再用文火炖煮45分钟，加入盐、味精、胡椒粉即成。

功效：补肾壮阳，填精补髓。适用于肾阳虚导致的精冷、精少、精稀等症。

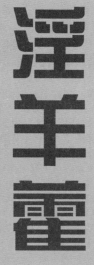

淫羊藿

淫羊藿为小檗科多年生直立草本植物淫羊藿、箭叶淫羊藿、柔毛淫羊藿、巫山淫羊藿或朝鲜淫羊藿的地上部分。又名仙灵脾、羊藿叶、三枝九叶草、铜丝草等。夏、秋二季茎叶茂盛时采割，除去粗梗及杂质，晒干或阴干。切丝生用或羊脂油炙用。

【产地溯源】

主产于陕西、辽宁、山西等地。

【性味归经】

甘、辛，温。归肾、肝经。

【本草语录】

"主阴痿。"——《神农本草经》

"坚筋骨。"——《名医别录》

"治一切冷风劳气，补腰膝，强心力，丈夫绝阳不起，女人绝阴无子。"——《日华子本草》

功效主治

本品补肾壮阳，强筋骨，祛风湿，祛痰止咳，主要适用于如下病症：

肾阳虚证

症见阳痿、遗精早泄、小便淋沥、腰膝酸软、女子宫冷不孕等。常与仙茅、肉苁蓉、巴戟天、当归等同用。

下肢寒湿痹痛、肢体麻木等

常与桑寄生、杜仲、附子等同用。

咳嗽

尤适合于咳嗽兼肾阳不足者，可与五味子、贝母、款冬花等补肾、化痰止咳之品同用。

现代研究

本品主要含淫羊藿苷等黄酮苷、总黄酮、甾醇、多糖、生物碱、挥发油、维生素E、鞣质、脂肪酸等成分，具有以下方面的生理作用：

❶ 具有雄性激素样作用，促进精液的分泌，提高性欲。

❷ 使周围血管扩张，起降压作用。

❸ 降血糖作用。

❹ 对脊髓灰质炎病毒及其他肠道病毒有抑制作用。

❺ 其现代制剂用于治疗神经衰弱，小儿麻痹症，高血压，冠心病，阳痿、早泄等。

选购要点

以身干、叶片多、色黄绿者为佳。

贮藏方法

置通风干燥处，防潮，防蛀。

用法用量

煎服，5～10克，或入丸、散、酒剂。

注意事项

下焦火旺、阳强易举者忌用。

疗疾验方

治疗命门火衰之阳痿

淫羊藿15克，蛇床子、菟丝子各10克。诸药共研细末，取6克加食盐少许，用人乳汁或羊乳汁调成糊状，敷于肚脐，外用胶布固定。用热水袋熨约30分钟，每晚1次，2日换1次药。（中医验方）

治疗牙痛

固牙散：淫羊藿适量，为粗末，煎汤漱口。《奇效良方》

治疗小儿疱疹入眼

仙灵脾散：淫羊藿、威灵仙（去芦）各等份。研为细末。每服1.5克，食后米汤调下。（《小儿卫生总微论方》）

治疗中风不遂

淫羊藿200克，白酒1000毫升。袋盛酒浸，密封3～5日。每日服1～2次，每次1～2盅。（中医验方）

补阳药

治疗更年期综合征

淫羊藿15～20克，当归、栀子各10克，珍珠母30克，紫草15克（后入）。每日1剂，水煎服。（中医验方）

治疗咳嗽，气不顺，腹满不思饮食

淫羊藿、覆盆子、五味子（炒）各30克，共研为末，炼蜜为丸，如梧桐子大。每次服20丸，姜茶送下。《本草纲目》

治疗目昏生翳

淫羊藿、生王瓜（即红色的小瓜蒌）各等份，研为末。每次服3克，茶送下，1日服2次。《本草纲目》

治疗病后青盲（病不久者）

淫羊藿30克，淡豆豉100粒，水一碗半煎至一碗，一次服完。《本草纲目》

 保健药膳

淫羊藿烧猪蹄筋

配方： 淫羊藿15克，猪蹄筋（油发）300克，料酒10克，酱油10克，姜5克，葱10克，盐3克，鸡精3克，白糖15克，植物油35克，胡椒粉3克，羊脂适量。

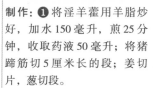

制作： ❶将淫羊藿用羊脂炒好，加水150毫升，煎25分钟，收取药液50毫升；将猪蹄筋切5厘米长的段；姜切片，葱切段。

❷将炒锅置武火上烧热，加入植物油，烧至六成热时，加入姜、葱爆香，下入白糖、酱油、猪蹄筋、药液，加入清水200毫升，烧熟，加入盐、鸡

精、胡椒粉即成。

功效： 补肾壮阳，强筋健骨。适用于腿抽筋，四肢麻痹，骨折，骨质疏松等症。

淫羊藿炒鸡肾

配方： 淫羊藿20克，鸡肾150克，韭菜50克，料酒15克，盐5克，味精3克，姜5克，葱10克，植物油50克。

制作： ❶将淫羊藿洗净，用沸水100毫升煮6分钟，滤取药液。

❷鸡肾洗干净，沥干水分；韭菜去黄叶、杂质，洗净，切3厘米长的段；姜切片，葱切段。

❸将炒锅置武火上烧热，加入植物油烧至六成热时，下入姜、葱爆香，再下入鸡肾、韭菜、淫羊藿药液、料酒、盐、味精，炒熟即成。

功效： 补肾壮阳，强筋健骨，祛风除湿，止咳平喘。适用于高血压，阳痿，腰膝酸软，四肢麻痹，早泄，遗精等症。

淫羊藿蒸羊腰

配方： 淫羊藿20克，羊腰400克，姜5克，葱10克，盐5克，料酒10克，酱油10克，五香粉5克，白糖10克，香菜30克。

制作： ❶将淫羊藿洗净，用200毫升水煎煮25分钟，滤取药液；羊腰洗净，切成两半，除去臊腺，洗净，切成腰花；香菜洗净，切成段；姜切片，葱切段。

❷将羊腰花放入碗内，加入淫羊藿药液、姜、葱、盐、味精、料酒、酱油、五香粉、白糖，抓匀，腌渍35分钟。

❸将羊腰花捞起，放入蒸碗内，置武火上蒸35分钟，停火；取出蒸碗，撒上香菜即成。

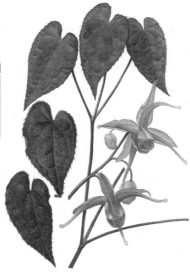

功效： 补肾壮阳，强筋健骨，祛风除湿，止咳平喘。适用于阳痿，腰膝酸软，四肢麻痹，神疲健忘，高血压，更年期综合征等症。

淫羊藿炖猪腰

配方： 淫羊藿15克，猪腰2个，料酒10克，姜5克，葱10克，盐3克，鸡精3克，鸡油25克，胡椒粉3克。

制作： ❶将淫羊藿洗净，放入锅内，加水150毫升，煎煮25分钟，取药液50毫升；猪腰洗净，一切两半，除去臊腺，切成腰花；姜切片，葱切段。

❷将淫羊藿药液、猪腰、料酒、姜、葱同放锅内，加水800毫升，置武火上烧沸，再用文火炖35分钟，加入盐、鸡精、鸡油、胡椒粉即成。

功效： 补肾壮阳，强筋骨，祛风除湿，止咳平喘。适用于腰膝酸软、四肢麻痹、神疲健忘、更年期综合征、高血压、骨质疏松等症。

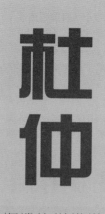

杜仲

【产地溯源】

主产于四川、贵州、云南、陕西、河南、湖北、江西、甘肃、湖南等地。

【性味归经】

味甘，性温。归肝、肾经。

【本草语录】

"（主）腰脊痛，补中，益精气，坚筋骨，强志，除阴下痒湿，小便余沥，久服轻身耐老。"——《神农本草经》

"治脚中酸痛，不欲践地。"——《名医别录》

"治腰膝酸痛……胎漏、胎坠。"——《本草备要》

"止小水梦遗，暖子宫，安胎气。"——《景岳全书·本草正》

功效主治

本品补肝肾，强筋骨，安胎，主要适用于如下病症：

肝肾不足

症见腰膝酸痛、眩晕、阳痿、遗精、尿频等，常与续断、菟丝子、枸杞子、山茱萸等同用。

肾虚胎元不固

症见妊娠腰酸漏红、胎动不安等。常与续断、桑寄生、菟丝子、阿胶、白术等同用。

现代研究

本品含杜仲胶、树脂、生物碱、有机酸等成分，具有以下方面的生理作用：

❶ 有缓和而持久的降血压作用，但重复给药，易产生耐受性。

❷ 具有性激素和促性激素样作用，促性腺发育。

❸ 抑制胆固醇的吸收。

❹ 强心，增强耐缺氧能力。

❺ 镇静、镇痛。

❻ 增强垂体—肾上腺皮质功能，增强机体免疫力。

选购要点

以皮厚、内表面色暗紫而光滑、折断时白丝多而不易断者为佳。杜仲之伪品丝棉木，其内表面呈黄白色，有细纵纹，断面胶丝少而易断。

贮藏方法

贮于有盖容器内，防潮，防蛀。

法用量

煎服，6～9克，生用或盐水炒用。盐水炙后，有效成分更易溶出，疗效较生用为佳。

注意事项

杜仲为温补之品，阴虚火旺者不宜用。

 疗疾验方

治疗坐骨神经痛

杜仲30克，猪腰子（猪肾）1对。加水煎沸后再煮半小时，去杜仲，吃猪腰并喝汤。每日1剂，一般连用7～10剂。（中医验方）

治疗牛皮癣

生杜仲、生百部各100克，樟脑粉10克。用60度以上的白酒400毫升密闭浸泡7日，每日摇动1～2次，早晚清水洗患处后涂搽。（中医验方）

治疗肾虚腰痛

杜仲15克，核桃仁12克，补骨脂12克。水煎服。（中医

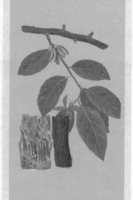

补阳药

验方）

治疗小儿麻痹后遗症

杜仲45克，猪脚1只，文火熬。每日服2次。（中医验方）

治疗产后诸疾及胎体不安

杜仲去皮，置瓦上用火焙干，捣为末，煮枣肉调末为丸，如弹子大。每次服1丸，糯米汤送下。每日服2次。（《本草纲目》）

 保健药膳

杜仲核桃煲兔肉

配方：杜仲10克，核桃仁30克，兔肉200克，西芹50克，姜5克，葱10克，盐5克，鸡汤400毫升。

制作：❶把杜仲烘干，打成细粉；兔肉洗净，切成3厘米见方的块；西芹切4厘米的段；姜切片，葱切段。

❷把炒锅置武火上烧热，放入植物油，六成热时，下入姜、葱炒香，放入兔肉、核桃仁、杜仲粉、西芹、盐炒匀，加入鸡汤，用武火烧沸，再用文火煲35分钟即成。

功效：补肝肾，益气血，降血压。

杜仲腰花

配方：杜仲20克，猪腰子250克，料酒10克，姜5克，葱10克，盐5克，味精3克，酱油10克，醋2克，水淀粉20克，大蒜10克，白糖3克，花椒3克，植物油35克。

制作：❶将猪腰子洗净，一剖两半，片去腰臊筋膜，切成腰花；杜仲加清水，熬成浓汁50毫升（也可先将杜仲制成1：1浓度的药液，每次取

12毫升，再加清水兑成）；姜、葱洗净泥沙，姜切片，葱切段；白糖、味精、醋、酱油和淀粉兑成滋汁。

❷将锅置武火上烧热，加入植物油，烧至六成热时，放入花椒、姜、葱、腰花、药汁、料酒，迅速翻炒，再放入滋汁，颠锅即成。

功效：补肝肾，健筋骨，降血压。适用于肾虚腰痛，步履不坚，阳痿，遗精，眩晕，尿频，老年耳聋，高血压等症。

杜仲烧蹄筋

配方：杜仲20克，猪蹄筋（油发）300克，料酒10克，姜5克，葱10克，盐3克，鸡精3克，白糖15克，酱油10克，植物油45克，清汤200毫升。

制作：❶将杜仲碾成细粉；猪蹄筋用油发好后，用清水漂洗干净，切3厘米长的段；姜切片，葱切段。

❷将炒锅置武火上烧热，加入植物油，烧至六成热时，下入姜、葱爆香，再加入白糖、酱油，炒成枣红色，下入猪蹄筋、杜仲粉、清汤、烧熟，再加入盐、鸡精即成。

功效：补肝肾，强筋骨。

杜仲煮冬瓜

配方：杜仲25克，冬瓜300克，料酒10克，姜5克，葱10克，盐2克，鸡精2克，鸡油25克。

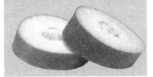

制作：❶将杜仲除去粗皮，润透，切丝，用盐水炒焦；冬瓜

去皮，洗净，切2厘米宽4厘米长的块；姜拍松，葱切段。

❷将杜仲、冬瓜、料酒、姜、葱同放炖锅内，加水1800毫升，置武火上烧沸，再用文火煮35分钟，加入盐、鸡精、鸡油即成。

功效：补肝肾，利尿化痰，降低血压，适用于慢性肾炎，小便不利，高血压等症。

杜仲羊骨粥

配方：羊骨1节，杜仲10克，粳米50克，陈皮6克，草果2枚，姜30克，盐少许。

制作：❶羊骨洗净锤破；粳米淘洗干净；杜仲打成粉。

❷羊骨、杜仲粉、姜、盐、草果、陈皮放入锅内，加清水适量，用武火烧沸后，转用文火煮至汤浓，捞出羊骨、草果、陈皮，留汤汁（撇去浮油）。

❸另起锅，放粳米、羊骨汤（1000毫升），用武火烧沸后，再用文火煮至米烂粥成即可。

功效：健骨强腰。

杜仲丹参酒

配方：杜仲30克，丹参30克，川芎20克，米酒750毫升。

制作：❶将前3味一同捣碎，装入纱布袋内，扎紧袋口。

❷将布袋放入干净的器皿中，倒入酒浸泡，密封。

❸5日后开启，去掉药袋，过滤装瓶，温热随量服用，不限时。

功效：补肝肾，强筋骨，养血活血，祛风通络，主治肝肾虚损，精血不足，腰腿酸痛，络脉痹阻。

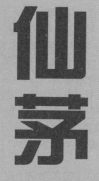

仙茅

仙茅为石蒜科植物仙茅的干燥或新鲜根茎，又名独茅、独脚仙茅、蟠龙草、地棕、茅爪子、婆罗门参等。秋、冬二季采挖，除去根头和须根，洗净，晒干。生用。

【产地溯源】
主产于四川、云南、贵州，我国南方多数地区亦产。

【性味归经】
味辛，性热；有小毒。归肾、肝、脾经。

【本草语录】
"补三焦、命门之药也，惟阳弱精寒，禀赋素怯者宜之。若体壮相火炽盛者服之，反能动火。"——《本草纲目》
"主心腹冷气，不能食，腰脚风冷挛痹不能行，丈夫虚劳，老人失溺，无子，益阳道。"——《开宝本草》
"主风，补暖腰脚……强筋骨。"——《海药本草》

功效主治

本品补肾阳，强筋骨，祛寒湿。主要适用于如下病症：

肾阳不足，命门火衰
症见阳痿精冷，遗尿，尿频，或老年失溺等。常配淫羊藿、菟丝子等同用。

肝肾亏虚，寒湿久痹
治疗肝肾亏虚，筋骨痿软，步履艰难，配淫羊藿、杜仲、巴戟天等同用；治寒湿痹证，腰膝冷痛，配独活、威灵仙等同用。

脾肾阳虚
症见脘腹冷痛，泄泻等，配补骨脂、白术、肉豆蔻等同用。

现代研究

本品含石蒜碱、丝兰皂苷元、仙茅苷A和仙茅苷B、苔黑酚、葡萄糖苷，以及氮类化合物、甾醇、脂肪类化合物等成分，具有以下方面的生理作用：
❶ 雄性激素样作用。
❷ 增强免疫功能。
❸ 镇静，延长睡眠时间，抗惊厥。
❹ 抗菌、抗炎、抗癌、抗突变等。
❺ 抗高温，耐缺氧。
❻ 仙茅现代还用于治疗妇女更年期综合征、高血压、痈疽肿毒、阳痿、硬皮病等。

选购要点

以身干、粗壮、质硬、色黑者为佳。

贮藏方法

置干燥处，防霉，防蛀。

用法用量

煎服，3～9克；亦可浸酒，入丸、散。外用适量。

注意事项
1. 阴虚火旺者不宜使用。
2. 本品有毒，过量服用可引起全身出冷汗，四肢厥逆、麻木，甚至昏迷等。

 疗疾验方

治疗阳痿精寒，腰膝风冷，筋骨痿痹等
仙茅丸：仙茅、苍术各960克，分别放入淘糯米水中浸5天。仙茅取出刮锉、阴干；苍术取出刮皮、焙干。将制过的仙茅、苍术各480克，与枸杞子480克，车前360克，白茯苓（去皮）、茴香（炒）、柏子仁（去壳）各240克，生地（焙）、熟地（焙）各120克一起研细，加酒煮糊做成丸，如梧桐子大。每次服50丸，饭前温酒送服。每日2次。《本草纲目》

治疗心肾不足，气逆虚喘
神秘散：仙茅15克（米泔水浸3宿，晒干，炒），阿胶30克，园参0.3克，鸡内金1个，

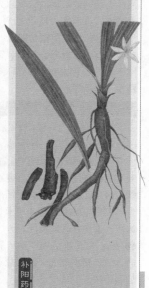

补阳药

共研为末。每用6克，糯米汤调服。（《三因极一病证方论》）

治疗小儿疳积

土党参12克，仙茅2～4克，猪瘦肉60克。上物加水炖，服汤食肉。（中医验方）

治疗阳痿

仙茅、杏叶防风、淫羊藿根各30克，泡500毫升酒中。每次服药酒15克，每日2次。（中医验方）

 保健药膳

仙茅炖童子鸡

配方：仙茅20克，仔公鸡1只（750克），料酒10克，盐5克，味精3克，姜5克，葱10克，胡椒粉3克，上汤2800毫升。

制作：❶ 将仙茅炮制后，放入纱布袋内，扎紧口；鸡宰杀后，去毛桩、内脏及爪；姜拍松，葱切段。

❷ 将药包、鸡、姜、葱、料酒、上汤同放炖锅内，置武火上烧沸，再用文火炖45分钟，加入盐、味精、胡椒粉即成。

功效：益肾，散寒，壮阳。适用于阳痿，腰膝酸软，精冷，精少，精稀等症。

仙茅煮猪腰

配方：仙茅12克，猪腰2个，料酒10克，姜5克，葱10克，盐5克，上汤300毫升。

制作：❶ 把仙茅洗净，装在纱布袋内；猪腰洗净，一切两半，去白色臊腺，切4厘米长的块；姜切片，葱切段。

❷ 上汤放入炖锅内，加入料酒，放入猪腰、姜、葱、盐和仙茅药袋。

❸ 把炖锅置武火上烧沸，再

用文火煮35分钟即成。

功效：补气血，益肾阳。适用于高血压、阳痿、腰痛患者。

仙茅蒸羊腰

配方：仙茅20克，羊腰300克，料酒10克，酱油10克，盐5克，味精3克，五香粉5克，白糖10克，姜5克，葱10克，香菜30克。

制作：❶ 将羊腰一切两片，除臊腺洗净，切成腰花；仙茅用水润透，切成薄片，用100毫升水煎煮25分钟，滤取汁液；姜切片，葱切段；香菜洗净，切成段。

❷ 将羊腰花放入碗内，加入仙茅汁液、姜、葱、盐、味精、酱油、料酒、五香粉，抓匀，腌渍30分钟。

❸ 将羊腰花捞起，放入蒸碗内，置武火上蒸35分钟，停火；取出蒸碗，除去姜、葱，撒上香菜即成。

功效：补肾阳，温脾阳，强筋骨，祛寒湿。适用于阳痿、四肢麻痹、腰膝冷痛、更年期综合征等。

仙茅羊腰汤

配方：仙茅、淫羊藿、枸杞子、薏苡仁、杜仲各20克，羊腰2个，姜、葱各10克，料酒6克，盐、味精、胡椒粉各3克，高汤800毫升。

制作：❶ 将羊腰一切两半，去白色臊腺，洗净，切成3厘米见方的腰花；将前5味中药用清水煎煮成300毫升的汁液；姜拍松，葱切段。

❷ 将羊腰花、药汁、姜、葱、料酒同放炖锅内，加入高汤和水500毫升，置大火上烧沸，再用小火炖30分钟，加入盐、

味精、胡椒粉即成。

功效：补肾壮阳，适用于阳痿、早泄、遗精等症。

仙茅助阳酒

配方：仙茅（用黑豆汁浸3日，九蒸九晒）200克，白酒1000毫升。

制作：❶ 将上药切碎，置容器中，加入白酒，密封。

❷ 浸泡7天后，过滤去渣即成。

功效：补肾壮阳，祛风除湿。适用于阳痿、精冷、畏寒、腰膝冷痛、女子宫寒不孕、风湿等症。

仙茅复方酒

配方：仙茅、淫羊藿、五加皮各100克，白酒2000毫升。

制作：将前3味切碎，装入布袋，置容器中，加入白酒，密封，浸泡2周后即可取用。

功效：口服，每次温服10～20毫升，每日早、晚各服1次。本酒温补肝肾、壮阳强身、散寒除痹，主治肾虚健忘、腰膝酸软等症。

莲子仙茅炖乌鸡

配方：仙茅10克，莲子肉50克，乌鸡肉200克，葱花、姜片、盐各少许。

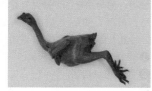

制作：❶ 将莲子肉、仙茅洗净；乌鸡肉洗净切成小块。

❷ 把仙茅、莲子肉、乌鸡肉、姜片一齐放入炖盅内，加开水适量，炖盅加盖，小火隔水炖3小时，用盐调味，撒上葱花即可。

功效：温阳益肾，固精止带，适用于肾阳虚之带下。

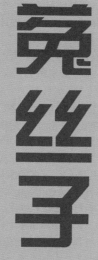

菟丝子

菟丝子为旋花科植物菟丝子的成熟种子。又名菟丝、吐丝子、黄藤子、豆寄生等。秋季果实成熟时采收，晒干，打下种子，除去杂质。生用或盐水炙用。

【产地溯源】

全国大部分地区均有分布，主产于山东、河南、辽宁等地。

【性味归经】

味甘、辛，性温。归肝、肾、脾经。

【本草语录】

"主续断伤，补不足，益气力……"——《神农本草经》

"治男女虚冷，添精益髓，去腰膝痛冷，消渴热中。"——《药性论》

"令人肥健，久服延年轻身。"——《医学入门·本草》

功效主治

本品补肾固精，养肝明目，补脾止泻，主要适用于如下病症：

肾阳亏虚，失于摄固

治肾虚腰膝酸软，配杜仲、山药等；治阳痿遗精，配枸杞子、五味子、覆盆子等；治肾虚遗尿、尿频或余沥不尽，配鹿茸、桑螵蛸等；治带下、白浊，配茯苓、莲子、芡实等。

肝肾不足

治视物昏花，或有耳鸣、眩晕等，常配熟地、枸杞子、车前子等同用；治女子胎漏下血，或胎动不安，常配续断、桑寄生、阿胶等同用。

脾虚泄泻

常配人参、白术、补骨脂等合用。

现代研究

本品含胆甾醇、菜油甾醇、β-谷甾醇、豆甾醇、三萜酸类、树脂及糖类等成分，具有以下方面的生理作用：

❶ 雌激素样作用，使子宫增重，并能兴奋子宫。

❷ 助阳，增强性活力。

❸ 保肝明目，延缓白内障的发展，并有一定治疗作用。

❹ 增强心肌收缩力，降低血压，抑制肠运动，抑菌，抗肿瘤等。

❺ 现代用于治疗习惯性流产、先兆流产、阳痿、带状疱疹、白癜风和痤疮等。

选购要点

以粒饱满、质坚实、灰棕色或黄棕色者为佳。

贮藏方法

贮于通风干燥阴凉处，防潮，防蛀，切忌水泡。

用法用量

煎服，6～12克；或入丸、散。外用适量。

注意事项

阴虚火旺、大便燥结、小便短赤者不宜用。

 疗疾验方

治疗白浊遗精（思虑太过，心肾虚损）

茯菟丸：菟丝子150克，白茯苓90克，石莲肉60克，共研为末，加酒制成丸，如梧桐子大。每服30～90丸，空腹以盐汤送下。（《本草纲目》）

治疗粉刺

菟丝子1000克，捣碎取汁，涂面，20分钟后洗净，每周2次。（中医验方）

治疗肝伤目暗

菟丝子90克，酒浸3天，取出晾干，研为末，以鸡蛋清和药成丸，如梧桐子大。每服20丸，空

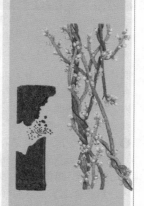

补阳药

腹以温酒送下。《本草纲目》

治疗癣疮
菟丝子炒后研为末，加油调匀敷在疮上。《本草纲目》

治疗肛门红肿
将菟丝子炒至色黄黑，研为末，加鸡蛋清调匀，涂搽患处。《本草纲目》

治疗小便赤浊（心肾不足、精少血燥、口干烦热、头晕心慌）
菟丝子、麦门冬各等份，研为末，炼蜜为丸，如梧桐子大，每服70丸，盐汤送下。《本草纲目》

治疗腰膝疼痛或顽麻无力
菟丝子（洗过）30克，牛膝60克，酒泡后取出晾干，研为末，将原酒煮开，调药成丸，如梧桐子大。每服20～30丸，空腹以酒送下。《本草纲目》

治疗身面突然浮肿
用菟丝子200毫升，在酒1000毫升中浸泡2～3日，酌量饮用，1日3次。肿不消，继续服药。《本草纲目》

保健药膳

菟丝子炒鸡蛋
配方：菟丝子15克，鸡蛋2个，葱10克，盐5克，植物油50克。

制作：❶ 将菟丝子用文火炒香，研成细粉；鸡蛋打入碗内，用筷子搅散，放入盐、葱花、菟丝子粉，搅匀。

❷ 将炒锅置中火上烧热，加入植物油烧至六成热时，用筷子边搅鸡蛋，边徐徐倒入炒锅内，当一面煎黄后，翻转过来，两面均煎即成。

功效：补肝肾，益精髓，明眼目，补气血，适用于高血压、腰膝酸痛、遗精、消渴、尿有

余沥、目暗、贫血等症。

菟丝子蒸肝羹
配方：菟丝子20克，猪肝500克，鸡蛋1个，盐4克，味精3克，料酒、白糖、酱油、姜、葱各适量。

制作：❶ 将菟丝子炒香，研成细粉；猪肝洗净，去筋膜，切成4厘米长的薄片；姜切片，葱切段。

❷ 将猪肝片放碗内，加入料酒、酱油、盐、味精、白糖、姜、葱，抓匀，腌渍1小时。

❸ 将猪肝片捞起，放入蒸碗内，加入菟丝子粉，上武火大气蒸笼内，蒸30分钟即成。

功效：补肝肾，益精髓，明眼目。适用于肝肾虚损、视物不清、腰膝酸软、遗精、消渴、尿有余沥、目暗等症。

菟丝子炖乳鸽
配方：菟丝子20克，茴香15克，盐10克，乳鸽1只，料酒10克，姜5克，葱10克，味精3克，上汤1800毫升。

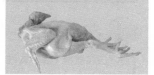

制作：❶ 将菟丝子炮制好后，洗净，放入瓦锅内，加水300毫升，煎煮25分钟，去渣，留药液。

❷ 乳鸽宰杀后，去毛桩、内脏及爪；姜切片，葱切段。

❸ 将乳鸽、药液、姜、葱、茴香、料酒同放炖锅内，再加上汤200毫升，置武火上烧沸，再用文火炖30分钟，加盐调味即成。

功效：补虚，益气，壮阳，适用于肾阳虚、阴囊、睾丸寒

冷、遗精等症。

菟丝鸡腿扒牛鞭
配方：菟丝子粉10克，熟鸡腿150克，水发牛鞭（熟品）150克，姜3克，葱3克，料酒10克，花椒水10克，酱油20克，白糖3克，味精3克，植物油50克，水淀粉30克，上汤200毫升。

制作：❶ 将菟丝子用盐水炒裂口，烘干，研成细粉；把牛鞭切成两半，去掉中间白皮，洗净，切成4厘米长的条；鸡腿切成1厘米厚的条，与牛鞭一起摆在盘内。

❷ 炒锅内放入植物油，烧至六成热时，加入姜、葱爆香，添加上汤、料酒、花椒水、白糖、味精，将葱、姜捞出，放入牛鞭、鸡块，放入菟丝子粉，烧沸后，撇去浮沫，用文火煨30分钟，用水淀粉勾芡，淋上明油，翻匀即成。

功效：补肝肾，益精髓，明眼目。适用于腰膝酸软、遗精、消渴、尿有余沥、目暗等症。

菟丝炒鲜虾
配方：菟丝子20克，鲜虾仁50克，韭菜100克，料酒10克，酱油10克，姜10克，葱10克，植物油50克，盐少许。

制作：❶ 将菟丝子粉碎成末，虾仁洗净，韭菜洗净，切成3厘米长的段。

❷ 将炒锅置旺火上，加入植物油，烧至七成热时，加入虾仁、料酒、姜、葱、韭菜、酱油、盐、菟丝子粉，炒至熟透即成。

功效：壮阳益精，强身壮体。适用于高血压、男子腰膝无力、阳痿不举、举而不坚、盗汗、遗尿、遗精、女子宫寒等症。

补阴药

补阴药，性味甘寒（或偏凉），质润，偏于补阴。适用于各种阴虚证，最为常见的有肺、胃阴虚及肝、肾阴虚。肺阴虚多见干咳少痰、咯血、口燥咽干；胃阴虚多见舌红少苔、津少口渴，或呕哕嘈杂、大便燥结等；肝阴虚多见眩晕目涩、少寐多梦，或有四肢震颤等；肾阴虚多见腰膝酸软、手足心热、眩晕耳鸣、遗精或潮热盗汗等。临床上肺阴虚与胃阴虚、肝阴虚与肾阴虚往往并见，而补肺阴的药物常能兼滋胃生津，补肾阴者每能补养肝血。

补阴药大多甘寒滋腻，凡脾胃虚弱，痰湿内阻，腹满便溏者不宜用。

枸杞子

枸杞子为茄科植物枸杞的成熟果实。又名杞子、枸杞果、天精、地仙、血杞子、却老子、明眼草子、枸杞豆。夏、秋二季果实呈红色时采收，除去果梗，或晾至皮皱后，晒干，除去果梗。生用。

【产地溯源】

主要产于宁夏、甘肃、河北等地。产于甘肃、宁夏者最为名贵，其颗粒饱满，质地柔韧，色如玛瑙，名甘枸杞。

【性味归经】

味甘，性平。归肝、肾经。

【本草语录】

"枸杞味苦寒，主纳邪气，热中消渴，周痹风湿，久服，坚筋骨，轻身不老，耐寒暑。"——《神农本草经》

"补益精气，强盛阴道。"——《本草经集注》

"为肝肾真阴不足，劳乏内热补益之要药……故服食家为益精明目之上品。"——《本草经疏》

"能补血生营。"——《本草汇言》

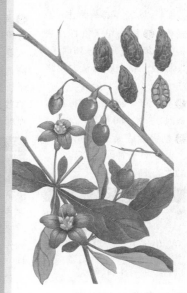

功效主治

本品补益肝肾，益精明目，主要适用于如下病症：

肝肾阴虚

症见头晕目眩、目干涩、视物模糊等。常与熟地、山茱萸、菊花等同用。

肝肾不足，精血亏虚

症见腰膝酸软、阳痿、遗精等。常与熟地、山茱萸、菟丝子等同用。

消渴

多与生地、麦冬、天花粉等同用。

现代研究

本品含胡萝卜素、胡萝卜苷、硫胺素（维生素 B_1）、核黄素（维生素 B_2）、烟酸、抗坏血酸（维生素 C）、玉蜀黍黄素、甜菜碱，以及维生素 A 和钙、磷、铁等，具有以下方面的生理作用：

❶ 降血脂，降血压，保肝护肝。

❷ 增强非特异性免疫，抗衰老。

❸ 促进造血功能，降血糖，抗疲劳和降低血压。

❹ 抗突变，抗肿瘤。

❺ 增强胃肠功能。

选购要点

以粒大、色红、肉厚、质柔润、粒少、味甜者为佳。有用同属植物的果实代本品者，称为"土枸杞"，其形略瘦小，无光泽，肉薄，子多，现在已较少用。

贮藏方法

贮于有盖容器中，置于通风干燥处，防潮，防蛀。

用法用量

煎服，5 ～ 10 克；亦可熬膏、浸酒或入丸、散剂。

注意事项

本品性质平和，但外邪未尽、湿浊较甚、大便溏泄、实热尚盛者不宜用。

疗疾验方

治疗面部黑斑、疱疹

枸杞子、龙眼肉各 100 克，用井水 1000 毫升，入砂锅慢慢熬之，渐渐加水煮至枸杞子无味，去渣，再用慢火熬成膏，取出，瓷罐收贮。不拘时频服，每次 5 ～ 10 克，用温酒 10 ～ 15 毫升送下。（中医验方）

治疗慢性萎缩性胃炎

枸杞子 10 克，空腹嚼服，每日 2 次。（中医验方）

治疗小儿顽固性遗尿（伴口干欲饮，间有鼻衄）

枸杞子 15 克，开水浸泡代茶饮，临睡前把枸杞子服下。（中医验方）

治疗妊娠呕吐

枸杞子、黄芩各 50 克。置带盖瓷缸里，以沸水冲焗，待温时频频饮服，完后再以沸水。（中医验方）

治疗烫伤

枸杞子 40 克，烘脆研末。香油 120 克，加热至沸，入枸杞子末，并搅匀，冷却后使用。涂敷患处，每 6 小时换药 1 次。（中医验方）

治疗疖肿

枸杞子 15 克，烘脆研末，加凡士林 50 克，制成软膏，涂患处，每日 1 次。（中医验方）

保健药膳

枸杞猪肾粥

配方：枸杞子 12 克，猪肾 1 个，大米 100 克，盐 5 克。

制作：❶ 把枸杞子洗净，去杂质；猪肾洗净，一切两半，去臊腺，剁小颗粒；大米淘洗干净。

❷ 把大米、猪腰、枸杞放入锅内，加水 800 毫升。

❸ 把锅置武火上烧沸，再用文火煮 45 分钟即成。

功效：补肾明目。

枸杞栗子鸡煲

配方：枸杞子 20 克，栗子 150 克，鸡 1 只，料酒 10 克，盐 5 克，味精 3 克，鸡精 5 克，姜 5 克，葱 10 克，胡椒粉 3 克，棒子骨汤 3000 毫升。

制作：❶ 将枸杞子洗净，去果

柄、黑子及杂质；栗子去皮，一切两半；鸡宰杀后，去毛桩、内脏及爪，剁成 4 厘米见方的块；姜拍松，葱切段。

❷ 将鸡块、枸杞子、栗子、料酒、姜、味精、葱、胡椒粉、棒子骨汤同放高压锅内，加入盐，置武火上烧沸，盖上压阀，30 分钟后停火，放凉，倒入煲内，盖上盖。

❸ 将煲上桌，置炉上武火烧沸即成。

功效：补肾明目，益气养血。

枸杞炒鹌鹑

配方：鹌鹑 2 只，枸杞子 20 克，萝卜 200 克，姜 5 克，葱 10 克，料酒 10 克，醋 10 克，盐 3 克，鸡精 3 克，植物油 35 克。

制作：❶ 鹌鹑宰杀，去毛桩、内脏及爪，洗净血水，切成长 4 厘米宽 2 厘米的块；枸杞子洗净，去果柄、杂质；萝卜洗净，切成长 4 厘米宽 2 厘米的块；姜切片，葱切段。

❷ 将炒锅置武火上烧热，加入植物油，烧至六成热时，下入姜、葱爆香，加入鹌鹑、料酒，炒变色，下入萝卜、枸杞子、盐、鸡精，炒熟即成。

功效：补肾气，壮腰膝，降血糖。

枸杞蒸羊肉

配方：枸杞子 25 克，羊肉 500 克，料酒 10 克，酱油 10 克，盐 5 克，味精 3 克，五香粉 5 克，白糖 10 克，姜 5 克，葱 10 克，香菜 30 克。

制作：❶ 将枸杞子洗净，去果柄、黑子和杂质；羊肉洗净，去筋膜，切 3 厘米长的薄片；香菜洗净，切 3 厘米长的段；

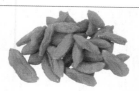

姜切片，葱切段。

❷ 将羊肉片放入碗内，加入盐、味精、料酒、酱油、白糖、五香粉、姜、葱，抓匀，腌渍1小时。

❸ 将羊肉片捞起，放入蒸碗内，加入枸杞子。置武火大气蒸笼内，蒸45分钟，停火；取出蒸碗，撒上香菜即成。

功效：滋肾，润肺，补肝。

枸杞鹿鞭汤

配方：枸杞子25克，鹿鞭50克，鸡肉250克，料酒10克，盐3克，味精3克，胡椒粉3克，姜5克，葱10克，上汤1800毫升。

制作：❶ 将鹿鞭用温水发透，从尿道破开，去内层筋膜，切3厘米长的段；鸡肉洗净，切3厘米见方的块；姜切片，葱切段；枸杞子洗净，去果柄、杂质。

❷ 将鹿鞭、鸡肉、枸杞子、姜、葱、料酒同放炖锅内，加入清水1800毫升，置武火上烧沸，再用文火炖50分钟，加入盐、味精、胡椒粉即成。

功效：滋阴，补肾，止遗精，适用于肾虚腰痛、滑精遗精等症。

北沙参

北沙参为伞形科多年生草本植物珊瑚菜的根。又名海沙参、莱阳参、辽沙参、银条参、白沙参、滨防风等。夏、秋二季采挖，除去地上茎和须根，洗净，置沸水中烫后，除去外皮，干燥；或洗净直接干燥。

【**产地溯源**】

主产于山东、河北、辽宁、江苏等地。

【**性味归经**】

味甘、微苦，性微寒。归肺、胃经。

【**本草语录**】

"专补肺阴，清肺火，治久咳肺痿。"——《本草从新》

"治一切阴虚火炎，似虚似实，逆气不降，清气不升，为烦，为渴，为胀，为满，不食。"——《本草汇言》

"养肺胃阴，治劳咳痰血。"——《饮片新参》

功效主治

本品养阴清肺，益胃生津，主要适用于如下病症：

肺阴虚

症见肺热燥咳，干咳少痰，或痨嗽久咳，咽干音哑等。多与麦冬、玉竹、天花粉、川贝母等同用。

胃阴虚或热伤胃阴，津液不足

症见口渴咽干，舌质红绛，胃脘隐痛，干呕等，多与麦冬、石斛等同用。

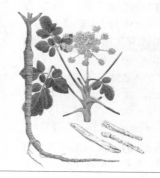

现代研究

本品主含生物碱、淀粉、多糖、多种香豆素类成分、微量挥发油及佛手柑内酯等成分，具有以下方面的生理作用：

❶ 降低体温，镇痛，祛痰。

❷ 抑制免疫功能。

❸ 强心，升压，加强呼吸等。

❹ 现代用于治疗食管炎、小儿迁延性肺炎、小儿口疮等。

选购要点

以根条细长、圆柱形、均匀、质坚密而脆、断面皮部色淡黄白、有黄色木质心、微有香气、味微甘者为佳。

贮藏方法

贮于有盖容器中，防潮，防蛀，防鼠。

用法用量

煎服，10～15克。

中医入门一看就懂

注意事项

1. 北沙参反藜芦，恶防己。
2. 感受风寒而致咳嗽和肺胃虚寒者忌服。

疗疾验方

治疗风热咳嗽

北沙参 15 克，水煎服。(《本草纲目》)

治疗疝气突发（小腹及阴中绞痛，自汗）

将北沙参研细，每次服1茶匙，酒送下。(《本草纲目》)

治疗慢性胃炎

北沙参 15 克，麦冬 15 克，生地 15 克，玉竹 5 克，冰糖 3 克。水煎服。(中医验方)

保健药膳

天冬北沙参老鸭煲

配方：天冬20克，北沙参30克，老鸭1只（约1500克），料酒10克，盐5克，味精3克，姜5克，葱10克，胡椒粉3克，棒子骨汤3000毫升。

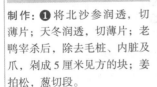

制作：❶ 将北沙参润透，切薄片；天冬润透，切薄片；老鸭宰杀后，除去毛桩、内脏及爪，剁成5厘米见方的块；姜拍松，葱切段。

❷ 将北沙参、天冬、老鸭块、料酒、盐、味精、姜、葱、胡椒粉、棒子骨汤同放高压锅内，置武火上烧沸，盖上压阀，45分钟后，停火，放凉，倒入煲内。

❸ 将煲上桌，置炉上烧沸即成。

功效：滋阴清热，润肺止咳。

北沙参冬瓜乌鸡煲

配方：北沙参30克，冬瓜500克，乌鸡1只，料酒10克，盐5克，味精3克，姜5克，葱10克，胡椒粉3克，棒子骨汤3000毫升。

制作：❶ 将北沙参洗净，浸泡24小时，切成4厘米长的段；冬瓜去皮，洗净，切成6厘米长3厘米宽的块；乌鸡宰杀后，去毛桩、内脏及爪；姜拍松，葱切段。

❷ 将北沙参、冬瓜、乌鸡、料酒、盐、味精、姜、葱、胡椒粉、棒子骨汤同放高压锅内，置武火上烧沸，盖上压阀，10分钟后，停火，放凉，倒入煲内，盖上盖。

❸ 将煲上桌，置炉上武火烧沸即成。

功效：润肺止咳，益胃生津。

北沙参炖兔肉

配方：北沙参20克，兔肉50克，胡萝卜100克，料酒10克，盐5克，葱10克，姜5克。

制作：❶ 把北沙参润透切片；兔肉洗净，切4厘米见方的块；胡萝卜洗净，切4厘米见方的块；姜拍松，葱切段。

❷ 把北沙参、兔肉、姜、葱、料酒、盐放入炖锅内，加水800毫升。

❸ 把炖锅置武火上烧沸，再用文火炖30分钟即成。

北沙参麦冬鹌鹑煲

配方：北沙参30克，麦冬30克，鹌鹑4只，料酒10克，盐5克，味精3克，姜5克，葱10克，胡椒粉3克，鸡油25克，棒子骨汤3000毫升。

制作：❶ 将北沙参润透，切片；麦冬浸泡24小时，捶扁，去内梗；鹌鹑宰杀后，去毛桩、内脏及爪，剁成4厘米见方的块；姜拍松，葱切段。

❷ 将北沙参、麦冬、鹌鹑、料酒、盐、味精、姜、葱、胡椒粉、棒子骨汤、鸡油同放高压锅内，用武火烧沸，盖上压阀，7分钟后停火，放凉，倒入煲内。

❸ 将煲置炉上，烧沸即成。

功效：润肺止咳，益胃生津，双补气血。

北沙参鳗鱼煲

配方：北沙参15克，大枣20克，枸杞子15克，鳗鱼1尾（约500克），料酒10克，姜、葱、盐、鸡精、味精各5克，棒子骨汤2500毫升。

制作：❶ 将北沙参、大枣、枸杞子洗净，去杂质；鳗鱼宰杀后，去鳃及内脏。

❷ 将北沙参、大枣、枸杞子、鳗鱼放入煲内，加入调料及棒子骨汤。

❸ 将煲置武火上烧沸，再用文火煲30分钟，停火，调味，上桌，既可带火烫食其他菜，又可直接佐餐。

功效：补虚赢，祛风湿。

附 南沙参

南沙参

南沙参为桔梗科轮叶沙参、杏叶沙参、阔叶沙参等的根。又名白沙参。味甘，性微寒，归肺、肾经。能养阴清肺，益胃生津，主治肺热燥咳、虚劳久咳、咽干喉痛、热病津伤口渴等。本品与北沙参的性味相似，都能滋养肺胃。但北沙参的养阴作用更胜；南沙参则更善于益气化痰。南沙参一般用10～15克。

麦冬

麦冬为百合科多年生草本植物沿阶草和麦冬须根上的干燥小块根。又名寸冬、麦门冬、杭麦冬、川麦冬、土麦冬、沿阶草根。夏季采挖，反复暴晒、堆置，至七八成干，除去须根，干燥。生用。

【产地溯源】

主产于四川、贵州、云南、浙江、湖北、广西、福建、安徽等地。

【性味归经】

味甘、微苦，性微寒。归心、肺、胃经。

【本草语录】

"主心腹结气，伤中、伤饱，胃络脉绝，羸瘦短气。"——《神农本草经》

"清心润肺之药。主心气不足，惊悸怔忡，健忘恍惚，精神失守；或肺热肺燥，咳声连发，肺痿叶焦，短气虚喘，火伏肺中，咯血咳血；或虚劳客热，津液干少；或脾胃燥涸，虚秘便难。"——《本草汇言》

"治心肺虚热。"——《本草衍义》

功效主治

本品养阴润肺、益胃生津、清心除烦，主要适用于如下病症：

阴虚肺燥
症见咽干口渴、干咳少痰等。常与沙参、阿胶、生地、枇杷叶等同用。

胃阴耗伤
症见津少口渴、舌干苔少等。常与石斛、天花粉、沙参等同用。

心阴不足
症见心悸、虚烦失眠等，常与生地、丹参等同用。

现代研究

本品含多种甾体皂苷、β-谷甾醇、豆甾醇、高异黄酮类化合物、多种氨基酸、各种类型的多聚糖、维生素A样物质、铜、锌、铁、钾等成分，具有以下方面的生理作用：

❶ 抗心律失常，改善心肌收缩力，扩张外周血管。

❷ 降血糖。

❸ 升高外周白细胞，提高免疫功能。

❹ 增强垂体—肾上腺皮质系统作用。

❺ 对多种细菌有抑制作用。

❻ 提高机体耐缺氧能力。

选购要点

以身干、个肥大、质柔软、半透明、表面淡黄白色、气香、味甜、嚼之发黏者为佳。

贮藏方法

贮于有盖容器内，防潮，防蛀，防鼠。

用法用量

煎服，6～20克；或入丸、散、饮剂。

注意事项

寒咳痰饮、脾虚便溏者忌用。

疗疾验方

治疗肾阴虚损所致牙痛
麦冬10克，枸杞子15克，白糖适量。将枸杞子和麦冬用水煮沸15分钟，取汁加白糖频频饮用。（中医验方）

治疗吐血、衄血不止
麦门冬饮：生麦冬汁、生小蓟汁、生地汁各40毫升，相和后，在锅内略温，调入伏龙肝末3克，饮服。（《太平圣惠方》）

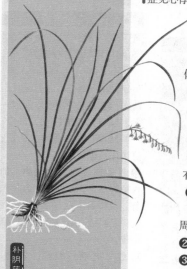

治疗咽喉炎

麦冬12克，半夏6克，北沙参9克，甘草3克，大枣10枚，粳米20克。水煎服。（中医验方）

治疗慢性胃炎

麦冬、党参、北沙参、玉竹、天花粉各9克。将上药共研成粗末，煎汤代茶饮。每服1剂，每日1次。（《中国食疗学》）

治疗乳头皲裂

麦冬50克，研末装瓶内备用。以生理盐水洗患处，取适量麦冬末，用食醋调成糊状，均匀敷于患处，每隔5小时换药1次，3日为1疗程。忌辛辣、哺乳。（中医验方）

治疗消渴

把大苦瓜捣成汁，浸泡麦冬60克，一夜后取出麦冬，去心捣烂，加黄连（去皮毛）研末，做成丸，如梧桐子大。每服50丸，饭后服，1日2次。（《本草纲目》）

治疗咽喉生疮

取麦冬30克、黄连15克，共研为末，炼蜜为丸，如梧桐子大。每服20丸，麦冬煎汤送下。（《本草纲目》）

治疗下痢口渴

取麦冬（去心）90克，乌梅肉20个，锉细，加水200毫升，煮取140毫升，细细饮下。（《本草纲目》）

 保健药膳

麦冬烧豆腐

配方：麦冬20克，豆腐300克，料酒10克，盐4克，味精3克，姜5克，葱10克，植物油35克。

制作：❶ 将麦冬用清水浸泡一夜，捶扁，取出内梗，洗净；豆腐洗净，切成2厘米见方的丁；姜切片，葱切段。

❷ 将炒锅置武火上烧热，下入植物油，烧至六成热时，下入姜、葱爆香，随即下入麦冬、料酒、豆腐、盐、味精即成。

功效：滋阴清热，利尿，减肥，降压。

麦冬蒸子鸭

配方：麦冬25克，子鸭1只，料酒10克，盐5克，酱油10克，味精3克，胡椒粉3克，姜5克，葱10克。

制作：❶ 将麦冬用清水洗净，浸泡24小时，取出捶扁，除去内梗；子鸭宰杀后，去毛桩、内脏及爪；姜切粒，葱切花。

❷ 将子鸭放入蒸盆内，抹上盐、味精、酱油、姜、葱、胡椒粉、料酒，腌渍1小时。

❸ 将麦冬放入鸭腹内，置武火大气蒸笼内，蒸55分钟即成。

功效：滋阴清热，润肺生津。适用于阴虚发热、咳嗽吐血、肺痿、消渴、便秘、咽喉肿痛、更年期综合征等。

麦冬生地炖墨鱼

配方：麦冬15克，生地20克，党参20克，黄柏10克，砂仁6克，甘草6克，墨鱼300克，料酒10克，盐4克，味精3克，姜4克，葱6克，鸡油25克，胡椒粉3克，上汤800毫升。

制作：❶ 将墨鱼去筋膜、肠杂及骨（海螵蛸），洗净，切3厘米见方的块；将以上药物洗净，麦冬去内梗，砸扁；党参洗净，切3厘米长的段，然后将全部药物装入纱布袋内，扎紧口；姜拍松，葱切段。

❷ 将药包放入炖锅内，加入上汤，置武火上烧沸，再用文火炖25分钟，除去药包，加入姜、葱、料酒、墨鱼、鸡油、味精、盐及胡椒粉，再煮25分钟即成。

功效：滋阴补肾，止遗精，适用于梦遗多年、心慌、心烦、失眠、食欲不振、倦怠等症。

山药麦冬炖燕窝

配方：鲜山药150克，麦冬20克，燕窝5克，鸡汤750毫升，盐2克。

制作：❶ 将山药去皮，切成丁；麦冬去内梗，洗净；燕窝用45℃温水浸泡，去燕毛，洗净。

❷ 将燕窝、山药、麦冬、鸡汤、盐同放炖杯内，置武火上烧沸，再用文火炖35分钟即成。

功效：补脾胃，滋阴润肺，降低血糖。

麦冬炒芦笋

配方：麦冬20克，芦笋250克，料酒10克，盐4克，味精3克，姜5克，葱10克，植物油35克。

制作：❶ 将麦冬用清水浸泡一夜，捶扁，取出内梗，洗净；芦笋洗净，切3厘米长的段；姜切片，葱切段。

❷ 将炒锅置武火上烧热，加入植物油，烧至六成热，加入姜、葱爆香，随即加入芦笋、麦冬、料酒、盐、味精，炒熟即成。

功效：抗癌，滋阴，清热，减肥。

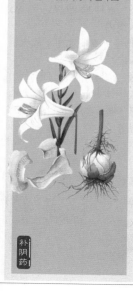

百合

百合为百合科多年生草本植物百合或细叶百合的干燥肉质鳞叶，又名中庭、摩罗、重迈、卷丹、山丹、夜合花、麝香百合等。有野生和家种之别，野生者鳞片小而厚，味较苦；家种者鳞片阔而薄，味不太苦。秋季采挖，洗净，剥取鳞叶，置沸水中略烫，干燥。生用或蜜炙用。

补阴药

【产地溯源】

主产于湖南、浙江、江苏，分布于全国多数地区。

【性味归经】

味甘，性微寒。归肺、心经。

【本草语录】

"清痰火，补虚损。"——《本草纲目拾遗》

"百合能安心、定胆、益智、养五脏。"——《日华子本草》

"除心下急、满、痛，治脚气，热咳逆。"——《药性论》

功效主治

本品养阴清肺，润燥止咳，清心安神，主要适用于如下病症：

肺阴虚

症见燥热咳嗽，痰中带血等，多与款冬花同用；症见久咳咯血，多与生地、玄参、川贝母等同用。

热病余热未清，气阴不足

症见神思恍惚，烦躁失眠，心悸多梦，多与知母、生地同用。

此外，本品性质平和，常用于食疗方中，如与莲子、大枣等同煨，治疗气血不足、肺胃气阴两虚者。

现代研究

百合含秋水仙碱等多种生物碱、蛋白质、淀粉、脂肪、蔗糖、粗纤维、果胶、磷、钙、铁、维生素 B_1、维生素 B_2、维生素 C、胡萝卜素等多种成分，具有以下方面的生理作用：

❶ 镇静安神。

❷ 镇咳祛痰平喘，增加呼吸道排泄功能。

❸ 耐缺氧，抗疲劳，提高机体免疫力。

❹ 对激素所致的肾上腺皮质功能衰竭有显著的保护作用。

❺ 促进皮肤的新陈代谢，治疗多种皮肤病。

选购要点

以鳞叶肥厚、瓣匀、色白而微黄、质细腻而硬、筋少、味微苦者为佳。

贮藏方法

贮于有盖容器中，防潮，防蛀，防鼠。

用法用量

煎服，10～30克；或蒸食、煮粥食或拌蜜蒸食。外用捣敷。清心宜生用；润肺宜蜜炙用。

注意事项

外感风寒、风热咳嗽，脾胃虚寒便溏者不宜使用。

疗疾验方

治疗肺痈

百合煎：百合适量，拌蜜蒸或煮，频食。（《经验广集》）

治疗小儿百日咳

鸡胆1个，百合10克。将鸡胆焙干，与百合共研细末。1岁以内分3天服；1～2岁分2天服；3～6岁1天服；7～10岁以上药量加倍，1天服完。每天量分3次内服。（中医验方）

治疗神经衰弱

百合30克，白芍、白薇、白芷各12克。水煎服，每日1剂。（中医验方）

治疗口干唇燥、颜面萎黄

百合15克，鸡蛋黄1个。水煎服，每次20毫升，每日3次。（中医验方）

中医入门一看就懂

治疗痈疽未溃

鲜百合、食盐各适量。鲜百合洗净，加食盐少许，捣烂如糊状，敷于患处，每日更换2次，以消退为度。（中医验方）

治疗肺病吐血

用鲜百合捣汁，水送服。煮百合吃亦可。（《本草纲目》）

治疗天疱疮

取生百合捣涂患处，2日即安；或将百合花晒干研为末，调菜油涂搽亦有效。（《本草纲目》）

 保健药膳

百合粥

配方：百合60克，大米250克，白糖100克。

制作：❶大米淘净放入锅内，再放入洗净的百合，加水适量。
❷将锅置武火上烧沸，再改用文火煨熬，待百合与米烂熟时，加入白糖拌匀即成。
❸每日食3～5次，吃百合喝粥。

功效：润肺止咳，清心安神。适用于肺痨久咳，咳痰唾血，虚烦惊悸，神志恍惚等症。

核桃百合炒鲜贝

配方：核桃仁25克，百合（水发）50克，鲜贝肉300克，料酒10克，姜5克，葱10克，盐3克，鸡精2克，植物油35克。

制作：❶核桃仁用植物油炸香；百合用清水浸泡一夜，沥干水分；鲜贝肉洗净，去杂质，大者切片；姜切片，葱切段。
❷将炒锅置武火上烧热，加入植物油，烧至六成热时，下姜、葱爆香，随即下入鲜贝肉、料酒、核桃仁、百合、

盐、鸡精，炒熟即成。

功效：补气血，增脑力，润肠通便。

百合丝瓜汤

配方：百合20克，丝瓜50克，葱白30克，白糖30克，植物油30毫升。

制作：❶将丝瓜洗净，去皮，切片；百合洗净，去杂质；葱白切段。
❷将植物油放入锅内，烧热，加水适量，放入百合煮30分钟，再放入丝瓜、葱白、白糖，用文火煮15分钟即成。

功效：滋阴清热，利水渗湿。

百合西芹炒乳鸽

配方：百合20克，西芹50克，乳鸽1只，料酒10克，葱10克，姜5克，盐5克，酱油10克，味精3克，胡椒粉2克，香油10克，淀粉、植物油各适量。

制作：❶把乳鸽宰杀后，去毛、内脏及爪，切成小颗粒，用酱油、盐、淀粉腌渍30分钟。
❷西芹切小颗粒，放炒锅内炒熟盛入盘内。
❸炒锅置中火上，加入植物油，烧至六成热时，加入乳鸽肉，爆炒至变色，洒入料酒。
❹下入西芹，再把姜、葱、盐、味精、酱油、香油加入炒锅即成。

功效：清热解毒，降压降脂。适用于上消型糖尿病患者。

百合螺肉煲

配方：百合30克，螺肉250克，香菇30克，玉兰片50克，火腿肉50克，味精5克，鸡精5克，棒子骨汤2500毫升，姜5克，葱5克，盐5克。

制作：❶将百合去杂质，洗净；螺肉洗净，切片；玉兰片发透，切薄片；火腿肉、姜切片，葱切节。
❷将百合、螺肉、香菇、玉兰片、火腿肉、调料放入煲内，加棒子骨汤，置武火上烧沸，再用文火煲30分钟，上桌，即可烫其他菜食用。

功效：清热解暑，利水消肿。

百合黄精乌鸡煲

配方：百合20克，黄精20克，乌鸡1只（约500克），料酒10克，盐、姜、葱各5克，胡椒粉少许，鸡油25克，棒子骨汤3000毫升。

制作：❶将百合洗净，用水泡24小时，沥干水分；黄精洗净，用黑豆煮熟，切片。
❷乌鸡宰杀后，去毛桩、内脏及爪，剁成5厘米见方的块；姜拍松，葱切段。
❸将百合、黄精、乌鸡、料酒、盐、味精、姜、葱、胡椒粉、棒子骨汤同放高压锅内，置武火上烧沸，盖上压阀，7分钟后停火，晾凉，倒入煲内。
❹将煲上桌，置炉上武火烧沸即成。

功效：润肺止咳，强筋壮骨。适用于体虚乏力、心悸气短、肺燥干咳、糖尿病、更年期综合征等。

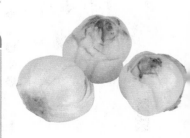

黑芝麻

黑芝麻为胡麻科植物芝麻的黑色种子，又名胡麻、巨胜、黑胡麻、乌麻子、油麻子、交麻、小胡麻。秋季果实成熟时采割植株，晒干，打下种子，除去杂质，再晒干。生用或炒用。

补阴药

主产于山东、河南、江苏、安徽、四川等地。

【性味归经】

味甘，性平。归肝、肾、大肠经。

【本草语录】

"（主）伤中虚羸，补五内，益气力，长肌肉，填脑髓。"
——《神农本草经》

"补益精液，润肝脏，养血舒筋。"——《玉楸药解》

"补肝肾，润五脏，滑肠。"——《本草备要》

"坚筋骨，明耳目，耐饥渴，延年。"——《名医别录》

"除一切痼疾，使身面光泽，白发返黑，齿落重生。"
——《抱朴子》

功效主治

本品补肝肾，益精血，润肠燥，主要适用于如下病症：

精亏血虚诸证

症见头晕眼花、须发早白、四肢无力等。单用蒸熟或炒香研末服；或加枣肉、蜂蜜为丸服；或配桑叶，加蜂蜜为丸服；或配熟地、女贞子等同用。

肠燥便秘

适用于精亏血虚之肠燥便秘。可单用研末，蜂蜜冲服；或与肉苁蓉、女贞子、火麻仁等润肠通便之品同用。

现代研究

本品含油酸、甘油酸、棕榈酸、花生酸以及叶酸、烟酸、蔗糖、蛋白质及多量的钙等，具有以下方面的生理作用：

❶ 抑制体内的自由基，使细胞分裂的代数显著增加。

❷ 抗衰老，降低血中胆固醇含量，防治动脉粥样硬化。

❸ 降低血糖，增加肝脏及机体中糖元的含量。

❹ 新鲜灭菌的黑芝麻油涂布皮肤黏膜，有减轻刺激，促进炎症痊愈等作用。

❺ 缓下通便，补充营养等。

❻ 黑芝麻及黑芝麻油现代还用于治疗消化性溃疡、寻常疣、中老年体虚和烧伤等。

选购要点

以个大、色黑、饱满、无杂质者为佳。

贮藏方法

置通风干燥处，防蛀。

用法用量

煎服，9～15克；或炒熟后入丸、膏剂。外用适量，研末外涂。

注意事项

大便溏泄者不宜使用。

疗疾验方

治疗少年肾虚发白

黑芝麻120克，九蒸九晒，研末。大枣60克，去核捣成细泥。两者调匀制成膏。每次10克，温水冲服，每日2次。（中医验方）

治疗便秘

黑芝麻60克，北芪18克，蜂蜜60克。将黑芝麻捣烂磨成糊状，煮熟后调蜂蜜，用北芪煎出液冲服。分2次服完。每日1剂，连服

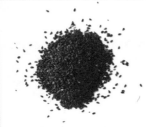

数剂。（《常见病饮食疗法》）

治疗白癜风

黑芝麻、沙苑子、女贞子、白蒺藜各15克，枸杞子、覆盆子、熟地、川芎、白芍各10克，水煎服，每次20毫升，每日2次。（中医验方）

治疗哮喘

黑芝麻250克，生姜、冰糖、蜂蜜各125克。黑芝麻炒香，生姜捣汁去渣，冰糖、蜂蜜混合均匀，将芝麻与姜汁浸拌，再炒一下，冷后与蜜糖混合拌匀，放瓶中。每日早晚各服1汤匙。（中医验方）

治疗脱发

黑芝麻、当归各20克，何首乌25克，生地、熟地、侧柏叶各15克。水煎服，每次20毫升，每日2次。（中医验方）

治疗冻疮

黑芝麻15克，花椒9克，杏仁10克。三味混合后在锅内炒黄，研成细末，用猪油调匀，涂患处，每日3次。（中医验方）

治疗腰脚疼痛

黑芝麻200克，熬香后捣烂。每日吞服适量，以姜汁、蜜汤、温酒送下均可。（《本草纲目》）

治疗手脚酸痛、微肿

将黑芝麻熬熟，研末取1000克，加酒500毫升，泡一夜后随意饮用。（《本草纲目》）

治疗偶感风寒

将黑芝麻炒焦，趁热捣烂泡

酒饮用。饮后暖卧，以出微汗为好。（《本草纲目》）

治疗热淋

黑芝麻、蔓荆子各100克，炒黄，装袋中，以水600毫升浸泡，每次于饭前取服一钱。（《本草纲目》）

治疗产妇乳少

黑芝麻炒后研细，加盐少许服下。（《本草纲目》）

治疗烫伤火灼

将黑芝麻研成泥状，涂搽伤处。（《本草纲目》）

 保健药膳

黑芝麻炖兔肉

配方：黑芝麻30克，兔肉250克，料酒10克，姜5克，葱10克，盐2克，味精2克。

制作：❶ 将黑芝麻洗净，去杂质；兔肉洗净，切3厘米见方的块；姜切片，葱切段。

❷ 将兔肉、黑芝麻、姜、葱、料酒同放炖锅内，加水1200毫升，置武火上烧沸，再用文火炖煮35分钟，加入盐、味精即成。

功效：补中益气，美容乌发，降血压。

黑芝麻山药羹

配方：黑芝麻50克，山药50克，白糖10克。

制作：❶ 将黑芝麻去杂质，炒香，研成细粉；山药烘干，打成细粉；将黑芝麻粉与山药粉混匀。

❷ 在锅内加水300毫升，置武火上烧沸，将黑芝麻和山药粉徐徐加入锅内，同时放入白糖，不断搅拌，煮3～5分钟即成。

功效：补肝肾，养心脾，降血压。

黑芝麻炖猪蹄

配方：黑芝麻30克，猪蹄1只，料酒10克，葱10克，姜5克，盐2克，味精2克。

制作：❶ 将黑芝麻洗净，去杂质；猪蹄洗净，去毛桩，剁成3厘米见方的块；姜拍松，葱切段。

❷ 将黑芝麻、猪蹄、姜、葱、料酒同放炖锅内，加入清水800毫升，置武火上烧沸，再用文火炖45分钟，加入盐、味精即成。

功效：补血，通乳，美容，乌发，降压。

黑芝麻拌芹菜

配方：黑芝麻30克，枸杞子20克，芹菜300克，料酒10克，姜5克，葱10克，盐4克，味精4克，醋4克。

制作：❶ 将芹菜去叶，茎用开水煮熟，捞起沥干水分，切3厘米长的段；黑芝麻炸香；枸杞子去果柄、杂质，洗净，用开水泡30分钟，沥干水分；姜切片，葱切花。

❷ 将芹菜、枸杞子、黑芝麻、姜、葱、盐、味精、料酒、醋拌匀即成。

功效：降压，减肥。

黑芝麻粥

配方：黑芝麻10克，粳米60克，蜂蜜10克。

制作：❶ 将黑芝麻炒香。

❷ 将粳米淘洗干净，加入锅内，加水适量，置武火上烧沸，再用文火煮至八成熟时，加入黑芝麻、蜂蜜，拌匀，煮成粥即成。

功效：润五脏，壮筋骨，通便秘。对胃酸过少及便秘患者尤佳。

黄精

黄精为百合科植物黄精、囊丝黄精、热河黄精等的根茎，又名玉竹黄精、鹿竹、野生姜等。本品以秋季采者为佳，挖取根茎，除去地上部分及须根，洗去泥土，晒干或烘干。

【产地溯源】

主产于东北及河北、山东等地。

【性味归经】

味甘，性平。归脾、肺、肾经。

【本草语录】

"黄精宽中益气，使五脏调和，肌肉充盛，骨髓坚强，其力增倍，多年不老，颜色鲜明，发白更黑，齿落更生。"——《神仙芝草经》

"太阳之草名黄精，食之可长生。"——《博物志》

"安五脏六腑，补五劳七伤。除风湿，壮元阳，健脾肾，润心肺。旋服年久，方获奇功。耐劳不饥，轻身延寿。"——《本草蒙筌》

"补五劳七伤，助筋骨，止饥，耐寒暑，益脾胃，润心肺。单服九蒸九暴，食之驻颜。"——《日华子本草》

功效主治

本品滋肾润肺，补脾益气，主要适用于如下病症：

阴虚肺燥

症见干咳少痰。单用黄精加蜂蜜熬膏服，或配北沙参、知母、川贝同用。

肺肾阴虚久咳

症见劳嗽久咳、痰少或咯血，或短气乏力。配北沙参、天门冬、百部、黄芪等同用。

脾胃虚弱

症见食少乏力、面黄体倦、脉虚，配党参、山药、白术等同用。

胃阴虚

症见口干、饮食减少、舌红少苔。配石斛、玉竹、谷芽、山药等同用。

肾虚精亏

治疗精血不足的头昏耳鸣、腰膝酸软、须发早白等，配枸杞子等量研末，炼蜜为丸服；若治阳痿遗精，可配淫羊藿、菟丝子等。

消渴

症见内热消渴，配生地、麦冬、知母等同用。

现代研究

黄精的主要成分有黄精多糖、低聚糖、赖氨酸等11种氨基酸和掌叶防己碱、药根碱、非洲防己碱、黄藤素、黄藤内酯、甾醇、烟酸以及锌、铜、铁等微量元素。具有以下方面的生理作用：

❶ 对金黄色葡萄球菌、伤寒杆菌、抗酸菌等多种有害菌有抑制作用。

❷ 对腺病毒、疱疹病毒等有一定的抑制作用。

❸ 改善心肌营养血流供应，防止动脉粥样硬化，强心，降血压，降血糖。

❹ 增强免疫功能，增强代谢，抗衰老。

补阴药

选购要点

药用以块大、色黄、断面透明、质润泽、习称"冰糖渣"者为佳。

贮藏方法

充分干燥后装入双层无毒塑料袋内，放置在密封容器内贮藏，或入冰柜冷藏。

用法用量

煎服，9～15克，最大量30克；亦可入丸、膏剂；或浸酒。外用适量，煎水外洗；或捣敷、涂搽。

注意事项

脾虚湿滞、咳嗽痰多者不宜。

疗疾验方

治疗脾胃虚弱，体倦乏力
黄精、枸杞子各等份，捣碎做饼，晒干研细，炼蜜调药成丸，如梧桐子大。每服50丸，开水送下。（《本草纲目》）

治疗癣疮、皮肤瘙痒破溃
黄精960克，去皮，洗净，晒干，放在米饭上蒸到饭熟时取出保存好，经常服食。（《本草纲目》）

治疗体癣、皮癣
黄精适量，捣碎，以乙醇浸1～2日，蒸馏去乙醇，加水3倍，沉淀，取滤液，蒸去其余乙醇，浓缩至稀糊状，直接涂于患处，每日2次。（中医验方）

治疗肺痨咳血、赤白带下
鲜黄精60克，冰糖30克，炖服。（中医验方）

治黑眼圈
黄精1000克，蔓荆子500克，上药共研细为散。每次6克，

空腹以粥饮调下，中、晚饭后，用温水再调服。（中医验方）

治疗小儿下肢痿软
黄精30克，冬蜜30克，炖服。（中医验方）

 ## 保健药膳

黄精猪肘煲

配方：黄精9克，党参6克，红枣10克，猪肘肉750克，姜15克，盐、味精、鸡精各适量，棒子骨汤2500毫升。

制作：❶ 将猪肘肉除净毛桩，刮洗干净；黄精切成薄片，先用温水浸泡4小时；党参切成4厘米长的节；大枣择色红、圆润、无虫蛀者，洗净；生姜洗净，拍破。

❷ 将以上药物和食物同放高压锅内，加入棒子骨汤，置武火上烧沸，30分钟后停火，放凉，倒入煲内，加入调料，置武火上烧沸，即可上桌。

功效：补脾润肺。适用于脾胃虚弱、饮食不振、肺虚咳嗽、病后体虚、更年期综合征等。

黄精炒香菇

配方：黄精20克，香菇300克，料酒10克，姜5克，葱10克，盐3克，鸡精2克，植物油35克。

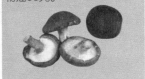

制作：❶ 将黄精润透，切片；香菇洗净，切片；姜切片，葱切段。

❷ 将炒锅置武火上烧热，加入植物油，烧至六成热时，下

入姜、葱爆香，加入香菇、料酒、黄精炒熟，加入盐、鸡精即成。

功效：补中益气，滋阴润肺。适用于体虚乏力、心悸气短、肺燥、干咳等症。

黄精炒鳝丝

配方：黄精6克，黄鳝肉50克，冬笋30克，料酒10克，姜10克，葱10克，植物油50克，盐适量。

制作：❶ 将黄精洗净，切片；黄鳝肉切丝；冬笋洗净，切丝；姜切片，葱切段。

❷ 将炒锅置旺火上，加入植物油，烧至七成热时，加入姜、葱、鳝鱼丝、料酒、酱油、盐、黄精、冬笋，炒至黄鳝肉断生即成。

功效：补中益气，强精壮骨，延年益寿。适用于高血压、体虚乏力、心悸气短、肺燥干咳、糖尿病等症。

黄精紫菜汤

配方：黄精15克，枸杞子15克，紫菜（发好）100克，鸡蛋1个，料酒10克，姜5克，葱10克，盐3克，鸡精2克，植物油35克。

制作：❶ 将枸杞子去杂质、果柄，洗净；黄精洗净，切薄片；鸡蛋打入碗中，搅散；姜切片，葱切段。

❷ 将炒锅置武火上烧热，加入植物油，烧至六成热时，下入姜、葱爆香，下入清水1500毫升，再下入紫菜；把鸡蛋徐徐注入汤中，加入枸杞子、黄精，煮熟，加入盐、鸡精即成。

功效：软坚化痰，调节血糖，适用于中消型糖尿病患者。

鳖甲

鳖甲为鳖科动物鳖的背甲，又名上甲、别甲、鳖壳、鳖盖、水鱼壳、团鱼壳、脚鱼壳、王八盖子等。鳖全年均可捕捉，杀死后置沸水中烫至背甲上硬皮能剥落时取出，除去残肉，刮净盖上肉皮，晒干，以沙炒后醋淬用。

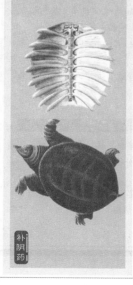

补阴药

【产地溯源】
主产于湖北、湖南、浙江、江苏、安徽等地。

【性味归经】
味咸，性寒。归肝、肾经。

【本草语录】
"主心腹癥瘕坚积。"——《神农本草经》

功效主治

本品滋阴潜阳，软坚散结，为治阴虚发热之要药，主要适用于如下病症：

阴虚发热
多与青蒿、秦艽、知母等同用。

阴虚阳亢
症见头晕目眩，多与生地、牡蛎、菊花等同用。

热病伤阴，阴虚风动
症见舌干红绛、手足蠕动，多与生地、龟板、牡蛎等同用。

癥瘕积聚、疟母等
多与柴胡、丹皮、土鳖虫等同用。

现代研究

鳖甲含动物胶、骨胶原、角蛋白、17种氨基酸、碳酸钙、磷酸钙、碘、维生素D及锌、铜、锰等成分，具有以下方面的生理作用：

❶ 抑制肝脾结缔组织增生，消肿块。
❷ 提高血浆蛋白水平。
❸ 提高应激能力。
❹ 抗肿瘤，抗辐射。

选购要点

以个大、甲厚、无残肉、无腥臭味者为佳。

贮藏方法

置于通风干燥处，防潮，防蛀。

用法用量

先煎，入汤剂，9～24克。

滋阴潜阳宜生用，软坚散结宜醋炙用。

注意事项

脾胃虚寒、食少便溏者及孕妇均忌服。

疗疾验方

治疗吐血不止
鳖甲散：鳖甲（锉成片）、蛤粉各30克（与鳖甲共炒香，呈黄色），熟地45克（暴干），共研为细末，每用5克，以茶水送下。（《圣济总录》）

治疗慢性乙肝
生鳖甲500～1000克，浸水中1～2日，洗净，煎煮浓缩成膏，早、晚各1次，温水调服。（中医验方）

治疗腹中各种积聚肿块
消积散：鳖甲（炙酥，研极细）30克，琥珀（研极细）9克，大黄（酒拌炒），共研细后作散剂。每日早晚服6克，白开水送下。（《甄氏家乘方》）

治疗妇女漏下
鳖甲（醋炙）研为末，清酒送服1匙。1日服2次。又方：干姜、鳖甲、诃黎勒皮各等份，研为末，制成糊丸。每次空腹服30丸。1日服2次。（《本草纲目》）

治疗突然腰痛，不可俯仰
鳖甲炙后研为末，每次服1匙，以酒送下。1日服2次。（《本草纲目》）

第四章

解表

常用药

含义

凡以发散表邪，解除表证为主要作用的药物，称为『解表药』，又称『发表药』。

分类

发散风寒药：以发散风寒，治疗外感风寒表证为主的药物，亦称辛温解表药。

发散风热药：以发散风热，治疗外感风热表证为主的药物，亦称辛凉解表药。

功效

中医论点：解表药多数具有辛味，发散表邪；主入肺与膀胱经。肺合皮毛，膀胱主一身之表。发散使在表的病邪解除，或使表邪通过汗出而解，达到治疗表证的目的，即《内经》所言"其在表者，汗而发之"之义。

现代药理：解表药一般具有不同程度的发汗、解热、镇痛、抑菌、抗病毒、祛痰、镇咳、平喘、利尿等作用，部分药物还有降压以及改善心脑血液循环的作用。

应用

1.使用解表药，应根据四时气候变化及患者体质的不同，选用相宜的解表药并作适当的配伍，如冬多风寒，春多风热，夏多暑湿，秋多兼燥，分别要与温里药、清热药、化湿药或润燥药配伍。表证夹湿，宜以祛风胜湿的解表药为主，并合用化湿之药；温热病邪在卫分，宜用发散风热药，并辅以清热解毒药。若体虚之人外感，应辨别不同的正气虚衰，分别与益气、助阳、养血、滋阴药配伍，以扶正解表。

2.可依据兼有症，进行必要的配伍。如见咳喘痰多，或气滞胀闷、呕恶者，可与化痰止咳平喘药或行气和中药同用。

3.使用本类药应注意因时因地而异，如温暖季节易出汗，用量宜小；寒冷季节不易出汗，用量可稍大；同样，严寒地区用量宜重；炎热地区用量宜轻。本类药多为辛散之品，入汤剂不宜久煎，以免有效成分挥发而降低疗效。

禁忌

1.中医有"津血同源"之说，故凡平素津血亏耗之人，如多汗、久患疮疡、淋证、失血者及孕妇、产妇、年老体虚者等，虽有表证，亦应慎用解表药。

2.使用发汗力较强的解表药时，不宜用量过大，以免发汗太过，损耗阳气和津液，造成"亡阳""伤阴"。

发散风寒药

发散风寒药，性味以辛、温为主，主归肺、膀胱经，以发散风寒为主要作用。适用于外感风寒者，症见恶寒、发热、头身疼痛、无汗或有汗不畅、口不渴、舌苔薄白、脉浮等。部分药物对兼表证的咳喘、水肿、疮疡初起及风寒湿痹等也有疗效。

发散风寒药性偏温燥，多能开腠发汗，故燥热内盛者不宜。平素阴虚津亏，表虚不固而外感风寒者，亦当慎用。

防风

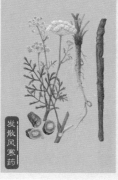

防风为伞形科多年生草本植物防风的干燥根，又名铜芸、百枝、茴草、屏风、风肉、关防风、川防风、云防风。春、秋二季采挖未抽花茎植株的根，除去杂质及泥沙，晒干。生用或炒炭用。

【产地溯源】

主产于我国东北、内蒙古、河北、四川、云南等地。产于我国东北、内蒙古地区的防风称为"关防风"；产于四川的防风称为"川防风"；产于云南的防风称"云防风"，习惯认为关防风品质最佳。

【性味归经】

味辛、甘，性微温。归膀胱、肝、脾经。

【本草语录】

"用防风辛温轻散，润泽不燥，能发邪从毛窍出，故外科疮痛肿毒、疮瘰风癞诸证，亦必需也。"——《本草汇言》

"主大风，头眩痛，恶风，风邪，目盲无所见，风行周身，骨节痛痹。"——《神农本草经》

"若随实表补气诸药，亦能收汗。"——《景岳全书》

"解乌头、芫花、野菌毒。"——《千金方》

功效主治

本品发表散风，胜湿止痛，止痉止泻，主要适用于如下病症：

风寒感冒
症见发热恶寒、头痛身痛，常与荆芥、羌活、白芷等同用。

风寒湿痹
症见肢体骨节疼痛等。常与羌活、独活、细辛等同用。

破伤风
症见牙关紧闭、四肢抽搐、角弓反张等，常与全蝎、南星、白附子等同用。

肝郁侮脾
症见腹痛泄泻、肠风下血等。本品炒炭能止泻，常配陈皮、白术、白芍等，为止痛泻之要方。

现代研究

本品含挥发油、色原酮类、香豆素类、聚炔类及脂肪酸、β-谷甾醇、胡萝卜苷、多糖类等成分。具有以下方面的生理作用：

❶ 对痢疾杆菌、枯草杆菌及某些皮肤真菌有抑制作用。

❷ 防风水煎剂有解热、解毒、镇痛、镇静等作用。

❸ 抗实验性胃溃疡，抗凝血，抗疲劳，增强免疫功能。

❹ 抗炎，抗过敏，抗惊厥。

❺ 止血，通便，止泻。

选购要点

以条粗壮、皮细而紧、无毛头、断面有棕色环、中心色淡黄者为佳。

贮藏方法

贮于通风干燥处，防潮，防蛀。

用法用量

煎汤，5～10克；或入丸、散。外用适量，煎水熏洗。一般生用，止泻炒用，止血炒炭用。

注意事项

本品主要用于外风，凡血虚发痉及阴虚火旺者慎用。

疗疾验方

治疗自汗

玉屏风散：防风、黄芪各30克，白术60克，姜3片。加水适量煎服，每服9克。（《丹溪心法》）

解乌头、附子毒

远志膏：远志、防风各15克，共研为细末，以饴糖500克，同熬成膏，滤去滓，食后、临卧服弹子大1丸，含化。（《本草纲目》）

治疗上呼吸道感染

防风、荆芥各12克，苍耳子、大枣各8克，生姜10克。水煎服。（中医验方）

治疗崩漏下血

防风散：防风研为末。每服3克，白汤调下。（《校注妇人良方》）

治疗偏正头风（头痛经久不愈）

防风、白芷各等份，研为末，炼蜜为丸如弹子大。每次嚼1丸，以清茶送下。（《本草纲目》）

治疗老人便秘

防风、枳壳（麸炒）各30克，甘草15克，共研为末。每次服6克，饭前以开水送下。（《本草纲目》）

 保健药膳

防风酒

配方：防风、当归、秦艽、肉桂、葛根各20克，麻黄15克，羌活、川芎各10克，白酒250毫升。

制作：❶ 将前8味切碎，入布袋，置容器中，加入白酒，密封。

❷ 浸泡7天后，过滤去渣即成。

功效：祛风通络，散寒除湿。适用于风痹，肢体关节酸痛，游走不定，关节屈伸不利等症。

【产地溯源】

主产于黑龙江、四川、浙江、云南等地。

【性味归经】

味辛，性温。归肺、胃经。

【本草语录】

"主女人漏下赤白，血闭，阴肿，寒热，风头，侵目，泪出，长肌肤，润泽。"——《神农本草经》

"（主）肠风、痔瘘、排脓、疮痍、疥癣，止痛生肌，去面皯……"——《日华子本草》

"祛皮肤游走之风，止胃冷腹痛寒痛、周身寒湿疼痛。"——《滇南本草》

功效主治

本品解表散风，通窍止痛，燥湿止带，消肿排脓，主要适用于如下病症：

风寒感冒

症见头痛、鼻塞等，常与防风、川芎、羌活、生姜等同用。

头痛、鼻渊、齿痛等

配黄芩、菊花治风热头痛；配苍耳子、辛夷治鼻渊。治牙痛，属寒者可配细辛；属热者可配石膏。

妇女寒湿带下

常与苍术、白术、茯苓、乌贼骨等同用。

痈肿疮疡初起

常与金银花、蒲公英、天花粉、穿山甲等同用。

现代研究

白芷主要含挥发油，并含多种香豆素类化合物、白芷毒素、花椒毒素、甾醇、硬脂酸等，具有以下方面的生理作用：

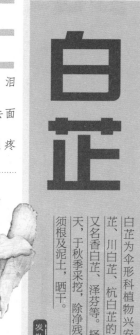

白芷为伞形科植物兴安白芷、川白芷、杭白芷的根。又名香白芷、泽芬等。天，于秋季采挖，除净残茎、须根及泥土，晒干。

发散风寒药

❶ 川白芷煎剂对大肠杆菌、伤寒杆菌、霍乱杆菌有抑制作用，对人结核杆菌、嗜血杆菌也有抑制作用。

❷ 川白芷水浸剂对皮肤真菌有抑制作用。

❸ 活性成分白芷素具有显著的扩张动脉的作用。

❹ 镇痛，抗炎，解热。

❺ 兴奋呼吸中枢、血管运动中枢和迷走神经。

选购要点

以根条粗大、皮细、粉性足、香气浓者为佳。

贮藏方法

置阴凉干燥处，防潮，防蛀。

用法用量

可制成散剂、粉剂，外用者多，内服亦可。煎汤内服，3～10克；外用适量。

注意事项

本品温燥辛散，有耗气伤阴之弊，故凡阴虚火旺、肝阳上亢、肝肾阴虚者与温热性表证均忌用。

疗疾验方

治疗伤风流涕

白芷30克，荆芥穗3克，研细。每次服6克，茶送下。（《本草纲目》）

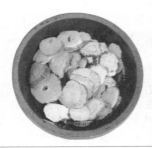

治疗偏正头风

白芷（炒）75克，川芎（炒）、甘草（炒）、川乌（半生半熟）各30克，共研为末。每服3克，以细茶、薄荷汤送下。（《本草纲目》）

治疗风热牙痛

白芷3克，朱砂1.5克，共研为末，炼蜜为丸，如芡子大。常取以擦牙，有效。（《本草纲目》）

保健药膳

白芷薄荷酒

配方：白芷、薄荷各50克，白酒500毫升。

制作：❶ 将前2味捣碎，置容器中，加入白酒，密封。

❷ 浸泡5～7天后，过滤去渣，即成。

功效：祛风，通窍，止痛。

白芷鲜藕汤

配方：白芷15克，鲜藕300克，料酒10克，香油20克，姜、葱、盐、味精各适量。

制作：❶ 将白芷润透，切片；鲜藕去皮，洗净，切薄片；姜切片，葱切段。

❷ 将鲜藕、白芷、姜、葱、料酒同放炖锅内，加水1800毫升，置武火上烧沸，再用文火炖35分钟，加入盐、味精、香油即成。

功效：生血，活血，养颜。

白芷枸杞鱼头汤

配方：鱼头1个（约500克），白芷10克，枸杞子15克，香油20克，料酒10克，姜5克，葱10克，盐、味精、胡椒粉各适量。

制作：❶ 鱼头去鳃，洗净，剁

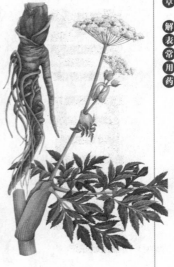

成4块；白芷润透，切薄片；枸杞子去果柄、杂质，洗净；姜切片，葱切段。

❷ 将鱼头、白芷、枸杞子、姜、葱、料酒同放炖锅内，加水2800毫升，武火烧沸，再用文火炖30分钟，加入盐、味精、胡椒粉、香油即成。

功效：适用于肝肾虚损、视物不清等症。

白芷黄芪炖乌鸡

配方：黄芪30克，白芷15克，乌鸡1只（约500克），葱花、盐各适量。

制作：❶ 乌鸡去毛桩、内脏，洗净。

❷ 黄芪、白芷装入纱布袋中。

❸ 将乌鸡肉与纱布袋一起放入砂锅，用文火炖，至乌鸡烂熟，去药袋，加盐调味，撒上葱花即成。喝汤吃乌鸡肉。

功效：补脾益气，滋阴养血。主治气血亏虚之头痛、眩晕。

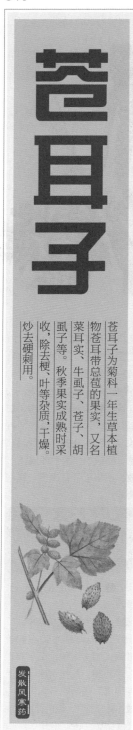

苍耳子

苍耳子为菊科一年生草本植物苍耳带总苞的果实，又名菜耳实、牛虱子、苍子、胡苍子等。秋季果实成熟时采收，除去梗、叶等杂质，干燥。炒去硬刺用。

发散风寒药

【产地溯源】

主产于山东、江西、湖北、江苏等地。

【性味归经】

味辛、苦，性温，有小毒，归肺经。

【本草语录】

"主风头寒痛，风湿周痹，四肢拘挛痛。"

——《神农本草经》

"善发汗，散风湿，上通脑顶，下行足膝，外达皮肤。治头痛，目暗，齿痛，鼻渊。"——《本草备要》

"治鼻渊鼻息，断不可缺，能使清阳之气上行巅顶也。"

——《要药分剂》

"治一切风气，填髓，暖腰脚，治瘰疬、疥癣及瘙痒。"

——《日华子本草》

"消肿开痹，泄风去湿，治疥疬风瘙瘾疹。"

——《玉楸药解》

功效主治

本品散风除湿，通窍止痛，主要适用于如下病症：

头痛

用于鼻渊头痛，常加辛夷、白芷、薄荷等；用于风寒头痛，常加防风、藁本、羌活等。

风湿痹痛

可单用，亦可配合秦艽、蚕沙使用。

皮肤湿疹、瘙痒

可加地肤子、白鲜皮等同用。

现代研究

本品含挥发油、苍耳苷、脂肪油蛋白质、生物碱等成分。具有以下方面的生理作用：

❶ 降血压，降血糖。

❷ 抗氧化，增强机体对自由基的清除能力，减少自由基对机体的损害。

❸ 抗炎、镇痛、抑菌、抗癌等。

选购要点

以粒大饱满、色黄绿者为佳。

贮藏方法

置干燥处。

用法用量

煎服，3～10克。本品宜炒后碾去刺用，不仅便于配方，又利于有效成分煎出，并可降低毒性。

注意事项

1. 血虚头痛不宜用。

2. 苍耳子有一定毒性，成人服用量超过100克可致中毒，主要症状为头晕、嗜睡、昏迷、全身强直性痉挛等。

疗疾验方

治疗扁平疣

苍耳子10克，浸入75%乙醇50毫升内，密封7日。用棉球蘸药液涂患处，每日数次。（中医验方）

治疗鼻炎

苍耳子12克，辛夷、白芷各9克，薄荷4.5克，葱白2根，茶叶2克。上药共研为粗末。每日1剂，当茶频饮。（中医验方）

治疗妇人风瘙瘾疹

苍耳子、花、叶各等份，共研细为末。每次服用6克，以酒吞服，每日3次。（中医验方）

细辛

细辛为马兜铃科多年生草本植物北细辛、汉城细辛及华细辛的全草。夏季果熟期或初秋采挖，除去泥沙，切段阴干。生用。

发散风寒药

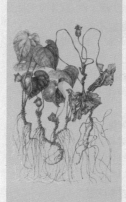

产地溯源

北细辛、汉城细辛习称"辽细辛"，主产于我国东北地区；华细辛主产于陕西等地。

性味归经

味辛，性温。有小毒。归肺、肾、心经。

本草语录

"主咳逆，头痛脑动，百节拘挛，风湿痹痛，死肌。"——《神农本草经》

"细辛，芳香最烈，故善开结气，宣泄郁滞，而能上达巅顶，通利耳目，旁达百骸，无微不至，内之宣络脉而疏通百节，外之行孔窍而直透肌肤。"——《本草正义》

功效主治

本品祛风散寒，通窍止痛，温肺化饮，主要适用于如下病症：

外感风寒
常与防风、羌活等同用。

阳虚外感
症见恶寒，发热等，可配合麻黄、附子等同用。

鼻渊，头痛，牙痛
治鼻渊，常配合苍耳子、辛夷；治头痛，常配合川芎、白芷；治牙痛，常配合白芷、荜茇。

风湿痹痛
常与独活、桑寄生等同用。

寒饮伏肺
症见咳嗽气喘、痰液清稀，常与麻黄、干姜、桂枝同用。

现代研究

本品含挥发油，另含去甲乌药碱、谷甾醇、豆甾醇等，具有以下方面的生理作用：

❶ 消炎，抗菌。
❷ 抗惊厥，局部麻醉。
❸ 镇痛，镇静，解热。
❹ 强心，兴奋心肌，增加心率，升血压。
❺ 抑制组胺，扩张血管，抗变态反应及抗肾病变。
❻ 兴奋呼吸中枢。
❼ 松弛平滑肌。

选购要点

以根灰黄、叶绿、干燥、味辛辣而麻舌者为佳。

贮藏方法

置阴凉干燥处，防潮，防蛀。

用法用量

煎服，1～3克。散剂每次服0.5～1克。

注意事项

1. 热盛及阴血不足者忌用。
2. 不宜与藜芦配伍。
3. 细辛有小毒，应用时请严格按照规定确定用量。

疗疾验方

治疗口舌生疮
细辛、黄连各等份，共研为末，搽患处，漱去涎汁。治小儿口疮，可用醋调细辛末贴敷于肚脐处。（《本草纲目》）

治疗鼻息肉
细辛、白芷各等份，共研为末，以生地汁、猪胆汁合成膏。每用少许点之，以消为度。（《集验平易方》）

治疗耳聋
聪耳丸：取细辛末与熔化的黄蜡混合，团成小丸。以棉包裹1丸塞耳中。（《本草纲目》）

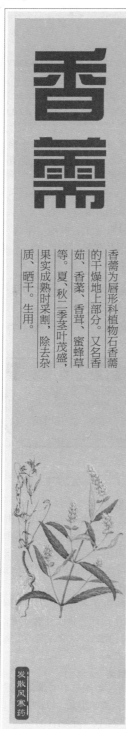

香薷

香薷为唇形科植物石香薷的干燥地上部分。又名香茹、香菜、香茸、蜜蜂草等。夏、秋二季茎叶茂盛，果实成熟时采割，除去杂质、晒干。生用。

发散风寒药

【产地溯源】

主产于江西、河北、河南等地。以江西产量大、质优。

【性味归经】

味辛，性微温。归肺、胃、膀胱经。

【本草语录】

"香薷，辛散温通，故能解寒郁之暑气。"——《本草经疏》

"主霍乱，腹痛吐下，散水肿。"——《名医别录》

"下气，除烦热，疗呕逆冷气。"——《日华子本草》

功效主治

本品发汗解表，化湿和中，利水消肿，主要适用于如下病症：

伤于暑湿
出现呕吐、腹泻，可配合扁豆、厚朴等治疗。

夏日外感风寒
症见发热、恶寒、头痛、无汗，可配合藿香、佩兰等使用。

水肿，小便不利
可单用，也可配合白术等同用。

现代研究

本品含挥发油，另含甾醇、黄酮苷及多种微量元素等，具有以下方面的生理作用：

❶ 利尿作用。
❷ 镇咳祛痰作用。
❸ 现代临床可用于小儿上呼吸道感染、暑泻等症。

选购要点

以质嫩、茎淡紫色、叶绿色、花穗多、香气浓烈者为佳。

贮藏方法

置阴凉干燥处，防热、防潮。

用法用量

煎服，3～9克，利水消肿须浓煎。

注意事项

本品发汗之力较强，表虚有汗及阳暑证当忌用。

疗疾验方

治疗伤暑（暑天卧湿受风，或食生冷之物不节所致）
香薷饮：香薷500克，厚朴（姜汁炙过）、白扁豆（微炒）各250克，锉散。每次取15克，加水2碗，酒半碗，煎取1碗，放水中待冷却后服下。方中的扁豆可用黄连（姜汁炒）代替。（《本草纲目》）

治疗水肿
深师薷术丸：香薷叶500克，水10升，熬烂去渣，再熬成膏，加白术末210克制成丸，如梧桐子大。每服10丸，米汤送下，日服5次，晚上服1次。（《本草纲目》）

治疗鼻衄不止
香薷研末，水冲服3克。（《本草纲目》）

心烦胁痛
香薷捣汁1～2升服。（《本草纲目》）

治疗腋臭
取香薷鲜品适量，捣烂敷于腋下，每日1次，连用1周。（中医验方）

治疗夏季感冒
取香薷、扁豆花、丝瓜花各6克，金银花、滑石各10克，薏苡仁15克。上药置于热水瓶中，冲入沸水大半瓶，盖焖15～20分钟。频频饮用，一日内饮尽。如头痛、身痛、恶寒重者，可加香薷至9克，金银花至15克。（中医验方）

生姜

生姜为姜科多年生草本植物姜的新鲜根茎。冬、春二季采挖，除去须根和杂质，切片生用是为「生姜」，纸裹煨后为「煨姜」。

发散风寒药

【产地溯源】
全国各地均产，为栽种品种。

【性味归经】
味辛，性温。归肺、脾、胃经。

【本草语录】
"主伤寒头痛鼻塞，咳逆上气，止呕吐。"——《名医别录》

"生用发散，熟用和中。"——《本草纲目》

"姜汁，开痰，治噎嗝反胃，救暴卒……煨姜，和中止呕。"——《本草从新》

"汁解毒药……破血调中，去冷除痰，开胃。"——《本草拾遗》

功效主治
本品发汗解表，温中止呕，温肺止咳。有"呕家圣药"之称，主要适用于如下病症：

风寒感冒之表实轻证
单煎加红糖服；或与葱白同用煎服；或作辅药与其他辛温解表药同用。

呕吐
治胃寒呕吐，与半夏同用；治胃热呕吐，亦可与竹茹、枇杷叶等清胃止呕药配伍。

风寒客肺
症见痰多咳嗽，恶寒头痛，多与杏仁、紫苏、半夏、陈皮等同用。

现代研究
本品含挥发油，并含姜油酮、生姜二醇等多种成分，具有以下方面的生理作用：

❶ 对伤寒杆菌、霍乱弧菌、阴道滴虫皆有不同程度的抑杀作用。

❷ 对消化道有轻微刺激，可使蠕动增强，促进消化液分泌，减轻腹胀。

❸ 镇吐、镇痛、抗炎消肿、增强免疫等。

❹ 某些止呕药用姜汁制过，可增强止呕作用。

❺ 口嚼生姜可使血压上升、还能兴奋心脏、扩张血管、促进血液循环。

选购要点
以块大、丰满、质嫩、无杂质者为佳。

贮藏方法
置于阴凉干燥处，可埋于湿沙中，以防腐、防蛀。

用法用量
煎服，3～10克；急救昏厥捣汁服，可用10～20克。生姜汁长于止呕和昏厥急救，宜用于呕吐重证及昏厥者，冲服或鼻饲，每次3～10滴。煨姜专于温中止呕，多用于胃寒呕吐。

注意事项
本品辛温，阴虚内热及热盛之证忌用。

疗疾验方

治疗噎膈
姜附散：香附480克，生姜1440克。生姜捣汁，浸香附一宿，晒干再浸，再晒，以姜汁尽为度。为末，每服6克，米饮调下。（《赤水玄珠》）

治疗淋巴结炎、乳腺炎、腮腺炎
仙人掌20克，生姜10克。上药洗净，去刺去皮，共捣为稀泥，将药泥均匀摊在塑料薄膜或凡士林布上，外覆敷料，贴患处，用

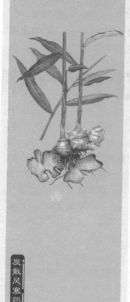

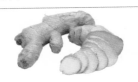

宽胶带沿周边固定，使其保持湿润。每日换药1次，一般用药在5日以内。（中医验方）

治疗痛经

姜黄散：生姜（切）120克，生地（切）240克。为散。每服3克，温酒调下，不拘时候。（《圣济总录》）

治疗面神经炎

鲜生姜1块。上药剖开，取剖面反复向左向右交替搓擦患侧（口角向左斜为右侧病，口角向右斜为左侧病）上下齿龈，至齿龈有烧灼或发热感时为止。每日2～3次，7日为1疗程。（中医验方）

治疗腰部扭伤

生姜汁加入适量大黄粉，调成软膏，平摊扭伤处，覆盖油纸或塑料布，再盖纱布固定。12～24小时未愈可再敷。（中医验方）

 保健药膳

生姜羊肉粥

配方：生姜20克，羊肉100克，粳米100克，料酒10克，盐3克。

制作：❶ 将生姜洗净切片；羊肉洗净，用沸水余血水，切2厘米见方的块；粳米淘洗干净。

❷ 将粳米、生姜、料酒、羊肉同放锅内，加水适量，置武火上烧沸，再用文火煮成粥，加入盐搅匀即成。

功效：暖脾胃，散风寒，增食欲。对胃酸过少、脾胃虚寒、食欲不振者尤佳。

姜附烧狗肉

配方：熟附片30克，生姜150克，狗肉1000克，大蒜、菜油、葱各适量。

制作：❶ 狗肉洗净，切成小块；将生姜煨熟备用。

❷ 将熟附片放入砂锅内，先熬煎2小时，然后将狗肉、大蒜、生姜放入，加水适量炖煮，至狗肉烂熟即可。

❸ 可分多餐服食，一次不宜过饱。

功效：温肾散寒，壮阳益精。适用于阳痿、夜尿频数、畏寒、四肢冰冷等阳虚证，对身体虚寒的慢性支气管炎、慢性肾炎也有一定疗效。

注意：患感冒者禁食。

姜韭牛奶羹

配方：韭菜250克，生姜25克，牛奶250毫升，红糖30克。

制作：❶ 将韭菜、姜洗净，韭菜切成4厘米长的段，姜切薄片。

❷ 将韭菜、生姜放在一起捣烂，再用洁净纱布绞汁。

❸ 将牛奶、韭菜、生姜汁放入锅内，烧沸即成。

功效：暖脾胃，止疼痛。

生姜萝卜饼

配方：生姜10克，白萝卜250克，面粉300克，猪瘦肉100克，葱10克，盐3克，植物油50克。

制作：❶ 将白萝卜洗净，切成细丝，用植物油煸炒至五成熟，待用。

❷ 将肉剁成泥，加生姜末、葱花、盐调成白萝卜馅。

❸ 将面粉加清水适量，和成面团，软硬程度与饺子皮一样，分成若干小团。

❹ 将面团擀成薄片，将白萝卜馅填入，制成夹心小饼，放入油锅内，烙熟即成。

功效：开胃健脾，消滞行气。

生姜桑葚饮

配方：桑葚20克，生姜10克。

制作：将老一点的生姜洗净，切丝；桑葚洗净放入大茶杯内，冲入开水，盖上盖子，泡5分钟左右即成。

功效：发汗解表，祛风散寒，降血糖，适用于感冒风寒、糖尿病等症。

姜橘椒鱼汤

配方：鲫鱼1条（约250克），生姜30克，橘皮10克，胡椒3克，盐少许。

制作：❶ 鲫鱼刮鳞去内脏，洗净。

❷ 生姜、橘皮分别洗净，切碎，与胡椒一同装入纱布袋内，填进鱼腹。

❸ 上述食材放入锅内，加适量水以文火煨熟，以盐调味即可。

功效：发汗解表，温中止呕，增进食欲。

附 干姜、生姜皮

干姜

生姜、干姜同出一源，前者取其新鲜根茎，后者为干燥根茎。生姜性味缓和，长于发散表邪，温胃止呕，解半夏、南星及鱼蟹毒；干姜辛热燥烈，功专温中散寒，祛里之寒邪，温回欲脱之阳气。

生姜皮

生姜皮为生姜根茎切下之外表皮。其性味辛，凉。主要功效为利水退肿，常用于水肿小便不利者。

桂枝

桂枝为樟科常绿乔木肉桂的嫩枝，又名柳桂、桂树枝、肉桂枝。常于春季割取嫩枝，趁鲜切成薄片或小段，晒干或阴干入药。生用。

【产地溯源】

主产于广东、广西、云南等地。

【性味归经】

味辛、甘，性温。归心、肺、膀胱经。

【本草语录】

"能利关节，温经通脉……其用之道有六：曰和营，曰通阳，曰利水，曰下气，曰行瘀，曰补中。其功最大，施之最广，无如桂枝汤，则和营其首功也。"——《本经疏证》

"主上气咳逆，结气，喉痹，吐吸，利关节。"
——《神农本草经》

"去伤风头痛，开腠理，解表发汗，去皮肤风湿。"
——《珍珠囊》

"驱风散邪，为解肌第一要药。"——《本草求真》

功效主治

本品发汗解肌，温通经脉，助阳化气，主要适用于如下病症：

外感风寒表证

表实无汗配伍麻黄；表虚有汗配伍白芍、生姜。

水肿、小便不利

常与白术、猪苓、茯苓等同用。

风寒湿痹

常与防风、附子等同用。

寒凝所致痛经、经闭

常与当归、吴茱萸、芍药等同用。

心阳不振、胸痹心痛

常与栝楼、薤白等同用。

现代研究

桂枝含挥发油，油中主要成分为桂皮醛，还含苯甲酸苄脂、乙酸桂皮脂、β-荜澄茄烯、菖蒲烯和香豆精等。具有以下方面的生理作用：

❶ 祛痰镇咳及刺激性利尿作用。

❷ 芳香健胃，促进胃液分泌和肠蠕动。

❸ 扩张血管，增加冠状动脉血流量。

❹ 挥发油促进子宫充血，可通经。

❺ 解热、镇静、镇痛、抗凝血。

❻ 抗菌、抗病毒、抗辐射、抗溃疡、抗血吸虫等。

选购要点

以幼嫩、色棕红、气香者为佳。

贮藏方法

置于通风干燥处，防潮、防蛀。

用法用量

煎服，3～10克，外用适量。

注意事项

1. 本品辛温助热，易伤阴动血，凡阴虚阳盛、血热妄行诸证均忌用。
2. 孕妇及月经过多者慎用。

疗疾验方

治疗骨折

桂枝（去粗皮）、桃仁（炒）、丹皮（去心）各25克，生地汁250毫升，料酒500毫升。前3味共研细末，与后2味共煎熟，去渣温饮1盏，不拘时，未愈再饮。（中医验方）

治疗皮肤瘙痒

干姜9克，桂枝6克，大枣10枚。将3味共煎汤服，每天1剂，1周为1疗程。（中医验方）

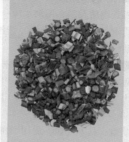

发散风寒药

治疗低血压

桂枝、附子、甘草各 15 克，水煎（附子先煎）代茶饮。每日 1 剂，连服 4～14 剂，待血压正常或接近正常后，再服 10 余剂巩固疗效。（中医验方）

治疗遗尿

桂枝末若干。上药以食醋调成饼状，临睡前先用温水熨脐 10 分钟，再将药饼贴于脐部，纱布固定，次晨取下，每晚 1 次。疗程短者 3～4 次即愈，长者须连用半月方能有效。（中医验方）

治疗神经性皮炎

桂枝、金银花各 30 克，枳壳 15 克。上药加水 1500 毫升，煎沸 5 分钟，去渣。微温洗患处，每日 1 次，连用 10～20 日。（中医验方）

保健药膳

桂枝乳鸽

配方：桂枝 6 克，姜 5 克，甘草 3 克，大枣 6 枚，乳鸽 2 只，料酒 10 克，盐 3 克，胡椒粉 3 克，葱 5 克，酱油 10 克，鸡汤 300 毫升。

制作：❶ 把乳鸽宰杀后，去毛桩、内脏及爪，用沸水焯一下捞起，抹上盐、料酒、酱油、胡椒粉，腌渍 30 分钟。

❷ 将乳鸽放入蒸杯内，加入鸡汤，放入桂枝、姜、甘草、大枣，把蒸杯放入蒸笼内蒸 50 分钟即成。

功效：祛寒补血，适用于血虚寒闭型冠心病患者。

桂枝人参粥

配方：桂枝 6 克，红参 6 克，当归 3 克，甘草 3 克，红枣 6 枚，粳米 100 克，红糖 20 克。

制作：❶ 把桂枝、当归、甘草放入炖杯内，加清水 50 毫升，用中火煎煮 25 分钟，去渣留汁。

❷ 红参切片，红枣去核，放入电饭煲内，粳米淘洗干净，与药汁一同放入电饭煲内，再加清水 1200 毫升，把粥煲熟，加入红糖，拌匀即成。

功效：祛瘀补血，宣痹通阳，适用于血虚寒闭型冠心病患者。

桂枝沉香煮牡蛎

配方：桂枝 10 克，沉香 6 克，牡蛎肉 300 克，料酒 10 克，盐 3 克，味精 2 克，姜 4 克，葱 10 克，胡椒粉 3 克，鸡油 25 克。

制作：❶ 将牡蛎肉洗净，切成 3 厘米见方的薄片；桂枝洗净，去杂质；沉香打成粉；姜拍松，葱切段。

❷ 将桂枝、沉香、牡蛎肉、姜、葱、料酒同放炖锅内，加清水 800 毫升，置武火上烧沸，再用文火炖 30 分钟，加入盐、味精、胡椒粉、鸡油，搅匀即成。

功效：化瘀止痛，适用于胸痹患者。

桂枝川贝蒸梨

配方：桂枝 12 克，川贝母 12 克，炙苏子 12 克，雪梨或水晶梨 2 个，冰糖 20 克。

制作：❶ 把炙苏子、桂枝放入炖杯内，用中火煮 20 分钟，取汁液去渣，待用。

❷ 川贝母打碎；雪梨去核，切成薄片，冰糖打碎。

❸ 把雪梨片、川贝母、药汁液、冰糖同放炖杯内，加清水

250 毫升，置武火上烧沸，再用文火炖 40 分钟即成。

功效：温肺祛痰，止咳平喘。

桂枝当归羊肉汤

配方：羊肉 500 克，桂枝、当归各 10 克，吴茱萸、木通、芍药各 9 克，炙甘草、细辛各 6 克，生姜 10 克，葱 10 克，料酒 10 克，盐 4 克，味精 3 克，胡椒粉 3 克，高汤 2800 毫升。

制作：❶ 将前 7 味药物炮制后，洗净，装入纱布袋内，扎紧口。

❷ 羊肉洗净，切 2 厘米宽 4 厘米长的块；姜拍松，葱切段。

❸ 将药袋、羊肉、姜、葱、料酒同放炖锅内，加入高汤，置武火上烧沸，再用文火煮 45 分钟，加入盐、味精、胡椒粉即成。

功效：温经散寒，活血养血。适用于伤寒阴缩、腹痛、痛经、手足厥冷等症。

桂枝天麻蒸鱼头

配方：桂枝 10 克，天麻 10 克，川芎 6 克，茯苓 10 克，鲤鱼头 1 只（500 克），料酒 10 克，姜 5 克，葱 10 克，盐 3 克，酱油 10 克，鸡汤 300 毫升。

制作：❶ 把天麻、桂枝、茯苓、川芎放入蒸杯内，加清水 50 毫升，用淘米水蒸 30 分钟后，取出，除去药物，留下天麻、茯苓和汁液。

❷ 把鲤鱼头洗净，去鳃，放入盐、葱花、姜丝、料酒、酱油拌匀，腌渍 30 分钟。

❸ 将鲤鱼头、茯苓、天麻同放蒸盆内，倒入药汁液和鸡汤，上笼，用武火大气蒸 25 分钟即成。

功效：补脑化瘀。

发散风热药

发散风热药，辛味发散，凉以清热，主归肺经、肝经，以发散风热为主要作用。适用于外感风热表证或温病初起，症见发热，微恶风寒，咽干口渴，头痛目赤，舌苔薄黄，脉浮数等。部分药物兼有清利头目、利咽、透疹等功效，还可治疗风热或肝经有热所致的目赤肿痛，羞明多泪，咽喉肿痛，麻疹不透和风热咳嗽等。

发散风热药的发散作用较发散风寒药缓和，多数无明显发汗作用。

柴胡

柴胡为伞形科多年生草本植物柴胡或狭叶柴胡的根。前者称北柴胡，后者称南柴胡。柴胡又名地熏、茈胡、山菜、茹草、柴草、萌胡、津胡、山柴胡等，以春、秋二季采挖之根入药。生用或醋炙用。

【产地溯源】

北柴胡主产于辽宁、甘肃、河北等地，南柴胡主产于湖北、四川等地。一般而言，北柴胡品质较优。

【性味归经】

味辛、苦，性微寒。归肝、胆经。

【本草语录】

"主心腹，去肠胃中结气，饮食积聚，寒热邪气，推陈致新。"——《神农本草经》

"主时疾内外热不解。"——《药性论》

"去往来寒热，胆痹，非柴胡梢子不能除。"——《珍珠囊》

"伤寒发汗解表要药……行肝经逆结之气。"——《滇南本草》

"定喘嗽，通畅血脉，泻阴火，滋补元阳。"——《本草蒙筌》

功效主治

本品和解退热，疏肝解郁，升举阳气，主要适用于如下病症：

少阳病

症见寒热往来，胸胁苦满，口苦咽干等。常与黄芩、半夏等配合使用。

感冒发热，热邪较甚

多与葛根、黄芩、石膏等同用。

肝气郁结

症见胸胁胀满，头晕目眩，月经不调等，常加用白芍、当归、茯苓等药物。

气虚下陷

症见神疲发热，食少便溏，久泻脱肛，胃下垂，子宫下垂等，可与升麻、黄芪、人参等配合使用。

现代研究

柴胡与狭叶柴胡均含多种柴胡皂苷、挥发油、甾醇、黄酮类、有机酸等成分，具有以下方面的生理作用：

❶ 镇静，镇痛，镇咳。

❷ 减轻肝损害，增加胆汁和胆固醇排泄。

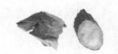
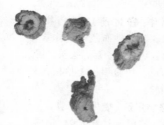

③ 增强肠蠕动。

④ 抑制细菌、病毒，调节免疫。

⑤ 抗炎、抗应激。

⑥ 解热，降血压，降血脂，抑制心肌等。

选购要点

以主根粗大，少支根，黄褐色，气微香，味淡者为佳。

贮藏方法

置于通风干燥处，防潮、防蛀。

用法用量

煎服，3～9克。和解退热宜生用，疏解肝郁宜醋炙，骨蒸劳热当用鳖血拌炒。

注意事项

1. 本品性能升发，故真阴亏损、肝阳上升之证忌用。

2. 大叶柴胡有毒，不可作柴胡用。

3. 注意与银柴胡区别使用。

 疗疾验方

治疗积热下痢

柴胡、黄芩各等份，用酒、水各半煎至七成，待冷却后空腹服下。(《本草纲目》)

治疗伤寒余热（伤寒之后，体瘦肌热）

柴胡120克、甘草30克，每次取6克，煎服。(《本草纲目》)

治疗虚劳发热

柴胡、人参各等份，每次服9克，加姜、枣水煎服。(《本草纲目》)

治疗耳聋

柴胡500克，香附、川芎各250克。上药共研细末，制成水丸。早晚各服5克，10日

为1个疗程。(中医验方)

治疗湿热黄疸

柴胡30克、甘草7.5克、白茅根一小把，加水一碗，煎取七成，适当分次服完。(《本草纲目》)

 保健药膳

柴胡煮冬瓜

配方：柴胡30克，冬瓜300克，姜、葱、盐、鸡精、鸡油各适量。

制作：① 将柴胡用水煎取50毫升药液；冬瓜洗净，去皮，切4厘米长2厘米宽的块；姜切片，葱切段。

② 将柴胡药液、冬瓜同放锅内，加入料酒、姜、葱、水800毫升，置武火上烧沸，文火煮35分钟，加入盐、鸡精、鸡油即成。

功效：疏风退热，疏肝解郁。适用于阴虚发热，肝气郁结，咳嗽等症。

柴胡甘草炖甲鱼

配方：柴胡6克，生甘草6克，酒黄柏6克，升麻6克，泽泻10克，当归尾10克，羌活6克，麻黄根6克，汉防己6克，龙胆草6克，茯苓15克，红花3克，五味子6克，甲鱼1只，料酒10克，盐4克，味精3克，胡椒粉3克，姜5克，葱10克，上汤2800毫升。

制作：① 将前13味药物洗净，装入纱布袋内，扎紧袋口；甲鱼宰杀后，去头、尾、内脏，留鳖甲；姜拍松，葱切段。

② 将甲鱼、鳖甲、药包、姜、葱、料酒、上汤同放炖锅内，

置武火上烧沸，再用文火炖45分钟，加入盐、味精、胡椒粉即成。

功效：清利湿热，滋补气血。适用于阴囊湿痒，睾丸阴冷等症。

柴胡饮

配方：柴胡20克，黄芩15克，半夏15克，白芍15克，枳实10克，生姜10克，大枣4枚，大黄10克，白糖30克。

制作：① 将以上药物放入炖锅内，加入清水适量，置武火上煎煮25分钟，停火，过滤去渣，留药液。

② 在药液中加入白糖搅匀即成。

功效：疏肝解郁，止泄泻，止呕吐。适用于胸胁苦满，心下痞，下痢肠炎患者。

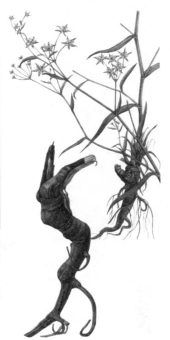

薄荷

薄荷为唇形科多年生草本植物薄荷和家薄荷的茎叶，又名苏薄荷、蕃荷菜、人丹草、升阳菜、夜息花、南薄荷、杭薄荷、猫儿薄荷、太仓薄荷。收获期因地而异，每年一般可采收2～3次。阴干。用时润软切段。

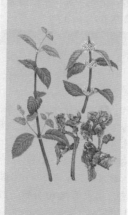

【产地溯源】

我国南北均产，主产于江苏、江西、浙江等地，一般认为江苏太仓的薄荷质量最优。

【性味归经】

味辛，性凉。归肺、肝经。

【本草语录】

"薄荷，味辛能散，性凉而清，通利六阳之会首，祛除诸热之风邪。"——《药品化义》

"薄荷，不特善解风邪，尤善解忧郁。"——《本草新编》

"利咽喉口齿诸病。治瘰疬、疮疥、风瘙瘾疹。"——《本草纲目》

"消散风热，清利头目，头风头痛，失音痰嗽，眼耳咽喉口齿诸病，皮肤瘾疹，瘰疬疮疥。"——《本草备要》

"主贼风伤寒，发汗，治恶气心腹胀满。"——《新修本草》

功效主治

本品疏散风热，清利头目，利咽，透疹，疏肝解郁，主要适用于如下病症：

外感风热表证

症见发热头痛、目赤、咽喉疼痛等，常与金银花、荆芥、桔梗等同用。

麻疹不透或风热所致的风疹、痒疹

常与牛蒡子、蝉蜕、升麻等同用。

肝郁化火

症见目赤肿痛、视物模糊、头痛、头晕，常与桑叶、菊花、黄芩等同用。

现代研究

本品主要含挥发油，油中有薄荷酮、薄荷脑、薄荷酯类多种成分；另含异端叶灵、薄荷糖苷、多种游离氨基酸、迷迭香酸、树脂、鞣质等，具有以下方面的生理作用：

❶ 对结核杆菌、伤寒杆菌有抑制作用，并能杀灭阴道滴虫。

❷ 内服可使皮肤毛细血管扩张，促进汗腺分泌，故有发汗解热的作用。

❸ 外用能使皮肤、黏膜血管收缩，麻痹神经末梢，故有消炎止痛、清凉止痒的作用。

选购要点

以无根，叶多，色深绿，味清凉，香气浓者为佳。

贮藏方法

贮于有盖容器内，置于阴凉干燥处。

用法用量

煎服，3～6克，本品芳香之气较浓，宜后下，外用适量。薄荷叶发汗解表之力较强，其梗作用缓和，多用于行气和中。

注意事项

本品芳香辛散，发汗耗气，故表虚自汗、阴虚发热者忌用。

疗疾验方

治疗鼻血不止

薄荷汁滴入鼻中，或以干薄荷煎水，以棉球裹汁塞鼻。（《本草纲目》）

治疗急性乳腺炎未溃脓者

薄荷、橘叶各60克。水煎，过滤，用毛巾浸汤热敷患处。每

日1剂，早、晚各敷1次。（中医验方）

治疗痤疮

薄荷5克、丹参20克，制成溶剂。洗脸后，将药涂于患处，每日3次。（中医验方）

治疗血痢不止

薄荷叶适量，煎汤常服。（《本草纲目》）

治疗瘰疬

新薄荷480克、皂荚1个（水浸去皮），捣烂取汁，置于器皿内熬成膏，加黑牵牛（半生半炒）60克、连翘末15克、皂荚仁45克，一起捣烂调匀制丸，如梧桐子大。每服30丸，煎连翘汤送下。（《本草纲目》）

保健药膳

薄荷粥

配方：鲜薄荷30克，粳米100克。

制作：❶将薄荷洗净，放入锅内，加水适量，煎熬5～10分钟，去渣留汁。

❷将粳米淘洗干净，加入盛有薄荷汁的锅中，加入清水适量，置武火上烧沸，再用文火熬至熟即成。

功效：清热解暑，清利咽喉。适用于风热感冒，头痛目赤，咽喉肿痛，骨质疏松等症。

薄荷绿豆粥

配方：绿豆50克，薄荷10克，粳米250克，冰糖适量。

制作：❶绿豆、薄荷、粳米淘洗干净；薄荷用纱布袋装好。

❷绿豆、薄荷、粳米放入锅内，加清水适量，用武火烧沸后，转用文火炖至米烂成粥。

❸将冰糖放入锅内，加少许水，用文火熬成冰糖汁，倒入粥内，搅拌均匀即成。

功效：清热止渴，消水肿，预防中暑。适用于暑热烦渴，疮毒疖肿，骨质疏松等症。

薄荷苹果沙司

配方：苹果2个，鲜薄荷叶、白醋、精盐、胡椒粉各适量。

制作：❶苹果洗净，去皮、核，放入开水锅中煮熟，捞出，放入碗中，捣碎。

❷薄荷叶洗净，剁碎。

❸将白醋、精盐、胡椒粉加入苹果泥中，拌匀，最后加入薄荷叶即成。

功效：醒脾开胃，适用于骨质疏松等症。

二荷鳢鱼煲

配方：薄荷5克，荷叶5克，鳢鱼500克，香菇10克，冬笋25克，火腿肉50克，鸡精5克，味精5克，胡椒粉5克，盐5克，姜5克，葱5克，棒子骨汤2500毫升。

制作：❶将鳢鱼宰杀后，去内脏，洗净；薄荷、荷叶洗净；香菇洗净，一切两半；冬笋发好，切片；火腿肉切片。

❷将鳢鱼放在煲内，加入药物、食物、调料、棒子骨汤，置武火上烧沸，用文火煲熟，既可烫其他菜食用，又可直接佐餐。

功效：清热解暑，利水消肿。适用于诸多水肿，虚劳骨蒸，更年期综合征等。

青果薄荷汁

配方：猕猴桃3个，苹果1个，薄荷叶3片。

制作：❶猕猴桃去皮取瓤，切

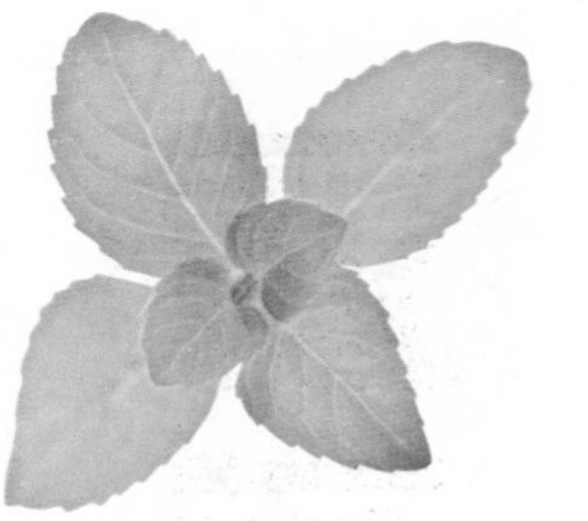

成小块；苹果洗净后去核去皮，也切成小块。

❷薄荷叶洗净，放入榨汁机中打碎，过滤干净后倒入杯中。

❸猕猴桃块、苹果块也放入榨汁机中搅打成汁，倒入装薄荷汁的杯中拌匀，即可直接饮用。

功效：生津止渴，健胃消食。用于口渴，食欲不振。

玉竹薄荷蜜饮

配方：玉竹3克，薄荷叶2片，白蜜5克，生姜1片。

制作：以上各味共同煎汤，每日1剂，饭后临睡前饮用。

功效：清热去火，平肝潜阳，提高视力。

薄荷白粱米粥

配方：薄荷叶30克，白粱米150克，荆芥、豆豉各20克，冰糖15克。

制作：❶将白粱米淘洗干净，用冷水浸泡半小时，捞起，沥干水分。

❷锅中加入约1500毫升冷水，放入荆芥、薄荷叶、豆豉煮沸，熄火等待10分钟，过滤取汁。

❸将白粱米加入汁液中，先用旺火烧沸，然后转小火熬成粥，下入冰糖拌匀即可。

功效：调理肠胃，治疗便秘，预防暗疮。

牛蒡子

牛蒡子为菊科二年生草本植物牛蒡的干燥成熟果实，又名大力子、鼠粘子、恶实等。秋季果实成熟时采收果序，晒干，打下果实，除去杂质，再晒干。

生用或炒用，用时捣碎。

发散风热药

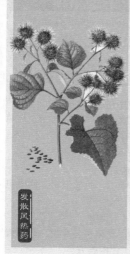

【产地溯源】

主产于河北、吉林、浙江等地。浙江桐乡产者质佳，称为杜大力。

【性味归经】

味辛、苦，性寒。归肺、胃经。

【本草语录】

"牛蒡子能升能降，力解热毒。味苦能清火，带辛能疏风，主治上部风痰，面目浮肿，咽喉不利，诸毒热壅……时行疹子，皮肤瘾疹，凡肺经郁火，肺经风热，悉宜用此。"——《药品化义》

"消斑疹毒。"——《本草纲目》

功效主治

本品疏散风热，透疹利咽，解毒散肿，主要适用于如下病症：

外感风热或温病初起

症见咳嗽、咯痰不爽、头痛等，常与荆芥、薄荷、桔梗、金银花等同用，兼便秘者尤宜。

麻疹初起疹出不畅或风疹等

常与荆芥、蝉脱、葛根、连翘等同用。

咽喉红肿疼痛

常与板蓝根、玄参、桔梗、甘草等同用。

现代研究

本品含牛蒡苷、脂肪酸、联噻吩及其衍生物、萜类、牛蒡甾醇、胡萝卜苷及维生素等，具有以下方面的生理作用：

❶ 对金黄色葡萄球菌、肺炎双球菌有显著抗菌作用。

❷ 对多种致病性皮肤真菌有不同程度的抑制作用。

❸ 抗肿瘤。

❹ 解热，利尿，降血糖等。

选购要点

以果实均匀，饱满，富含油性，无杂质者为佳。

贮藏方法

置通风干燥处，防潮，防蛀。

用法用量

6～12克。入煎剂，或入丸散剂，炒用寒性略减。

注意事项

本品性寒滑利，气虚便溏者忌用。

疗疾验方

治疗风热头痛

牛蒡子、石膏各等份，共研为末，茶清调服。（《本草纲目》）

治疗水肿

牛蒡子60克微炒，研为细末。每服6克，温水调下，每日3～4次。（《太平圣惠方》）

治疗风热痹痛

鼠粘子酒：牛蒡子以酒研烂，再浸酒服。每服1小盏，早晚空腹各1次。适应证：风热所致的历节风，肢体顽麻，腰脚疼痛。（《太平圣惠方》）

治疗面瘫

牛蒡子30～40克，白芷6～10克。上药用量由小到大，先煎牛蒡子，煮沸后1小时加入白芷，同煎3次，每次30分钟，煎取药液大于600毫升。每次200毫升，每日3次温服。（中医验方）

蝉蜕

蝉蜕为蝉科昆虫黑蚱羽化后的蝉壳。

又名蝉壳、枯蝉、蝉退、蝉衣、热皮、知了皮、唧唧皮、蝉退壳、金蝉蜕、土蝉蜕、金牛儿、麻儿乌皮、唧唧猴皮、催米虫壳。皆为野生。夏、秋二季采收，去净泥土，晒干。生用。

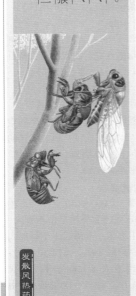

发散风热药

【产地溯源】
主产于山东、河南、江苏等地。

【性味归经】
味甘，性寒。归肺、肝经。

【本草语录】
"治头风眩晕，皮肤风热，痘疹作痒，破伤风及疔肿毒疮，大人失音，小儿嗓风天吊，惊哭夜啼，阴肿。"——《本草纲目》

"主小儿痫。"——《名医别录》

"主小儿浑身壮热，惊痫、兼能止渴。"——《药性论》

功效主治

本品疏散风热，透疹止痒，明目退翳，止痉，主要适用于如下病症：

风热表证及温病卫分证
症见发热、头痛等，宜与薄荷、牛蒡子等药同用。对以上病症而兼风热郁肺，声音嘶哑或咽喉痒痛、咳嗽者，尤为适宜。

风邪外郁所致的皮肤瘙痒
治风热瘙痒，与薄荷同用；属风寒者，可与麻黄、防风、荆芥等药同用。

目赤翳障
对于肝热上攻所致的目赤流泪、翳膜遮睛之症，常与菊花、车前子、决明子等清肝明目药同用。

麻疹初起，疹出不透
与薄荷、荆芥穗、牛蒡子等解表透疹药同用。

肝风内动，痉挛抽搐
肝热动风者，常与牛黄、钩藤等清肝息风药同用；治慢惊风，与全蝎、天南星等止痉药同用；治破伤风，可与天南星、全蝎、天麻等祛风止痉药同用。

现代研究

本品含大量甲壳质，并含异黄质蝶吟、赤蝶吟、蛋白质、氨基酸、有机酸、酚类化合物、壳聚糖、组胺、腺苷三磷酸酶等成分。具有以下方面的生理作用：

❶ 镇痛，镇静，止痉，抗惊厥作用。

❷ 免疫抑制作用。

❸ 有较弱的解热作用，其中蝉蜕头足较身体的解热作用强。

❹ 能选择性抑制癌细胞生成而不影响正常细胞。

选购要点

以色红黄，体轻，完整，无泥沙者为佳。

贮藏方法

贮于有盖容器中，置于通风干燥处，防潮，防蛀。

用法用量

煎服，3～6克，或单味研末冲服。一般病症用量宜小，止痉则需大量。

注意事项
古籍中有"主妇人生子不下"的记载，故孕妇当慎用。

疗疾验方

治疗破伤风（发热）
追风散：将蝉蜕研为末，加葱汁调匀，涂于破处，流出恶水，立效。（《本草纲目》）

治疗脱肛
蝉蜕晒干，研极细末，调敷患处。（中医验方）

治疗小儿高热
蝉蜕、夏枯草各9克，煎汤代茶饮。（中医验方）

菊花

菊花为菊科多年生草本植物菊的头状花序，又名黄华、金英、甘菊、真菊等。由于产地、花色、加工方法的不同，又分为白菊花、黄菊花、杭菊花、滁菊花等品种。于霜降花开时采摘，花期采收，阴干。

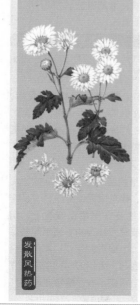

【产地溯源】

主产于浙江、安徽、河南及四川等地。其中白菊花主产于安徽亳州，滁菊花主产于安徽滁州，真菊花主产于安徽歙县，杭菊主产于浙江，一般认为，白菊花和滁菊花品质最优。

【性味归经】

味甘、苦，性微寒。归肺、肝经。

【本草语录】

"主诸风头眩，肿痛，目欲脱，泪出，皮肤死肌。"——《神农本草经》

"治头目风热，风眩倒地，脑骨疼痛，身上一切游风，令消散，利血脉。"——《药性论》

"去翳膜，明目。"——《用药心法》

功效主治

本品疏散风热，平肝明目，清热解毒，主要适用于如下病症：

外感风热

症见发热、头痛等，常与桑叶、连翘、薄荷同用。

肝经风热

症见目赤疼痛、多泪，常与白蒺藜、蝉蜕、木贼等同用。

肝阳上亢

症见头眩、头痛，常与石决明、夏枯草、钩藤等同用。

肝肾精血不足

症见头晕眼花、目干涩等，配伍枸杞子、山茱萸、熟地等。

现代研究

菊花含挥发油，包括龙脑、樟脑、菊油环酮等，同时又含三萜类化合物和黄酮类化合物。黄酮类化合物有槲皮苷、大波斯菊苷、刺槐苷、百里香酚以及花色素、菊苷氨基酸、多糖、香豆精、维生素A、维生素B_1等，具有以下方面的生理作用：

❶ 对金黄色葡萄球菌、溶血性链球菌、痢疾杆菌、伤寒杆菌等均有抑制作用。

❷ 大剂量菊花有明显的解热和降压作用。

❸ 增强毛细血管壁弹性，并能抑制毛细血管的通透性而有抗炎作用。

❹ 扩张冠状动脉，增加冠脉血流量。

❺ 提高心肌耐缺氧能力，降血压等。

选购要点

以花朵完整，颜色鲜艳，气味清香，无杂质者为佳。

贮藏方法

贮于有盖容器内，置阴凉干燥处，防蛀，防潮。

用法用量

煎服，5～9克；可单味泡服，代茶饮；或入丸、散剂。白菊花味多甘，清肝明目功效较好；黄菊花味多苦，疏风清热之力较强；野菊花则用以清热解毒。

注意事项

凡阳虚或头痛而恶寒者，均忌用。

疗疾验方

治疗流行性感冒

菊花、枸杞子各6克，料酒200毫升。菊花、枸杞子用料酒浸泡10～20天，去渣，加蜂蜜

中医入门一看就懂

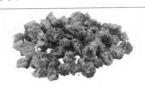

少许，早晚各饮1小杯。（中医验方）

防治高血压、冠心病

取白菊花、金银花各5克，用沸水冲泡当茶饮，连用3～7日。（中医验方）

治疗脓肿

鲜菊花500克捣烂，或干菊花50克煎液，外敷患处，每日数次。（中医验方）

治疗湿疹

野菊花全草250克。上药切碎置砂锅中，加水2000毫升，文火煎至800毫升，过滤，趁热熏洗患处15分钟，然后用洁净的陈石灰粉扑之，每日2次。（中医验方）

治疗青春痘、粉刺

鲜菊花1000克捣烂，或野菊花500克水煎液浓缩，敷面部，20分钟后洗净，每周2次。（中医验方）

治疗眩晕

绿茶、菊花、槐花各3克。上3味放入杯中，沸水冲泡，频频饮用，每日数次。（中医验方）

治疗风热头痛

用菊花、石膏、川芎各9克，共研为末。每次服4.5克，茶调下。（《本草纲目》）

治疗膝风痛

用菊花、陈艾叶制作成护膝，敷在膝部，长期应用有效。（《本草纲目》）

治疗病后生翳

白菊花、蝉蜕各等份，共研为末。每用6～9克，加蜂蜜少许，水煎服。（《本草纲目》）

治疗妇女阴肿

甘菊花捣烂煎汤，趁热先熏后洗。（《本草纲目》）

治疗眼目昏花

甘菊花240克，红椒（去子）180克。共研为末，加鲜地黄汁和丸，如梧桐子大。每服50丸，临睡时以茶送下。（《本草纲目》）

 保健药膳

菊花香菇炒墨鱼

配方：鲜菊花50克，香菇30克，墨鱼100克，姜5克，葱10克，盐5克，鸡汤400毫升，植物油50克。

制作：❶ 鲜菊花洗净，去杂质；香菇发透，去根蒂，一切两半；墨鱼洗净，切3厘米见方的块；姜切丝，葱切段。

❷ 把炒锅置武火上，加植物油，烧至六成热时，加入姜、葱爆香，下入墨鱼块、香菇、菊花、盐、鸡汤，用文火煲10分钟即成。

功效：疏风清热，明目降压。

菊花芹菜煲兔肉

配方：菊花20克，芹菜50克，兔肉150克，姜5克，葱10克，蒜10克，盐3克，植物油30克。

制作：❶ 菊花洗净，去杂质；芹菜洗净，切4厘米长的段；兔肉洗净，切4厘米见方的块；姜切片，葱切段，蒜去皮切片。

❷ 把炒锅置武火上烧热，加入植物油，油六成热时加入姜、葱、蒜爆香，随即加入兔肉、芹菜、菊花、盐炒匀，加水300毫升，用文火煲30分钟即成。

功效：补气血，美容颜，降血压。

菊花核桃粥

配方：菊花15克，核桃仁15克，大米100克。

制作：❶ 菊花洗净，去杂质；核桃仁洗净；大米淘洗干净。

❷ 把大米、菊花、核桃仁同放锅内，加入清水800毫升。

❸ 把锅置武火上烧沸，再用文火煮45分钟即成。

功效：散风热，补肝肾，降血压。

红枣菊花烧龟肉

配方：大枣10枚，鲜菊花30克，龟1只（200克），姜5克，葱10克，盐5克，鸡汤300毫升，植物油50克。

制作：❶ 把大枣、菊花洗净；龟宰杀后，去头、尾、爪及内脏，切成4大块，留下龟板；姜切片，葱切段。

❷ 把炒锅放在武火上，加入植物油，烧至六成热时，加入姜、葱爆香，下入龟肉炒2分钟，加入鸡汤、盐、菊花、大枣，烧至汁浓稠龟肉熟即成。

功效：滋阴补血，平肝明目，降低血压。

芸豆菊花糕

配方：菊花3克，芸豆500克，大枣250克，红糖50克。

制作：❶ 将芸豆用水泡发后，放在锅内，加水适量，煮至烂熟，待冷，放在洁净的笼布里揉搓成泥。

❷ 大枣洗净，水泡后去核，煮至烂熟，趁热加红糖、菊花，拌至成泥，待冷。

❸ 把芸豆泥摊在案板上，用铲或菜刀抹为约1厘米厚的长片，上面再抹擦一层枣泥，纵向卷起，再用刀与糕条成垂直方向切成正方形糕块即成。

功效：补脾消肿，清热明目。

葛根

葛根为豆科植物野葛或甘葛藤的干燥根，又名干葛、甘葛、黄葛根、葛条根、野葛根、根、粉葛、粉葛根、葛麻茹、葛子挖，野葛多趁鲜切成厚片或小块，秋、冬二季采。干燥；甘葛藤习称「粉葛」，除去外皮，用硫黄熏后，稍干，截段或再纵切两半，干燥。生用或煨用。

发散风热药

【产地溯源】

野葛主产于湖南、河南、浙江等地，甘葛主产于广东、广西等地。

【性味归经】

味甘、辛，性凉。归脾、胃经。

【本草语录】

"清风寒，净表邪，解肌热，止烦渴，泻胃火之药也。"——《本草汇言》

"疗伤寒中风头痛，解肌发表，出汗，开腠理，疗金疮，止胁风痛。"——《名医别录》

"止血痢。"——《日华子本草》

"主消渴，身大热，呕吐，诸痹，起阴气，解诸毒。"——《神农本草经》

功效主治

本品解肌退热，透发麻疹，生津止渴，升阳止泻，主要适用于如下病症：

外感表证兼项背强痛

属风寒者，可加用麻黄、桂枝；属风热者，可与柴胡、黄芩等配合使用。

麻疹透发不畅

可与升麻、菊花等配合使用。

泄泻

湿热泄泻者，可加用黄连、黄芩等药物；脾虚泄泻者，可与党参、白术、木香等配合使用。

热病口渴，消渴

可与天花粉、麦冬、乌梅等配合使用。

现代研究

本品含多种黄酮类化合物、香豆素类、尿囊素、胡萝卜苷、β-谷甾醇、羽扇豆酮、三萜皂苷等成分，具有以下方面的生理作用：

❶ 对平滑肌有解痉或松弛作用。

❷ 扩张冠状动脉和脑血管，增加冠脉血流量和脑血流量。

❸ 降低心肌耗氧量，增加氧供应。

❹ 直接扩张血管，使外周阻力下降，有明显降压作用，能较好缓解高血压人的"项紧"症状。

❺ 解热，降血糖。

❻ 葛根水煎剂对痢疾杆菌有抑制作用。

选购要点

以片大、质坚实、粉性足、色洁白、纤维少者为佳。

贮藏方法

贮于有盖容器内，置阴凉干燥处，防潮，防蛀。

用法用量

煎服，9～15克。退热生津宜生用，升阳止泻宜煨用。

注意事项

表虚多汗、斑疹已透者不宜服。

 疗疾验方

治疗糖尿病

糖尿病伴泄泻、口渴者，可用葛根20克、白术12克水煎服。（中医验方）

防止醉酒

葛根50克。水煎，取汁100毫升，饮酒前服。（中医验方）

治疗足癣

葛根、白矾、千里光各等份。上药烘干，研为细末，分袋包

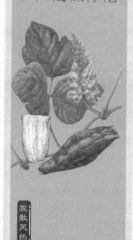

中医入门一看就懂

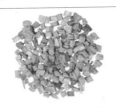

装，每袋 40 克，密封。每次 1 袋，倒入盆中，加温水约 3000 毫升混匀，每晚浸脚 20 分钟。7 日为 1 个疗程。用药期间不用其他药物。（中医验方）

治疗小儿风热呕吐、惊悸夜啼

葛根粥：用葛根 30 克，以水 1500 毫升，煎取汁，去滓，下米 100 克，煮粥食之。（《食医心鉴》）

治疗伤寒（初觉头痛，内热脉洪）

葛根 120 克，加水 400 毫升，豆豉 200 毫升，同煮取汁 100 毫升饮服。加生姜汁更好。（《本草纲目》）

治疗烦躁热渴

水浸粟米，一夜后取水 100 毫升，拌入葛根粉 120 克，煮熟，加米汤同服。（《本草纲目》）

治疗心热吐血

生葛根捣汁 100 毫升，一次服完。（《本草纲目》）

治疗热毒下血

生葛根 480 克，捣汁 200 毫升，加入藕汁 200 毫升，调匀服下。（《本草纲目》）

 保健药膳

党参葛根蒸鳗鱼

配方：党参 15 克，葛根 15 克，鳗鱼 1 尾（500 克），料酒 10 克，葱 10 克，姜 5 克，盐 5 克，酱油 10 克，味精 3 克。

制作：❶ 把鳗鱼洗净，去内脏；党参、葛根切薄片；葱切

段，姜切片。

❷ 把鳗鱼放在蒸盆内，加入盐、葱、姜、酱油、料酒，拌匀腌渍 30 分钟，放入党参、葛根，加入上汤 300 毫升。

❸ 把蒸盆置蒸笼内，用武火大气蒸 25 分钟即成。

功效：滋阴补气，适用于三消型糖尿病患者。

山药葛根粥

配方：山药 20 克，葛根 30 克，大米 100 克。

制作：❶ 将山药用清水浸泡一夜，切 3 厘米见方的片；葛根用水润透，切成薄片；大米淘洗干净。

❷ 将大米、葛根、山药同放锅内，加水 800 毫升，置武火上烧沸，再用文火煮 35 分钟即成。

功效：健脾，止渴，减肥。

葛根粉粥

配方：葛根粉 30 克，粳米 60 克。

制作：❶ 将葛根洗净切片，加水磨成浆，取淀粉晒干。

❷ 将粳米淘洗干净，放入锅内，加水适量，用武火烧沸，再用文火煮至半熟，加入葛根粉，继续煮熟即成。

功效：清热，生津，降血压。适用于高血压、冠心病、糖尿病、口干烦渴、骨质疏松等症。

葛根山楂炖牛肉

配方：葛根 10 克，山楂 5 克，牛肉 100 克，料酒 10 克，盐 5 克，白萝卜 200 克，姜 5 克。

制作：❶ 葛根洗净，切片；山楂切片；牛肉洗净，切 3 厘米见方的块；白萝卜洗净，切 3 厘米见方的块；姜拍松。

❷ 把葛根、山楂、牛肉、料

酒、白萝卜、盐放入炖锅内，加水 800 毫升，用武火烧沸，再用文火炖 1 小时即成。

功效：养脾胃，清肺热。

赤豆葛根蒸鲤鱼

配方：葛根 50 克，赤小豆 50 克，陈皮 6 克，草果 6 克，活鲤鱼 1 尾（1000 克），姜 5 克，葱 10 克，胡椒 2 克，盐 4 克，鸡汤 1500 毫升，绿叶蔬菜 250 克。

制作：❶ 将鲤鱼宰杀后，去鳞、鳃及肠杂，洗净。

❷ 把赤小豆、葛根、陈皮、草果洗净后，塞入鲤鱼腹内，再放入盆内，另加适量姜、葱、胡椒、盐，灌入鸡汤，上笼蒸制。

❸ 蒸制时间约 1 小时，待鲤鱼蒸熟后，即可出笼。另将葱丝或绿叶蔬菜用汤略烫，投入鱼汤中即成。

功效：利水消肿，调节血糖。

葛根桂枝酒

配方：葛根 50 克，桂枝、丹参各 30 克，炒白芍 50 克，甘草 10 克，白酒 500 毫升。

制作：❶ 将前 5 味粗碎，置容器中，加入白酒，密封。

❷ 浸泡 5～7 日后，过滤去渣即成。

功效：祛风通络，疏筋缓急。

葛根饮

配方：葛根 9 克，麦冬 9 克，牛奶 5 克。

制作：❶ 把葛根、麦冬洗净，用 100 毫升水煎煮 25 分钟，滗出汁液，再加入 50 毫升水煎煮 25 分钟，除去葛根和麦冬。

❷ 把药液与牛奶搅匀，上中火烧沸即成。

功效：滋阴补肾，生津止渴。适用于下消型糖尿病患者。

第五章

清热

常用药

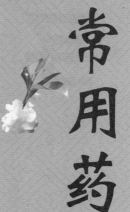

含义

凡以清泻里热为主要功效，常用以治疗里热证的药物，称为『清热药』。

分类

清热泻火药：以清泻火热为主要作用的药物。

清热凉血药：以清解血分之热为主要作用的药物。

清热燥湿药：以清热燥湿为主要作用的药物。

清热解毒药：以清解热毒为主要作用的药物。

清虚热药：以清虚热、退骨蒸为主要作用的药物。

功效

中医论点：本类药物均属寒性，由于药味的不同，大体分为苦寒、甘寒两类，分别具有清热泻火、燥湿、解毒、凉血、清虚热等功效，主要用于各种里热证，如湿热诸证、温毒发斑、痈肿疮毒及阴虚发热等。

现代药理：清热药具有抗菌作用，对流感病毒有抑制作用，又有消炎、解热、镇静、降压等作用。部分清热药还能促进机体免疫功能，以及解蛇毒、抗肿瘤、利胆保肝、降低谷丙转氨酶浓度土坷垃等。

应用

应用清热药时，首先要辨别热证虚实，同时还要注意有无兼证，并选择适当药物予以配伍。如里热邪实，表证未解时，与解表药配伍；里热内盛，津液受损时，与养阴生津药配伍；若兼有气虚者，当配补气药；若里热积滞，大便不下，与泻下药配伍使用。

禁忌

1.清热药药性寒凉，易伤脾阳，苦味败胃，故脾胃虚寒、胃纳不佳、肠滑易泄者要慎用。忌用于寒证，对于真寒假热者，尤应辨清，绝不能误用，以免雪上加霜。

2.服药剂量不宜过重，服药时间不可过长，一旦热象消退便应停用，以免克伐太过，损伤正气。

清热泻火药

清热泻火药，性味大多甘寒或苦寒，主要归肺、胃、心、肝经，以清气分实热为主要作用，适用于急性热病具有高热、烦躁、口渴、脉洪实有力、苔黄、小便短赤等症，并可用于治疗肺热、胃热、心热、暑热引起的多种实热证。

应用本类药物时，常根据不同兼证作相应的配伍，若体虚兼有火热证候的患者使用本类药物，应适当配伍扶正药物。

决明子

决明子为豆科植物决明或小决明的成熟种子，又名草决明、羊明、羊角等。于秋季果实成熟后采收，将全株割下或摘下果实，晒干，打出种子，扬净硬壳及杂质，再晒干。生用或炒用。

【产地溯源】
主产于安徽、广西、四川、浙江、广东等地。

【性味归经】
味苦、甘、咸，性微寒。归肝、大肠经。

【本草语录】
"治青盲，目淫肤赤白膜，眼赤痛，泪出，久服益精光。"——《神农本草经》

"治小儿五疳，擦癣癞。"——《生草药性备要》

"利五脏……除肝家热。"——《药性论》

功效主治

本品清肝明目，润肠通便，主要适用于如下病症：

目赤目暗
治疗肝火上扰，目赤涩痛，常配栀子、夏枯草等同用；治风热上攻，头痛目赤，常配桑叶、菊花、青葙子等同用；治肝肾精血亏虚，不能上养而致头痛眩晕，目暗不明，常配枸杞子、沙苑子等同用。

肠燥便秘
治疗肠燥内热，大便秘结，单用泡茶饮，或配火麻仁、栝楼仁等同用。

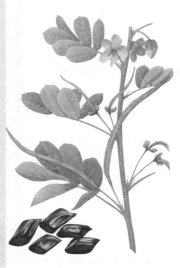

现代研究

决明子含大黄酚、大黄素、大黄素甲醚、决明素、决明子苷、决明蒽醌和决明子内酯等，具有以下方面的生理作用：

❶ 对葡萄球菌、白喉杆菌及伤寒杆菌、副伤寒杆菌、大肠杆菌等有抑制作用。

❷ 降血脂，抑制动脉粥样硬化，抗血小板聚集。

❸ 降压，利尿。

❹ 促进胃液分泌，保肝及缓泻等。

❺ 决明子在现代用于治疗高血压、血脂异常、夜盲症、急性角膜炎及口腔炎等。

选购要点

以颗粒均匀、饱满，黄褐色者为佳。

贮藏方法

置阴凉干燥处，谨防受潮。

用法用量

煎汤，9～15克，大剂量可用至30克；或研末；或泡茶饮。外用适量，研末调敷。

注意事项

虚寒证，尤其是脾虚便溏者忌用。

疗疾验方

治疗夜盲症

决明子200克，地肤子150克，共研为末，加米汤做成丸，如梧桐子大。每服20～30丸，米汤送下。(《本草纲目》)

治疗痤疮

决明子15克，炒研，用绿茶调和，敷两侧太阳穴。每日1次。(中医验方)

治疗眼睛红肿

决明子炒后研细，加茶调匀，敷于太阳穴处，药干即换。(《本草纲目》)

治疗鼻血不止

决明子末加水调和，敷于胸口处。(《本草纲目》)

保健药膳

菊楂决明饮

配方：菊花3克，山楂15克，决明子15克。

制作：❶ 菊花洗净；山楂洗净，切片；决明子打碎。

❷ 把菊花、山楂、决明子放入炖杯内，加水250毫升。

❸ 把炖杯置武火上烧沸，再用文火煎10分钟即成。

功效：疏风清热，解毒降压。

柿子决明茶

配方：鲜柿子2个，决明子15克。

制作：❶ 决明子打碎，加水煎煮15分钟，取汁100毫升。

❷ 鲜柿子去皮，用纱布绞取汁液，将柿子汁与决明子汁混匀即成。

功效：清热止渴，降低血压。

决明党参蒸鳗鱼

配方：决明子12克，党参10克，鳗鱼1尾（300克），料酒120克，姜5克，葱10克，盐5克，鸡汤300毫升。

制作：❶ 决明子打成粉；党参切片；鳗鱼洗净，切3厘米长的段；姜切片，葱切段。

❷ 把鳗鱼放入蒸盆内，抹上料酒、盐、姜片、葱段放在鳗鱼周围；决明子水煎20分钟，取汁液50毫升加入蒸盆内，另把党参片放在鳗鱼身上，再加入鸡汤。

❸ 把蒸盆置蒸笼内，用武火大气蒸35分钟即成。

功效：补气血，化湿浊，降血压。

决明五味炖乌鸡

配方：决明子12克，五味子10克，乌鸡1只（1000克），姜5克，葱10克，盐5克。

制作：❶ 把决明子、五味子洗净；乌鸡宰杀后去毛桩、内脏及爪；姜拍松，葱切段。

❷ 把盐抹在鸡身上，姜、葱、

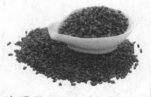

决明子、五味子放入鸡腹内，把鸡放入炖锅内，加清水1500毫升。

❸ 把炖锅置武火上烧沸，再用文火炖1小时即成。

功效：补气血，降血压。

决明子蔬菜汤

配方：决明子35克，枸杞子6克，大白菜150克，萝卜30克，干海带芽、紫菜末各10克，葱3根，味精15克。

制作：❶ 萝卜（去皮）、大白菜洗净，切块；葱洗净，切段；味精加入适量水，轻轻搅动化开。

❷ 决明子放入锅中加适量水煮30分钟，滤除杂质，汤汁留下。

❸ 除海带芽外全部材料放入汤汁中煮10分钟，停火，再加入海带芽泡至涨开即可。

功效：助消化，通气排便。

决明子粥

配方：粳米100克，决明子20克，冰糖10克。

制作：❶ 粳米淘洗干净，用冷水浸泡半小时，捞出，沥干水分。

❷ 将决明子炒至微有香气，再捣碎研末，冰糖打碎。

❸ 取锅加入冷水、粳米，旺火煮沸后，加入决明子末，再改用小火续煮至粥成，最后加入冰糖调匀，待沸即可。

功效：降压，抗菌，通便，降低胆固醇。

夏枯草

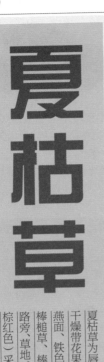

夏枯草为唇形科多年生草本植物夏枯草的干燥带花果穗。又名枯草、枯草穗、麦夏枯、燕面、铁色草、大头花、灯笼头、白花草、棒槌草、棒柱头花等。均为野生，多生于路旁、草地、林边。夏季当果穗半枯时（呈棕红色）采收，除去杂质，晒干。

清热泻火药

【产地溯源】

全国各地均产，主产于江苏、浙江、安徽、河南、湖北等地。

【性味归经】

味苦、辛，性寒。归肝、胆经。

【本草语录】

"主寒热，瘰疬，鼠瘘，头疮，破癥，散瘿结气，脚肿湿痹。"——《神农本草经》

"行肝气，开肝郁，止筋骨疼痛、目珠痛，散瘰疬、周身结核。"——《滇南本草》

"治瘰疬、鼠瘘、瘿瘤、症坚、乳痈、乳岩。"——《本草从新》

功效主治

本品清肝火，平肝阳，散郁结，降血压，消肿，主要适用于如下病症：

肝火上炎
症见头痛眩晕，目赤肿痛，多与菊花、决明子等同用。

肝阴不足
症见眼珠疼痛，至夜尤甚，多与枸杞子、当归等同用。

肝郁化火，痰火郁结
症见痰核、瘰疬（颈部淋巴结核）、瘿瘤（颈部囊肿或肿块）等。治瘿瘤，多与昆布、海藻、海蛤壳等同用；治瘰疬，多与玄参、牡蛎、大贝母等同用。

现代研究

夏枯草花穗含夏枯草苷、齐墩果酸、熊果酸、胡萝卜素、乌索酸、矢车菊素、黄酮类、香豆素类、挥发油、花色苷、鞣质等；种子含脂肪油及解酯酶，具有以下方面的生理作用：

❶ 降血糖，增加胰岛素分泌。
❷ 扩张血管，降血压。
❸ 镇咳祛痰，平喘。
❹ 促进肠蠕动，助消化，利尿。
❺ 抗炎，抗细菌和真菌，抗病毒，抗肿瘤。

选购要点

以粗长，色棕红，无叶梗杂质，果穗大而干燥者为佳。

贮藏方法

置于通风干燥处，防潮。

用法用量

煎服，9～15克；或熬膏服。外用适量。

注意事项

1. 脾胃虚弱者慎用。
2. 单用本药，个别人可引起过敏反应。

疗疾验方

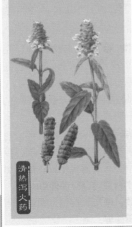

治疗肝阳上亢型高血压
夏枯草、决明子各30克，水煎服。每日1剂。（中医验方）

治疗各种淋巴结结核
夏枯草汤：夏枯草180克，水煎服。如属虚甚者，可煎浓膏服，并外涂患处。（《摄生众妙方》）

治疗急性黄疸型肝炎
夏枯草60克，大枣30克，白糖30克，水煎服。（中医验方）

治疗肝虚目痛、冷泪不止
补肝散：夏枯草15克，香附子12克，共研为末。每用3克，不拘时服。（《简要济众方》）

治疗手脱皮
夏枯草100克，水煎2次，泡洗双手。每日2次，每次30分钟，连用10～15日。（中医验方）

清热凉血药

清热凉血药，多为苦、甘、咸、寒之品，主归心、肝经。入血分以清血分热邪，对血分实热有凉血清热作用，适用于热入营血，高热神昏，身发斑疹，舌质红绛，以及血热妄行所致的鼻衄、吐血、便血等证。

部分兼能养阴的凉血药，有一定的滋腻性而具有甘寒助湿之弊，故湿滞便溏、纳差者应慎用此类药物。而兼能活血化瘀的凉血药，孕妇当忌。

【产地溯源】
主产于我国长江流域以及陕西、福建等地。

【性味归经】
味苦、甘、咸，性寒。归肺、胃、肾经。

【本草语录】
"主腹中寒热积聚，女子产乳余疾，补肾气，令人目明。"——《神农本草经》

"主暴中风，伤寒身热，支满狂邪，忽忽不知人，温疟洒洒，血瘕下寒血，除胸中气，下水，止烦渴，散颈下核、痈肿、心腹痛、坚症，定五脏。"——《名医别录》

"滋阴降火，解斑毒，利咽喉，通小便血滞。"——《本草纲目》

功效主治
本品清热凉血，滋阴解毒，主要适用于如下病症：

温热病
症见阴液耗伤，烦热口渴，神昏，便秘等。常与生地、麦冬、丹皮、黄连等同用。

咽喉肿痛
常与生地、沙参、麦冬同用。

瘰疬痰核
常与牡蛎、贝母、夏枯草等同用。

脱疽
常与当归、金银花、甘草同用。

现代研究
本品含植物甾醇、油酸、亚油酸、玄参苷、玄参素、环烯醚萜类、生物碱、天门冬酰胺、黄酮苷元、胡萝卜素等成分，具有以下方面的生理作用：

❶ 具有抑菌及抗毒素作用。

❷ 降血压，扩张外周血管，使心脏收缩力增强、心率变慢和尿量增加。

❸ 扩张冠状动脉，增加冠脉血

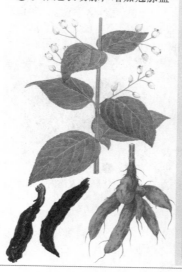

玄参

玄参为玄参科多年生草本植物玄参的干燥根，又名元参、重台、鹿肠、玄台、逐马、馥草、黑参、野脂麻、乌元参、浙玄参、细皮玄参、粗皮玄参。立冬前后茎叶枯萎时采挖，除去根茎、幼芽、须根和泥沙，晒或烘至半干，然后反复堆晒至内部色黑，晒干，切片。生用。

清热凉血药

流量，保护心肌，增强心肌耐缺氧能力。

❹降低毛细血管通透性。

❺镇静，抗惊厥，解热，利胆，降血糖等。

选购要点

以个肥大，皮细，体糯质实，断面发乌而油润者质佳。

贮藏方法

贮于有盖容器中，防潮，防蛀。

用法用量

煎服，9～15克。

注意事项

1. 本品反藜芦。
2. 虚寒证不宜，脾虚便溏者尤应忌用。

疗疾验方

治疗发斑咽痛

玄参、升麻、甘草各15克、加水3碗，煎取一碗半，温服。（《本草纲目》）

治疗鼻中生疮

用玄参末涂搽患处，或把玄参在水中泡软后塞入鼻中。（《本草纲目》）

治疗阴虚便秘

玄参30克，麦冬24克。水煎服。（中医验方）

治疗淋巴结肿大

玄参（蒸）、牡蛎（醋煅）、贝母（去心，蒸）各等份，共研为末，炼蜜为丸。开水送

服，每次9克，每日2次。（中医验方）

治疗风热头痛

玄参60克，煎浓汁500毫升，温饮。（中医验方）

治疗牙痛

玄参、生地各30克，土牛膝40克，细辛2克（药物剂量可随病情加减）。上药水煎服，每日1剂。服用1～13剂。（中医验方）

保健药膳

玄参磁石酒

配方：玄参150克，磁石（烧令赤，醋淬7遍，研细如水飞）150克，白酒1000毫升。

制作：将玄参切碎，与磁石一同入布袋，置容器中，加入白酒，密封，浸泡7日后，过滤去渣即成。临卧空心温服10毫升。

功效：滋阴，泻火，潜阳，适用于瘰疬寒热。

玄参猪肝煲

配方：玄参15克，猪肝500克，料酒5克，味精5克，鸡精5克，棒子骨汤2500毫升，姜5克，葱5克，盐5克。

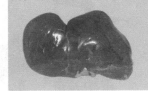

制作：❶将玄参洗净，切成薄片；猪肝放入锅内，加水适

量，煮透，捞出，切成薄片，加入姜、葱、调料除去腥味。

❷将玄参置煲内，加汤烧沸。先煮30分钟，再加入棒子骨汤、猪肝，煮熟，调味，上桌，既可烫其他菜食，又可直接佐餐。

功效：养肝益阴，泻火解毒，适用于急、慢性结膜炎，更年期综合征等。

玄参乌梅粥

配方：玄参、乌梅各15克，糯米30克，冰糖适量。

制法：❶将玄参、乌梅加水适量煎煮，去渣取汁。

❷糯米加水煮成稀粥，等粥成时兑入药汁，加冰糖，稍煮即可。

功效：滋阴清热，生津润喉。

玄参生地猪肉汤

配方：玄参、生地各80克，马勃20克，陈皮1角，猪肉250克，盐少许。

制作：❶玄参、生地、马勃分别用清水洗净。

❷陈皮用清水浸透，洗净。

❸猪肉用清水洗净。

❹瓦煲内加入适量清水，先用武火煲至水滚，然后放入以上全部材料，候水再滚起，改用中火继续煲2小时左右，以少许盐调味即可。

功效：清热消肿，养阴解毒。适用于口腔癌，尤其是喉癌，声音嘶哑、喉咙疼痛、喉部溃烂、口臭恶心、烦热不适等症。
注意：大便溏泄的人不宜多饮用。

牡丹皮

牡丹皮为毛茛科多年生落叶小灌木牡丹的干燥根皮，又名丹皮、丹根、牡丹、凤丹、粉丹皮、原丹皮、连丹皮、刮丹皮、牡丹根皮。多为栽培。秋季采挖，晒干，切薄片。生用或炒用。

【产地溯源】

主产于安徽、四川、贵州、湖南、湖北、陕西、山东、甘肃等地，安徽铜陵凤凰山产者质量最优，习称"凤丹"。

【性味归经】

味苦、辛，性微寒。归心、肝、肾经。

【本草语录】

"主寒热，中风，瘛疭，痉，惊痫，邪气，除癥坚，瘀血留舍肠胃，安五脏，疗痈疮。"——《神农本草经》

"除时气，头痛，客热，五劳，劳气，头腰痛，风噤，癫疾。"——《名医别录》

"除邪气，悦色，通关腠血脉，排脓，通月经，消仆损瘀血，续筋骨，除风痹，落胎下胞，产后一切冷热血气。"——《日华子本草》

"和血，生血，凉血，治血中伏火，除烦热。"——《本草纲目》

功效主治

本品清热凉血，活血散瘀，主要适用于如下病症：

热入血分

症见发斑发疹、吐血、衄血等，常与人工犀角、生地、赤芍等同用。

热病后期

症见夜热早凉及阴虚发热、无汗、骨蒸。常与青蒿、鳖甲、知母等同用。

血瘀经闭、痛经、跌打损伤等

常与当归、桃仁、红花等同用。

肠痈初期未成脓者

常与大黄、桃仁、金银花、冬瓜仁等同用。

现代研究

本品主含牡丹酚、牡丹酚苷、牡丹酚原苷、芍药苷、氧化芍药苷等多种苷类，并含挥发油、苯甲酸、植物甾醇、鞣质及多种糖类等成分，具有以下方面的生理作用：

❶ 增加冠脉血流量，抑制动脉粥样硬化斑块形成。

❷ 降低心肌耗氧量，保护心肌缺血。

❸ 对中枢神经有镇静、解热、镇痛、抗惊厥等作用。

❹ 对痢疾杆菌、伤寒杆菌、大肠杆菌及皮肤真菌有抑制作用。

❺ 消炎、降压、利尿、通经、增强免疫功能等。

选购要点

以条粗、肉质、断面色白、粉性足、香气浓、亮星多者为佳。

贮藏方法

置于通风干燥处，防潮，防蛀。

用法用量

6～12克。一般生用，出血证可用丹皮炭。

注意事项

脾胃虚寒、妊娠及月经过多者不宜用。

疗疾验方

治疗肠痈

大黄丹皮汤：牡丹皮、大黄各10克，桃仁15克，冬瓜子30克，芒硝10克，水煎服，适用于阑尾炎以及腹腔的其他化脓性疾病。（《金匮要略》）

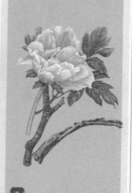

清热凉血药

赤芍

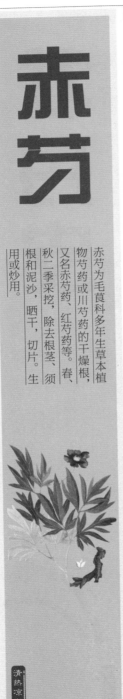

赤芍为毛茛科多年生草本植物芍药或川芍药的干燥根，又名赤芍药、红芍药等。春、秋二季采挖，除去根茎、须根和泥沙，晒干，切片。生用或炒用。

清热凉血药

【产地溯源】

主产于内蒙古、河北、四川、东北等地，习惯认为内蒙古多伦所产的"多伦赤芍"质量最优。

【性味归经】

味苦，性微寒。归肝经。

【本草语录】

"主邪气腹痛，除血痹，破坚积、寒热、疝瘕，止痛，利小便，益气。"——《神农本草经》

"通顺血脉，缓中，散恶血，逐贼血，去水气，利膀胱、大小肠，消痈肿，时行寒热，中恶，腹痛，腰痛。"——《名医别录》

"治肺邪气，腹中疞痛，血气积聚，通宣脏腑拥气，治邪痛败血，主时疾骨热，强五脏，补肾气，治心腹坚胀，妇人血闭不通，消瘀血，能蚀脓。"——《药性论》

"泻脾火，降气，行血，破癖，散血块，止腹痛，攻痈疮。"——《滇南本草》

功效主治

本方清热凉血，散瘀止痛，主要适用于如下病症：

温热病

热入血分，身热斑疹，舌绛，或血热妄行的吐血、衄血之症，可与生地、牡丹皮等配伍。

女子气血瘀滞

症见月经不调、经闭、痛经等，可与桃仁、红花、当归等配伍。

跌打损伤所致的瘀滞肿痛

可与乳香、没药、红花等配伍。

疮痈肿毒

常与当归、金银花、甘草等同用。

现代研究

本品主含芍药苷，并含芍药内酯苷及氧化芍药苷等多种苷类以及牡丹酚、苯甲酸、鞣质、树脂、挥发油、β-谷甾醇、胡萝卜甾醇等化学成分，具有以下方面的生理作用：

❶ 抑制血小板聚集及抗血栓形成。

❷ 降血压，减慢心率，扩张冠状血管，抗动脉硬化。

❸ 松弛胃肠平滑肌，缓解肠痉挛引起的腹痛。

❹ 抗炎，抑菌，护肝。

❺ 镇静，镇咳，镇痛，解热，解痉，抗惊厥等。

选购要点

以条粗长、断面粉白色、粉性大者为佳。

贮藏方法

置于通风干燥处，防潮，防蛀。

用法用量

煎服，6～12克，寒凝血瘀者可酒炙用。

注意事项

1. 本品反藜芦。

2. 月经过多、血虚无瘀、妊娠等均忌用。

疗疾验方

治疗眩晕

赤芍、葛根各20克，白术12克，川芎10克，水煎服。可用于脑供血不足、脑动脉硬化、颈椎病、高血压等病引起的眩晕。（中医验方）

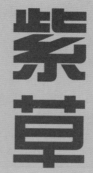

紫草

紫草为紫草科多年生草本植物新疆紫草或内蒙紫草的干燥根，又名紫根、紫丹、紫芙、地血、紫草茸、鸦衔草、紫草根、山紫草、红石根、软紫草、硬紫草。春、秋二季采挖，除去茎叶和泥沙，晒干，润透，切片用。

【产地溯源】

主产于辽宁、新疆、湖南、湖北、内蒙古等地。

【性味归经】

味甘、咸，性寒。归心、肝经。

【本草语录】

"主心腹邪气，五疸，补中益气，利九窍，通水道。"——《神农本草经》

"疗腹肿胀满痛。以合膏，疗小儿疮及面齇。"——《名医别录》

"治斑疹、痘毒，活血凉血，利大肠。"——《本草纲目》

功效主治

本品活血凉血，解毒透疹，主要适用于如下病症：

温毒发斑，血热毒盛

症见斑疹紫黑。多与赤芍、蝉蜕等同用。

麻疹紫暗，疹出不畅，兼咽喉肿痛

多与连翘、牛蒡子、山豆根等同用。

痈疽疮疡，湿疹阴痒，水火烫伤

单用紫草，以植物油浸泡，滤取油液，制成紫草油浸剂，外涂患处；或与当归、白芷、血竭等同用，熬膏外敷。

现代研究

本品含乙酰紫草素及紫草素等多种萘醌类色素以及紫草呋喃、脂肪酸、紫草多糖、黄酮和鞣质等化学成分，具有以下方面的生理作用：

❶ 对皮肤真菌及流感病毒有抑制作用。

❷ 抗炎，抗肿瘤。

❸ 兴奋心肌，缓解胃肠平滑肌痉挛。

❹ 阻止肝素的抗凝作用。

❺ 局部应用可促进创伤愈合。

选购要点

以条粗长、色紫、质软、皮厚者为佳。

贮藏方法

置于通风干燥处，防潮、防蛀。

用法用量

煎服，5～9克。外用适量，熬膏或用油浸泡涂擦。

注意事项

本品有轻泻作用，脾虚便溏者忌用。

疗疾验方

治疗小便卒淋

紫草30克，制成散剂，每次饭前用井水煎服6克。（《本草纲目》）

治疗恶虫咬伤

用紫草煎油涂搽患处，有显效。（《本草纲目》）

治疗疮疹初期

紫草（去粗梗）60克，陈皮（去白，焙干）30克，共研为末。每次3克，水60毫升，入葱白2片，煎至30毫升，去渣温服。每次10毫升，每日3次。（中医验方）

预防麻疹

麻疹流行期间，可用紫草10克，甘草3克，水煎服。每日1次，连服3～7日。（中医验方）

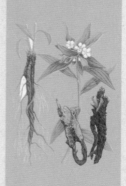

清热凉血药

☁ 清热燥湿药

　　清热燥湿药，性味苦、寒，故有清热燥湿，兼泻火解毒的功效，适用于湿热证及实热证。如湿温或暑温夹湿，因湿热蕴结，气机不畅，症见身热不扬、胸膈痞闷、小便短赤、舌苔黄腻；若湿热蕴结脾胃，升降失常，而致痞满吐利；湿热壅滞大肠，传导失职，可见泄泻、痢疾、痔疮肿痛；湿热蕴结肝胆，可见黄疸尿赤、耳肿流脓；湿热下注，则带下色黄，或热淋灼痛；湿热流注关节，则见关节红肿热痛；湿热浸淫肌肤，则成湿疹、湿疮等。

　　苦寒伤脾伐胃，苦燥伤阴，故用量不宜过大。脾胃虚寒，津伤阴亏者当慎用。确需使用，可配健胃及养阴药同用。

黄芩

黄芩为唇形科多年生草本植物黄芩的干燥根，又名条芩、枝芩、子芩、黄文、空肠、元芩、山茶根、土金茶根等。多为野生。春、秋二季采挖。除去须根和泥沙，晒后撞去粗皮，晒干，蒸透或开水润透切片。生用、酒炙或炒炭用。

【产地溯源】

　　主产于我国东北以及河北、河南、内蒙古、山西、陕西等地。

【性味归经】

　　味苦，性寒。归肺、脾、胆、大肠、小肠经。

【本草语录】

　　"主诸热黄疸，肠澼泄痢，逐水，下血闭，恶疮，疽蚀，火疡。"——《神农本草经》

　　"疗痰热，胃中热，小腹绞痛，消谷，利小肠，女子血闭，淋露下血，小儿腹痛。"——《名医别录》

　　"治风热、湿热、头痛、奔豚热痛、火咳、肺痿、喉腥、诸失血。"——《本草纲目》

功效主治

本品清热燥湿，泻火解毒，凉血止血，除热安胎，主要适用于如下病症：

肺热咳嗽

常与桑白皮、栝楼、鱼腥草等同用。

湿热下痢

常与黄连、葛根等同用。

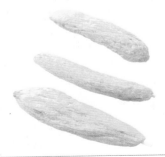

胎热

症见胎动不安、恶心呕吐等。常与白术、竹茹、黄连等同用。

血热出血

症见吐血、衄血、便血、崩漏等，常与大黄、黄连、小蓟、地榆炭等同用。

现代研究

本品主含黄酮类化合物，并含苯乙醇糖苷、挥发油、苯甲酸、β-谷甾醇、氨基酸、糖类等，具有以下方面的生理作用：

❶ 抗凝血及止血。

❷ 广谱抗菌、抗病毒；抗炎、抗变态反应。

❸ 保肝，利胆，改善肝脏脂肪代谢，降转氨酶。

❹ 抗衰老，抑制脂质过氧化，

增强免疫功能。

❺ 抗肿瘤，防治白血病。

❻ 利尿，解热，解痉，解毒，镇静，降压，降血脂等。

选购要点

以条长、质坚实、色黄皮净者为佳。

贮藏方法

置于通风干燥处，防潮，防蛀。

用法用量

3～9克，水煎服，或入丸、散剂。清热用生黄芩，安胎用炒黄芩，清上焦热用酒黄芩，止血用黄芩炭。

注意事项

黄芩苦寒伤胃，故脾胃虚寒者、孕妇胎寒者均不宜使用。

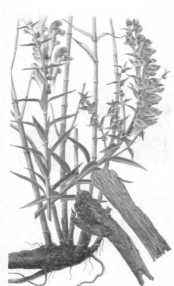

疗疾验方

治疗肝热生翳
黄芩30克，淡豆豉90克，共研为末。每次服9克，以熟猪肝裹药，温汤送下，每日2次。忌食酒、面。（《本草纲目》）

预防猩红热
在猩红热流行期间，用黄芩9克，水煎服。每日1剂，分2～3次服，连服3日。（中医验方）

治疗丹毒
黄芩100克，研成细末，用水调和，敷患处，每日数次。

治疗吐血、鼻血、下血
黄芩30克研末，每取9克加水1碗，煎取六成，和渣一起温服。（《本草纲目》）

安胎清热
黄芩、白术各等份，共研为末，调米汤做成丸，如梧桐子大。每服50丸，开水送下。（《本草纲目》）

治疗胸部积热
三补丸：黄芩、黄连、黄柏各等份，共研为末。蒸饼做成丸，如梧桐子大。每服20～30丸，开水送下。（《本草纲目》）

治疗肤热如火烧，骨蒸痰嗽等
黄芩30克，水2杯，煎取1杯，一次服下。（《本草纲目》）

治疗血淋热痛
黄芩30克，水煎，热服。（《本草纲目》）

妇女绝经期的年龄已过，仍有经血
黄芩心60克，浸淘米水中7日，取出炙干再浸，如此7次，研细，加醋调糊做成丸，如梧桐子大。每服70丸，空腹以温酒送下，1日2次。（《本草纲目》）

治疗产后血渴，饮水不止
黄芩、麦冬各等份，共研为末，水煎温服。（《本草纲目》）

保健药膳

黄芩蒸猪腰

配方：猪腰2个，黄芩12克，调料适量。

制作：❶ 将猪腰切开去筋膜，洗去血水切成片，放入清水中浸泡30分钟。

❷ 将猪腰与黄芩共置瓷器内，酌加调料，隔水用旺火蒸至猪腰熟透，去黄芩，分2次食用，5日为1疗程。

功效：补肾清热，安胎，适用于血热之先兆流产。

胡连黄芩粥

配方：胡黄连、黄芩各10克，粳米100克，白糖适量。

制作：❶ 将胡黄连、黄芩择净，同放锅中，加清水适量，浸泡5～10分钟后，水煎取汁。

❷ 粳米入药汁中煮粥，待熟时，调入白糖，再煮一二沸即成，每日1剂。

功效：清热燥湿，适用于肝胆湿热型血脂异常。

清热解毒药

清热解毒药，仍以苦寒为主，于清热泻火之中能解热毒。此处所指的"毒"，是为火热壅盛所致，通常称为"热毒"或"火毒"。该类药物具有清泻热毒或火毒的作用，主要适用于痈肿疔疮、斑疹丹毒、瘟毒发颐、咽喉肿痛、热毒下痢、虫蛇咬伤，以及其他急性热病等。

本类药物药性寒凉，应中病即止，不可多服、久服，以免损伤脾胃。

牛黄

牛黄为牛科动物黄牛或水牛的干燥胆结石，又名犀黄、西黄、胆黄、肝黄、管黄、果黄、丑宝、西牛黄、京牛黄、碎片黄、空心黄、乌金黄等。全年有产。宰牛时，若发现胆囊、胆管或肝管中有牛黄，应立即滤去胆汁，将牛黄取出，除去外部薄膜，阴干，切忌风吹、日晒或火烘。用时取原药材，除去杂质，研极细粉末服用。

【产地溯源】
主产于我国西北、东北地区，河南、河北、江苏等地亦产。

【性味归经】
味苦，性凉。归肝、心经。

【本草语录】
"主惊痫寒热，热盛狂痉。"——《神农本草经》

"疗中风失音，口噤，妇人血噤，惊悸，天行时疾，健忘虚乏。"——《日华子本草》

"疗小儿百病，诸痫热，口不开，大人狂癫，又堕胎。"——《名医别录》

"其主小儿惊痫寒热，热盛口不能开，及大人癫狂痫痉者，皆肝心二经邪热胶痰为病，心热则火自生焰，肝热则木自生风，风火相搏，故发如上等证，此药味苦气凉，入二经除热消痰，则风火息，神魂清，诸证自瘳矣。"——《本草经疏》

功效主治

本品清热解毒，息风止痉，化痰开窍，主要适用于如下病症：

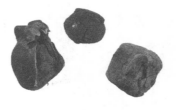

温热病，小儿惊风
症见壮热神昏、惊厥抽搐等。多与朱砂、全蝎、钩藤等同用。

痈疽，疔毒，乳岩，瘰疬
多与乳香、没药、麝香等同用。

咽喉病
咽喉肿痛兼口舌生疮，多与黄芩、大黄、雄黄等同用；咽喉肿痛、溃烂，多与珍珠同用，研为末，吹喉。

痰热蒙蔽心窍
症见神昏、口噤、痰鸣等。单用牛黄，研为末，竹沥化服；或与麝香、黄连、栀子等同用。

现代研究

本品含胆汁酸、胆汁色素、胆红素、维生素D、多种氨基酸及钠、钙、镁、铁、铜、磷、胡萝卜素等成分，具有以下方面的生理作用：

❶ 强心，保护心肌，降低心律失常发生率。

❷ 减轻血脂异常，抗动脉硬化。

❸ 镇静，镇痉，催眠，抗惊厥。

❹ 抗炎，抗过敏，抗菌，抗

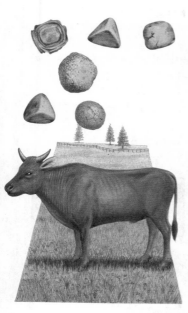

病毒。

❺ 提高免疫细胞吞噬功能，抗肿瘤。

❻ 促进胆汁排出，并能抑制肝损伤。

❼ 扩张微血管，并拮抗肾上腺素升高血压的作用，可降血压。

❽ 解热，解毒，降温，镇咳等。

选购要点

以呈卵形、类球形或三角形，表面金黄色或黄褐色，有光泽，质地松脆，断面棕黄色或金黄色，有自然形成层，气清香，味微苦后甘者为佳。

贮藏方法

置于通风干燥处，防潮，防蛀。

用法用量

0.15～0.35克。研末用，入丸、散剂，不入煎剂。

注意事项

1. 脾胃虚弱者及孕妇慎用。
2. 非实热证忌用。

疗疾验方

治疗小儿麻疹

牛黄青石饮：京牛黄0.6～1.2克，生石膏、大青叶各30克。京牛黄研细末，以生石膏、大青叶煎水送服。每日2次分服。（中医验方）

治疗小儿热惊

取牛黄如杏仁大一块，加竹沥、姜汁各100毫升，调匀让患儿服下。（《本草纲目》）

治疗新生儿丹毒

西牛黄0.3克，绿豆衣0.5克，生甘草1.5克，金银花3克。共研细末，均分7包。每日1包，分2次服，7日服完。（中医验方）

治疗胎毒疮疖及一切疮疡

牛黄解毒丸：牛黄9克，甘草、金银花各30克，草河车15克。上药共研为末，炼蜜为丸，每服适量。（《保婴撮要》）

治疗伤寒咽喉痛，心中烦躁，舌上生疮

牛黄散：牛黄（研）、朴硝（研）、甘草（炙，锉）各30克，升麻、栀子（去皮）、芍药各15克。捣研为细散，再同研令匀。每服3克，食后煎姜、蜜汤，放冷调下。（《圣济总录》）

治疗小儿鹅口疮，不能饮乳

牛黄0.3克，研为末，用竹沥调匀，沥在小儿口中。（《圣济总录》）

治疗初生胎热或身体黄者

牛黄一豆大，入蜜调膏，乳汁化开，时时滴儿口中，形色不实者，勿多服。（《小儿药证直诀》）

保健药膳

牛黄酒

配方：牛黄、钟乳（研）、麻黄、秦艽、人参各2.4克，桂心2克，龙角、白术、甘草、细辛、当归各1.5克，杏仁1.2克，蜀椒、蜣螂虫各9克，白酒500毫升。

制作：❶ 将前14味捣碎，入布袋，置容器中，加入白酒，密封。

❷ 浸泡7日后，过滤去渣即成。

功效：益气助阳，活血祛风，清心镇惊。适用于小儿惊痫经年，小劳辄发，风湿等症。

牛黄蜜饮

配方：蜂蜜100克，牛黄0.6克。

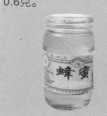

制作：将蜂蜜、牛黄混合，兑水服用。隔日服1次，连服数日。

功效：适用于老年性视力衰退、干眼症。

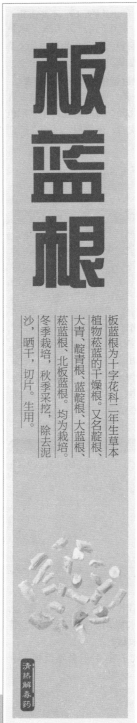

板蓝根

沙，晒干，切片。生用。

冬季栽培，秋季采挖，除去泥

菘蓝根、北板蓝根。均为栽培。

大青、靛青根、蓝靛根、大蓝根、

植物菘蓝的干燥根。又名靛根、

板蓝根为十字花科二年生草本

清热解毒药

【产地溯源】

主产于河北、江苏、浙江、安徽、河南等地。

【性味归经】

味苦，性寒。归心、胃经。

【本草语录】

"治天行热毒。"——《日华子本草》

"清热，解毒，辟疫，杀虫。"——《本草便读》

"解诸毒恶疮，散毒去火，捣汁或服或涂。"——《分类草药性》

功效主治

本品清热解毒，凉血利咽，主要适用于如下病症：

急性热病

症见高热头痛、呕吐烦渴、抽搐等。常与大青叶、石膏、黄芩等同用。

大头瘟毒，痄腮，乳蛾

常与黄连、黄芩、牛蒡子、金银花、玄参等同用。

湿热黄疸，热重于湿

常与茵陈、山栀等同用。

现代研究

板蓝根含靛蓝、靛玉红、β-谷甾醇、γ-谷甾醇、棕榈酸和精氨酸、谷氨酸、酪氨酸等多种氨基酸；尚含黑芥子苷、靛苷、蔗糖及蛋白多糖等，具有以下方面的生理作用：

❶ 对多种革兰氏阴性和阳性细菌均有抗菌作用。

❷ 增强免疫功能。

❸ 杀灭钩端螺旋体。

❹ 临床报道，本品对防治病毒性肝炎、流行性感冒、麻疹、病毒性脊髓炎、流行性腮腺炎等均有一定的疗效。

选购要点

以根长、粗壮均匀、体实、粉性大者为佳。

贮藏方法

置于通风干燥处，防潮，防蛀。

用法用量

煎服，9～15克。

注意事项

脾胃虚寒者、体虚而无实火热毒者均忌用。

疗疾验方

治疗流行性出血性结膜炎（红眼病）

板蓝根、白茅根各60克。水煎，每日1剂，分早晚饭后服。小儿则少量频服。忌辛辣。（中医验方）

治疗病毒性肝炎

板蓝根30克，大青叶30克，茶叶15克。3味加水煎煮取汁，每日服2次，连服2周。（中医验方）

治疗急性黄疸型肝炎

板蓝根30克，栀子根45克（干品）。水煎服。（中医验方）

治疗赘疣

板蓝根、香附、木贼、大青叶各30克。上药加水500毫升，煎沸3～5分钟，先熏，待温后用力擦患处，每晚6次，每次20分钟。每服药可用3日，9日为1疗程。（中医验方）

治疗流行性腮腺炎

板蓝根30克，柴胡6克，甘草3克。上药水煎服，每日1剂。（中医验方）

金银花

金银花为忍冬科多年生半常绿缠绕性木质藤本植物忍冬、红腺忍冬、山银花或毛花柱忍冬的干燥花蕾或带初开的花。又名银花、金花、二花、双花、苏花、金藤花、忍冬花、鹭鸶花、二宝花、密银花等。栽培和野生者均有。夏初当花含苞未放时采摘，阴干。生用、炒用或制成露剂使用。

【产地溯源】

我国南、北各地均产，主产于河南、山东等地。密银花（亦称南银花，主产于河南密县一带）品质最优，济银花（亦称东银花，主产于山东济南一带）产量最大。

【性味归经】

味甘，性寒。归肺、心、胃经。

【本草语录】

“主一切风湿气及诸肿毒、痈疽疥癣、杨梅诸恶疮。散热解毒。”——《本草纲目》

“金银花，善于化毒，故治痈疽、肿毒、疮癣、杨梅、风湿诸毒，诚为要药。毒未成者能散，毒已成者能溃，但其性缓，用须倍加，或用酒煮服，或捣汁搀酒顿饮，或研烂拌酒厚敷。”——《景岳全书·本草正》

“主热毒，血痢，水痢。浓煎服之。”——《本草拾遗》

“清热，解诸疮，痈疽发背，丹流瘰疬。”——《滇南本草》

功效主治

本品清热解毒，疏散风热，主要适用于如下病症：

外感风热及温病初起

常与荆芥、连翘、牛蒡子、薄荷等同用。

疮疡痈毒，红肿热痛

常与连翘、蒲公英、紫花地丁等同用。

热毒泻痢、便脓血

单用或配伍黄连、木香、葛根、白头翁等。

现代研究

本品含多种成分的挥发油，并含绿原酸、异绿原酸、黄酮类、三萜类、肌醇、咖啡酸、棕榈酸、鞣质等，具有以下方面的生理作用：

❶具有广谱抗菌作用，抑制金黄色葡萄球菌、痢疾杆菌。

❷对流感病毒及皮肤真菌也有抑制作用。

❸对免疫系统有双向调节作用。

❹加强肠蠕动，促进胃液及胆汁分泌，保护和治疗肝损伤。

❺消炎，解热，兴奋中枢神经系统，降低血浆中胆固醇含量。

❻临床报道，本品配黄芩（现成银黄注射液及片剂）对上呼吸道感染、急性扁桃体炎、肺炎等有较好的疗效。

❼抑制肿瘤细胞。

选购要点

以花蕾初开、完整，梗叶少，金黄色，花蕾多，无杂质者为佳。

贮藏方法

贮于有盖容器内，置通风干燥处，防潮，防蛀。

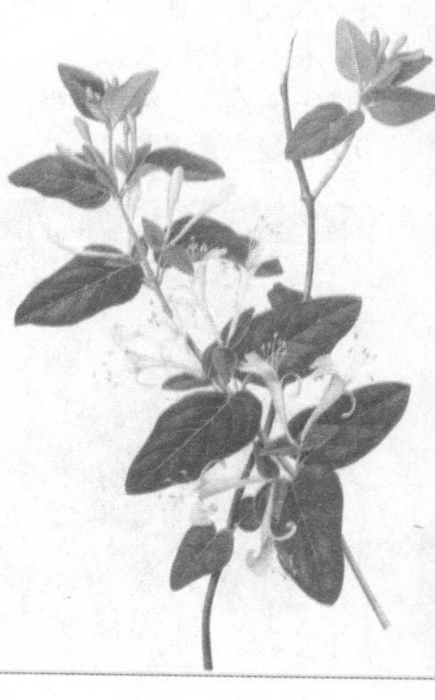

中医入门一看就懂

用法用量

煎服，6～15克。金银花露每次60～120毫升（相当于金银花生药3.5～7克）。外用适量。

注意事项

疮疡、痢疾等病症属虚寒者慎用。

疗疾验方

治疗痈疮

金银花酒：金银花50克，甘草10克。上药用水2碗，煎取半碗，再入酒半碗，略煎，分3份。早、午、晚各服1份，重者1日2剂。（《医方集解》）

治疗病毒性肝炎

金银花30克，人工犀角2克（或水牛角12克）。先将金银花煎汁去渣，放凉。将人工犀角或水牛角锉成末，每日分2～3次服用，用金银花汁冲服。适用于重症肝炎患者。（中医验方）

治疗乳腺炎

金银花45克，鹿角霜15克，王不留行12克，料酒1杯为引，水煎服。（中医验方）

治疗小儿便秘

金银花、菊花各18克，甘草8克。上药轻煎2次，取汁为茶。每次量：2岁以下100～200毫升，大于2岁300毫升。每日1剂，频饮。（中医验方）

保健药膳

银花莲子羹

配方：金银花25克，莲子50克，白糖适量。

制作：将金银花洗净，莲子用温水浸泡后，去皮、心，洗净，放入砂锅内，用武火烧沸，再用文火煮至莲子烂熟，放入洗净的金银花，煮5分钟后加白糖调匀即成。

功效：清热解毒，健脾止泻。

银花茶

配方：金银花30克，白糖30克。

制作：❶将金银花洗净，放入锅内，加水适量。

❷将锅置武火上烧沸，再用文火煎煮25分钟，停火，滤去渣，加入白糖搅匀即成。

功效：清热解毒，疏散风热。肠伤寒患者饮用尤佳。

金银花肉片汤

配方：金银花20克，猪瘦肉250克，料酒10克，生姜10克，盐3克，味精3克，植物油15克，小白菜100克。

制作：❶将猪瘦肉洗净，切薄片；金银花、小白菜洗净；生姜切片。

❷将炒锅置武火上烧热，加入植物油，烧至六成热，加入生姜爆香，加水适量，烧沸，下入猪瘦肉、金银花，煮熟后加入盐、味精即成。

功效：补虚损，清热解毒，肠伤寒康复期食用尤佳。

银花山楂饮

配方：金银花30克，山楂10克，蜂蜜250克。

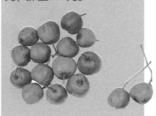

制作：金银花、山楂放入锅内，加水适量，置武火上烧沸，30分钟后将药液滗入小盆内，再煎熬1次滗出药液，将2次药液合并，放入蜂蜜，搅拌均匀即成。

功效：辛凉解表。适用于风热感冒，发热头痛，口渴等症。

双花鲤鱼煲

配方：鲜菊花60克，金银花6克，鲤鱼1尾（500克），料酒10克，盐5克，姜5克，葱10克，胡椒粉3克，棒子骨汤3000毫升。

制作：❶将菊花瓣摘下，用水漂2小时，沥干水分；金银花去杂质，洗净；鲤鱼宰杀后，去鳃、鳞及肠杂，剁成6厘米长3厘米宽的大块；姜拍松，葱切段。

❷将鲤鱼、菊花、金银花、料酒、盐、味精、姜、葱、胡椒粉、棒子骨汤放入煲内。

❸将煲上桌，置炉上武火烧沸，煮熟即成。

功效：疏风清热，明目利水。适用于头痛、眩晕、目赤、心胸烦热、水肿、更年期综合征等。

附 忍冬藤

忍冬藤

忍冬藤别名银花藤，为忍冬科多年生半常绿缠绕性木质藤本植物忍冬的茎叶。秋冬割取带叶的嫩枝，晒干，生用。煎服，用量15～30克。其性味、功效与金银花相似，故可作为金银花的代用品，但其解毒效果不及金银花。另外，忍冬藤有通除经络之功，可消除经络的风热而止痛，故常用于风湿热痹，关节红肿热痛、屈伸不利等症。

【产地溯源】

主产于山西、陕西、河南等地。

【性味归经】

味苦，性微寒。归肺、心、小肠经。

【本草语录】

"主寒热，鼠瘘，瘰疬，痈肿恶疮，瘿瘤，结热。"——《神农本草经》

"具升浮宣散之力，流通气血，治十二经血凝气聚，为疮家要药。能透肌解表，清热逐风，又为治风热要药。且性能托毒外出，又为发表疹瘾要药。为其性凉而升浮，故善治头目之疾病。"——《医学衷中参西录》

"连翘，总治三焦诸经之火，心肺居上，脾居中州，肝胆居下，一切血结气聚，无不调达而通畅也。但连翘治血分功多，柴胡治气分功多。同牛蒡子善疗疮疡，解痘毒尤不可缺。"——《药品化义》

连翘

连翘为木樨科灌木连翘的果实，又名青翘、老翘、黄翘、空壳、落翘、连轺、连召、旱连子、大翘子、青连翘、连翘壳、黄花翘。秋季采摘初熟的果实，色尚青绿，为「青翘」；寒露前采摘熟透的果实，称「老翘」或「黄翘」。青翘采得之后即蒸熟晒干，筛取籽实作「连翘心」用。生用。

功效主治

本品清热解毒，消痈散结，疏散风热，主要适用于如下病症：

外感风热

常与金银花、薄荷、牛蒡子、荆芥等同用。

痈肿疮毒兼有表证者

常与牛蒡子、蒲公英、金银花、赤芍等解毒消肿药同用。

瘰疬痰核

多与夏枯草、象贝母、玄参、牡蛎等清肝散结、化痰消肿药同用。

现代研究

本品含挥发油（主要存在于种子中），其中有多种烃类、醛酮类、醇脂醚类化合物，并含连翘苷、连翘醇苷、熊果酸、齐墩果酸、牛蒡子苷、芦丁、咖啡酸等成分，具有以下方面的生理作用：

❶ 具有广谱抗菌作用，对革兰氏阳性菌和革兰氏阴性菌的作用均强，对流感病毒、白色念珠菌、钩端螺旋体等亦有作用。

❷ 所含维生素P等成分，可降低血管通透性及脆性，防止出血。

❸ 有扩张血管和收缩血管的双重作用。

❹ 强心、保肝、镇吐、解热、抗感染、利尿等。

选购要点

青翘以色绿、不开裂者为佳；老翘以色黄、瓣大、壳厚者为佳。以青翘品质为优。

贮藏方法

贮于干燥通风处，防潮，防蛀。

用法用量

煎服，6～15克。

注意事项

脾胃虚寒及脓肿已溃、脓稀色淡者忌用。

🍵 疗疾验方

痔疮肿痛

先用连翘煎汤熏洗，后以绿矾加麝香少许敷贴。（《本草纲目》）

治疗各种热毒型皮疹、肌衄等

连翘12克，红枣10克，水煎服。每次20毫升，每日2次。

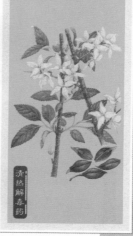

清热解毒药

（中医验方）

治疗呃逆
连翘60克，炒焦煎水服，或服药末。每次10克，每日3次。（中医验方）

治疗口臭
连翘100克为米糊丸，入蒜韭。每次服10丸，茶水吞服，每日2次。（中医验方）

治疗急性肾炎
连翘30克，加水用文火煎成150毫升。每日3次，饭前服，小儿酌减，连服5～10日。忌辣物和盐。（中医验方）

蒲公英

蒲公英为菊科多年生草本植物蒲公英、碱地蒲公英或多种同属植物的干燥带根全草，又名蒲公英、仆公英、仆公罂、婆婆丁、蒲公丁、奶汁草、耩褥草、黄花草、古古丁、茅萝卜、黄花三七、黄花地丁。均为野生。夏、秋二季采收，除去杂质，洗净晒干，切段。鲜用或生用。

【清热解毒药】

【【产地溯源】】
全国各地均产，主产于河北、山东、河南等地。

【【性味归经】】
味苦、甘，性寒。归肝、胃经。

【【本草语录】】
"化热毒，消恶肿结核，解食毒，散滞气。"——《本草衍义补遗》

"散诸疮肿毒，疥癞癣疮；祛风，消诸疮毒，散瘰疬结核；止小便血，治五淋癃闭，利膀胱。"——《滇南本草》

"蒲公英，其性清凉，治一切疔疮、痈疡、红肿热毒诸证，可服可敷，颇有应验，而治乳痈乳疖，红肿坚块，尤为捷效。鲜苦捣汁温服，干者煎服，一味亦可治之，而煎药方中必不可缺此。"——《本草正义》

"主妇人乳痈肿，水煮饮之及封之。"——《新修本草》

"专治乳痈、疔毒，亦为通淋妙品。"——《本草备要》

功效主治
本品清热解毒，消痈散结，利湿通淋，主要适用于如下病症：

痈肿疮疡（既可用于外痈，亦可用于内痈）
外痈，可与金银花、野菊花、紫花地丁等配合应用；肺痈，可与鱼腥草、芦根等配合应用；肠痈，

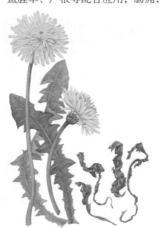

可与大黄、牡丹皮等相配合。

湿热证
黄疸，可加茵陈、大黄；淋证，可加木通、滑石等。

肝火上炎
症见目赤肿痛，单用蒲公英，浓煎内服；或与菊花、黄芩、夏枯草等同用。

咽喉肿痛
多与板蓝根、玄参等同用。

现代研究
本品含蒲公英甾醇、胆碱、肌醇、天门冬酰胺、皂苷、苦味质、有机酸、蛋白质、脂肪、菊糖和果胶等，具有以下方面的生理作用：
❶对金黄色葡萄球菌耐药菌株、溶血性链球菌有较强的杀灭作用，对其他多种致病菌、钩端螺旋体亦有抑制作用。
❷增强机体免疫功能。

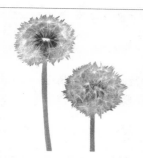

❸ 疏通乳腺管阻塞，促进泌乳。

❹ 利胆、保肝、利尿、健胃、抗溃疡、轻泻、抗肿瘤等。

 购要点 以身干、叶多、色灰绿、根完整、花黄、无杂质者为佳。

藏方法 贮存于通风干燥处，防潮、防蛀。

法用量 9～15克，水煎服或用鲜品捣碎外敷。

注意事项
若用量过大可导致腹泻，故脾胃虚寒者少用。

疗疾验方

治疗丹毒
鲜蒲公英30克（干品20克）。上药洗净加水适量，煎汤代茶。（《实用中医外科学》）

治疗乳痈红肿
蒲公英30克，捣烂，加水2碗，煎取1碗，饭前饮服。（《本草纲目》）

治疗流行性腮腺炎
鲜蒲公英30克，捣碎，加入1个鸡蛋清，搅匀，加冰糖适量，捣成糊状，外敷患处。每日换药1次。（中医验方）

治疗小儿便秘
蒲公英80克，加水150毫升，煎至80毫升，加白糖或蜂蜜。每日1剂，顿服。（中医验方）

治疗赘疣
鲜蒲公英1000克，洗净晾干，揉成团状，在患处反复擦拭，每次5分钟，每日数次。（中医验方）

治疗痔疮
鲜蒲公英100～200克（干品50～100克）。每天1剂，水煎服。止血则炒至微黄用，内痔嵌顿及炎性外痔可配合水煎熏洗。（中医验方）

保健药膳

蒲公英瘦肉汤
配方：蒲公英15克，猪瘦肉150克，料酒10克，姜5克，葱10克，盐5克，大枣5枚，上汤100毫升。

制作：❶ 把猪瘦肉洗净，切成4厘米见方的块；蒲公英洗净；大枣洗净，去核；姜拍松，葱切段。

❷ 把猪瘦肉、蒲公英、姜、葱、料酒、盐、大枣同放入炖锅内，加入上汤，武火烧沸，文火煲40分钟即成。

功效：清肺热，止烦渴，适用于上消型糖尿病患者。

蒲公英粥
配方：蒲公英20克（鲜品50克），大米100克。

制作：❶ 将蒲公英洗净，放入锅内，加水适量，煎煮20分钟，停火，去渣留汁液。

❷ 将大米淘洗干净，放入锅内，再放入药汁和适量清水，置武火上烧沸，再用文火煮30分钟即成。

功效：清热解毒，利湿消肿。对大肠溃疡有一定疗效。

蒲公英煮羊肚
配方：蒲公英（鲜品）150克，羊肚1个，姜10克，葱10克，料酒15克，盐6克，胡椒粉3克。

制作：❶ 将羊肚洗净，切成4厘米见方的块；姜切片，葱切段；蒲公英洗净，去根。

❷ 将羊肚和姜、葱、料酒同放炖锅内，加水适量，置武火上煮50分钟，投入蒲公英、胡椒粉、盐、味精，搅匀即成。

功效：温胃，止痛。

蒲公英芦根粥
配方：蒲公英30克，芦根40克，杏仁10克，粳米60克，冰糖适量。

制作：❶ 前3味药加水煎取药汁，去渣。

❷ 粳米加入药汁煮成稀粥，下冰糖调味。每日1剂，可做小儿饭食，连用7日。

功效：清热解毒，肃肺止咳。适用于各类细菌性肺炎、病毒性肺炎，患儿发热、咳嗽、纳食不佳。

注意：病久体虚，小便清长者不宜食用。

公英橄榄萝卜粥
配方：蒲公英15克，萝卜100克，橄榄、粳米各50克。

制作：❶ 蒲公英、萝卜、橄榄共捣碎，装入小布袋，加水适量，水煎20分钟后，弃去药包。

❷ 将淘净的粳米加入药汁中，加温水适量，共煮粥，供早餐食用。

功效：清热宣肺，解毒利咽。适用于糖尿病并发扁桃体炎属风热者。

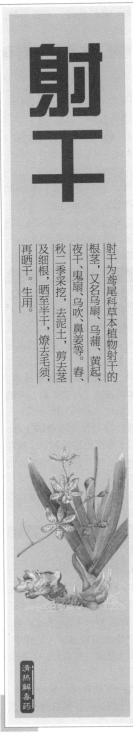

射干

清热解毒药

射干为鸢尾科草本植物射干的根茎，又名乌扇、乌蒲、黄远、夜干、鬼扇、乌吹、鼻姜等。春、秋二季采挖，去泥土，剪去茎及细根，晒至半干，燎去毛须，再晒干。生用。

【产地溯源】

主产于湖北、河南、江苏等地。

【性味归经】

味苦，性寒。归肺经。

【本草语录】

"主咳逆上气，喉痹咽痛，不得消息，散结气，腹中邪逆，食饮大热。"——《神农本草经》

"消痰，破症结，胸膈满、腹胀、气喘、疝癖，开胃下食，消肿毒，镇肝明目。"——《日华子本草》

"治咽喉肿痛，咽闭喉风，乳蛾，痄腮红肿，牙根肿烂。疗咽喉热毒，攻散疮痈，一切热毒等症。"——《滇南本草》

功效主治

本品清热解毒，祛痰利咽，主要适用于如下病症：

热毒之咽喉肿痛等症

可加用黄芩、山豆根等。

咳嗽

肺热咳嗽，痰黄而稠，可与前胡、贝母配伍；寒痰咳喘，色白质稀，可与细辛、生姜等配伍。

现代研究

本品含有鸢尾黄素、次野鸢尾黄素及野鸢尾苷等异黄酮，并含有射干醛及射干酮等成分，具有以下方面的生理作用：

❶ 射干煎剂或浸液，对常见致病性皮肤癣菌有抑制作用。

❷ 有雌激素样作用，能抑制透明质酸，对妇女闭经及痈肿疮毒有一定功效。

❸ 抗炎、抗肿瘤。

❹ 解热、祛痰、利尿。

❺ 本品还可用于治疗腮腺炎、咽喉炎、慢性鼻窦炎、慢性支气管炎和白血病等。

选购要点

以根肥壮、肉色黄、无毛须者为佳。

贮藏方法

置干燥处，防潮，防蛀。

用法用量

煎服，3～9克。外用适量。

注意事项

1. 本品用量过大能通利大肠，故脾虚便溏者慎用。

2. 孕妇慎用或忌用。

 疗疾验方

治疗咽喉肿痛

射干和山豆根各适量，共研为末，吹入喉部，有特效。（《本草纲目》）

治疗乳痈初起

僵蚕状的射干和萱草根各适量，共研为末，加蜜调敷患处，极有效。（《本草纲目》）

治疗喉痹

射干（细锉）30克，水100毫升，煎至60毫升，去滓，加蜜少许，缓缓饮下。每次20毫升，每日3次。（中医验方）

治疗二便不通（诸药不效）

射干（生于水边者为佳）研汁，服下1碗即通。（《本草纲目》）

治疗水田性皮炎

射干150克，煎煮1小时后过滤，加食盐120克，药液洗患处，用前保持药液温度30℃～40℃。（中医验方）

清虚热药

清虚热药，味多甘苦，药性寒凉，主要作用为清退虚热，用于阴虚内热所致的发热、骨蒸潮热、手足心热、口燥咽干、虚烦不眠、盗汗、舌红少苔、脉细数等症，亦可用于温热病后期，伤阴劫液，邪热未尽等症。

使用本类药时，宜配伍玄参、鳖甲等滋阴之品，以标本兼顾，提高疗效。

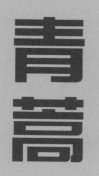

青蒿

青蒿为菊科一年生草本植物青蒿和黄花蒿的干燥地上部分，又名草蒿、黑蒿、香蒿、臭蒿、三庚草、野兰蒿。夏秋二季采收。鲜用或阴干，切段入药。

【产地溯源】

全国各地均产，主产于安徽、广东。

【性味归经】

味苦、辛，性寒。归肝、胆经。

【本草语录】

"主疥瘙痂痒，恶疮，杀虱，留热在骨节间，明目。"——《神农本草经》

"祛湿热，消痰。治痰火嘈杂眩晕。利小便，凉血，止大肠风热下血，退五种劳热，发烧怕冷。"——《滇南本草》

"主妇人血气，腹内满，及冷热久痢。秋冬用子，春夏用苗，并捣绞汁服。亦曝干为末，小便冲服。如觉冷，用酒煮。"——《本草拾遗》

功效主治

本品清虚热，除骨蒸，解暑，截疟，主要适用于如下病症：

温热病后期
症见夜热早凉、热退无汗等，常与鳖甲、生地、知母等同用。

阴虚发热
症见骨蒸盗汗、五心烦热等，常与知母、秦艽、地骨皮、丹皮等同用。

外感暑热
症见发热、头痛等，常与连翘、西瓜翠衣等辛凉透表药及清解暑热药同用。

疟疾
症见寒热往来、热多寒少等。常与黄芩、半夏、竹茹等同用。

现代研究

本品含青蒿素、青蒿甲素、青蒿酸、青蒿醇等多种倍半萜类，并含多种黄酮类、香豆素类、挥发性成分及豆甾醇等，具有以下方面的生理作用：

❶ 解热镇痛，镇咳祛痰平喘。

❷ 抑制细菌和皮肤癣菌，抗寄生虫。

❸ 抗疟、抗心律失常。

❹ 降压，利胆，调节免疫功能等。

❺ 现代可用于各种疟疾、神经性皮炎、慢性支气管炎、支气管哮喘、鼻炎、尿潴留等。

选购要点

以身干、叶多、色青绿、质嫩、香气浓郁者为佳。

贮藏方法

贮于有盖容器内，置于阴凉干燥处。

用法用量

煎服，6～12克，不宜久煎；或以鲜品绞汁服。

注意事项

脾虚便溏，汗出多者慎用。

疗疾验方

治疗疟疾寒热
青蒿1把，加水400毫升，捣汁服。（《本草纲目》）

治疗赤白下痢
蒿豉丹：青蒿、艾叶等分，加豆豉一同捣烂，制成饼，晒干。每次用一饼，以水一碗半煎服。（《本草纲目》）

治疗尿潴留
青蒿鲜品200～300克，捣碎（勿失汁水），旋即敷于脐部。（中医验方）

地骨皮

地骨皮为茄科落叶灌木宁夏枸杞的干燥根皮，又名地骨、杞根、白葛针、枸杞根、枸杞根皮、山杞子根、红榴根皮、红耳坠根。初春或秋后采挖根部，洗净，剥取根皮，晒干，切段。生用。

清虚热药

【产地溯源】
主产于江苏、浙江、山西、河南等地，习惯认为江苏、浙江产者质量最优。

【性味归经】
味甘，性寒。归肺、肝、肾经。

【本草语录】
"主五内邪气，热中消渴，周痹。"——《神农本草经》

"治上膈吐血，煎汤漱口，止齿血，治骨槽风。"——《日用本草》

"主治虚劳发热，往来寒热，诸见血证、鼻衄、咳血、咳嗽、喘，消瘅，中风，眩晕，痉痫，腰痛，行痹，脚气，水肿，虚烦，心悸，健忘，小便不通，赤白浊。"——《本草述》

功效主治

本品凉血退蒸，清肺降火。主要适用于如下病症：

阴虚发热，骨蒸盗汗
可与知母、鳖甲等配伍。

肺热咳喘
症见咳嗽、气喘、皮肤蒸热等。可加用桑白皮、甘草等药物。

血热妄行的吐血、衄血、尿血
可与白茅根、侧柏叶等配伍。

现代研究

本品含甜菜碱、胆碱、亚油酸、亚麻酸、地骨皮甲素、豆甾醇、谷甾醇、苯甲酸、柳杉酚等成分。具有以下方面的生理作用：

❶ 降血压，降血糖，降血脂。
❷ 解热。
❸ 抗病原微生物。

选购要点

以筒粗、肉厚、整齐、无木心和碎片者为佳。

贮藏方法

置于通风干燥处，防潮，防蛀。

用法用量

内服煎汤，9～15克，外用适量研末，调敷。

注意事项

外感风寒发热及脾虚便溏者不宜用。

疗疾验方

治疗尿血
将鲜地骨皮洗净，捣取自然

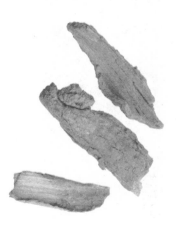

汁。无汁则加水煎汁。每服1碗，加少许酒，饭前温服。（《本草纲目》）

治疗痈疽恶疮，脓血不止

地骨皮不拘多少，洗净后刮去粗皮，取出细白瓤。将刮下的粗皮煎汤洗患处，令脓血尽，再以细白瓤敷贴患处，很快见效。（《本草纲目》）

【产地溯源】

主产于我国西北地区及内蒙古等地。

【性味归经】

味甘，性微寒。归肝、胃经。

【本草语录】

"治虚劳、肌热、骨蒸、劳疟、热从髓出、小儿五疳羸热。"——《本草从新》

"清肺、胃、脾、肾热，兼能凉血。治五脏虚损，肌肤劳热，骨蒸烦痛，湿痹拘挛。"——《本草求原》

"银柴胡，其性味与石斛不甚相远。不独清热，兼能凉血……"——《本经逢原》

银柴胡

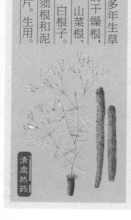

银柴胡为石竹科多年生草本植物银柴胡的干燥根，又名银胡、土参、山菜根、牛肚根、沙参儿、白根子。秋后采挖，除去须根和泥沙，洗净，晒干，切片。生用。

功效主治

本品清虚热，除骨蒸，消积杀虫，健脾疗疳。为退虚热、除骨蒸之佳品，主要适用于如下病症：

阴虚发热

症见盗汗、骨蒸潮热等，多与地骨皮、青蒿、鳖甲同用。

治疗小儿食滞、虫积

症见疳积发热、腹部膨大、口渴消瘦、毛发焦枯等，多与鸡内金、使君子、党参等同用。

现代研究

本品含甾体类、挥发油、黄酮类、银柴胡环肽等成分，具有以下方面的生理作用：

❶ 抗动脉粥样硬化。

❷ 其水煎醇沉液有解热作用，且作用随生长年限增加而增强。

❸ 有杀精子作用。

选购要点

以条粗长、均匀、皮细、质坚实，外皮灰黄色，断面黄白色有菊花心者为佳。

贮藏方法

置于通风干燥处，防潮，防蛀。

用法用量

煎服，3～9克。

注意事项

1. 血虚无热及外感发热者忌用。
2. 注意与柴胡区分使用。

疗疾验方

治疗骨蒸劳热

清骨散：银柴胡4.5克，胡黄连、秦艽、鳖甲（醋炙）、地骨皮、青蒿、知母各3克，甘草1.5克。水2盅，煎至8分后服。（《证治准绳》）

治疗小儿盗汗

银柴胡、胡黄连各等份，共研细末，炼蜜为丸。每服1～3克，每日2次。（中医验方）

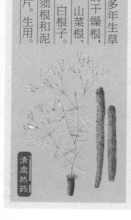 清虚热药

第六章

温里

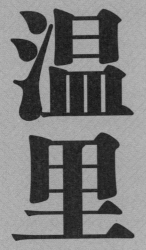

常用药

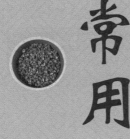

含义

凡能温里祛寒，治疗里寒证的药物，称为『温里药』。

功效

中医论点：温里药均能温里祛寒，因其主要归经不同，而分别具有温脾、温胃、温肾、暖肝、温心、温肺、温通经脉等多种功效。即《内经》所谓『寒者热之』之意，部分药物还兼能助阳、回阳。

现代药理：温里药一般具有不同程度的镇静、镇痛、解热、扩张血管以及健胃、驱风等作用，部分药物还有强心、抗休克、抗惊厥等作用。

应用

本类药物应用时须视不同病证而选药配伍，如外寒内侵、表寒未解者，当配辛温解表药；寒凝经脉、气滞血瘀者，当配行气活血药；寒湿内阻者，当配芳香化湿或温燥祛湿药；脾肾阳虚者，当配温补脾肾药；气虚欲脱者，当配大补元气药。

禁忌

1.本类药物多辛热燥烈，易耗阴助火，凡实热证、阴虚火旺、津血亏虚者忌用；孕妇及气候炎热时慎用。

2.部分药物有毒，应注意炮制、剂量及用法，避免中毒，以保证用药安全。

高良姜

高良姜为姜科多年生草本植物高良姜的干燥根茎，又名蛮姜、良姜、小良姜、海良姜、膏凉姜。夏末秋初采挖生长4～6年的根茎，除去地上茎、须根、叶和残留鳞片，洗净，切成小段，晒干。生用。

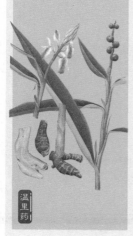

【产地溯源】

主产于广东、广西、台湾等地，习惯认为广东徐闻产者品质最优。

【性味归经】

味辛，性热。归脾、胃经。

【本草语录】

"健脾胃，宽噎膈，破冷癖，除瘴疟。"——《本草纲目》

"主暴冷，胃中冷逆，霍乱腹痛。"——《名医别录》

功 效主治

本品散寒止痛，温中止呕，主要适用于如下病症：

胃寒冷痛

多与炮姜相须为用。

胃寒肝郁

症见脘腹胀痛，多与香附合用。

呕吐

胃寒呕吐，多与生姜、半夏等同用；身体虚寒呕吐，多与党参、白术、茯苓等同用。

现 代研究

本品含挥发油，其中主要成分为桉油精、桂皮酸甲酯、α-蒎烯、丁香酚、荜澄茄烯等；此外，尚含黄酮类化合物如槲皮素、山柰素、异鼠李素、高良姜素等，具有以下方面的生理作用：

❶ 对多种细菌有不同程度的抗菌作用。

❷ 不同浓度对肠管有兴奋或抑制作用。

❸ 现代临床可用于胃痛、小儿厌食症、牙髓炎等。

选 购要点

以分枝少、色红棕、气香浓、味辣者为佳。

贮 藏方法

置于通风干燥处，防潮，防蛀。

用 法用量

煎服，3～6克；研末服，每次3克；或入丸、散剂。

注意事项

肝胃郁火之胃痛、呕吐等忌用。

 ## 疗疾验方

治疗脾虚寒疟（寒多热少，不思饮食）

高良姜（香油炒）、炮姜各30克，共研为末。临发病前取15克，以猪胆汁调成膏状，以热酒调服。（《本草纲目》）

治疗风牙痛肿

高良姜2寸，全蝎（焙）1只，共研为末。擦痛处，吐出涎水，再以盐汤漱口。（《本草纲目》）

治疗心脾冷痛（即胃痛）

高良姜9克，五灵脂18克，共研为末。每服9克，醋汤调下。（《本草纲目》）

 ## 保健药膳

高良姜粥

配方：高良姜15克，大米150克。

制作： ❶ 将高良姜打成细粉，大米淘洗干净。

❷ 把大米放入锅内，加水适量，先用武火烧沸，再用文火煮40分钟，下入高良姜末烧沸即成。

功效： 暖脾胃，止疼痛。对寒邪犯胃之胃痛尤佳。

第七章

理气

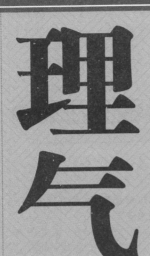

常用药

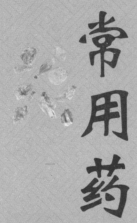

含义

凡以疏理气机，治疗气滞或气逆证为主要作用的药物，称为「理气药」，亦称「行气药」。

功效

中医论点： 理气药多辛苦温而气味芳香，由于辛能行散，苦能疏泄，芳香走窜，温助气行，故本类药物有疏理气机的作用。因其多归肺、脾、胃、肝经，故分别具有顺气宽胸、理气健脾、疏肝解郁、行气止痛、破气散结等功效。

现代药理： 大部分理气药具有抑制或兴奋胃肠平滑肌的作用，或促进消化液的分泌，或利胆；部分理气药具有舒张支气管平滑肌、中枢抑制、调节子宫平滑肌、兴奋心肌、增加冠状动脉血流量、升压或降压、抗菌等作用。

应用

应用本类药物时须视病证不同选择相应功效的药物，并进行必要的配伍。如饮食积滞所致的脾胃气滞者，配消导药物；因脾胃气虚者，配以补中益气药物；因湿热阻滞者，配以清热除湿药；因寒湿困脾者，配以苦温燥湿药；若肺气壅滞因外邪客肺者，配以宣肺解表药；因痰饮阻肺者配以祛痰化饮药；肝郁气滞因肝血不足者，配以养血柔肝药物。

禁忌

本类药物多辛温香燥，易耗气伤阴，故气阴不足者慎用。

枳实

枳实为芸香科小乔木橙及其栽培变种或甜橙的幼果，又名炒枳实，江枳实等。5～6月间收集自落的果实，除去杂质，自中部横切为两半，晒干或低温干燥。用前洗净、焖透、切薄片。生用或麸炒用。

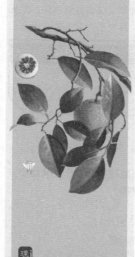

理气药

【产地溯源】
主产于四川、江西、福建等地。

【性味归经】
味苦、辛，性微寒。归脾、胃、大肠经。

【本草语录】
"除胸胁痰癖，逐停水，破结实，消胀满、心下急痞痛、逆气、胁风痛，安胃气，止溏泄，明目。"——《名医别录》

功效主治

本品破气除痞，化痰消积，主要适用于如下病症：

胃肠积滞
症见脘腹胀满、食欲不振等。常与厚朴、大黄等同用。

湿热泻痢，积滞泄泻
常与木香、槟榔、黄芩、大黄等同用。

痰湿阻滞或寒凝气滞
症见胸腹痞满不舒等。前者常与白术配伍，后者则与陈皮、生姜同用。

现代研究

枳实含挥发油（主要为右旋柠檬烯、枸橼醛、右旋芳樟醇等），并含黄酮苷（主要为橙皮苷、新橙皮苷、柚皮苷、野漆树苷及忍冬苷等）、N-甲基酪胺、对羟福林等，具有以下方面的生理作用：

❶ 能兴奋胃肠功能，使胃肠蠕动增强而有节律。

❷ 使胆囊收缩，奥狄氏括约肌张力增加，有较强的抗过敏性。

❸ 对子宫有显著兴奋作用，能使子宫收缩，肌张力增强。

❹ 抑制血栓形成。

❺ 临床报道，本品与黄芪、党参、升麻、柴胡等配伍，治疗胃下垂、胃扩张、子宫脱垂、脱肛等，有良好疗效。

选购要点

有川枳实、江枳实等不同类别，均以香味浓烈、果体结实、无蚀蛀者为佳。

贮藏方法

置阴凉干燥处，防潮，防蛀。

用法用量

水煎，3～9克；或入丸、散。外用适量，研末调涂，或炒热熨。

注意事项
虚证及孕妇慎用。

疗疾验方

治疗便血
练根散：枳实（去瓤，麸炒）、木莲（又名"木馒头"，收阴干）各等份，共研细末。每服9克，米汤调下，不拘时候。《魏氏家藏方》

保健药膳

大风引酒

配方：枳实、泽泻、陈皮、茯苓、防风各20克，大豆（炒熟）100克，制附子16克，米酒1000毫升。

制作：❶ 将大豆用米酒和水1000毫升煎煮至1500毫升，置容器中。

❷ 再将余6味捣碎入容器中，同煎（隔水煮）至沸，密封。

❸ 浸泡3～5日后，过滤去渣即成。

功效：补肾助阳，祛风利湿，适用于风湿痹痛等症。

陈皮

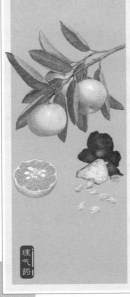

陈皮为芸香科常绿小乔木橘及其栽培变种的干燥成熟果实之外皮，又名头红、贵老、红皮、陈柑皮、橘柚、黄橘皮、柑子皮、橘皮、广陈皮、新会皮、土陈皮。秋末冬初果实成熟时采收果皮，晒干或低温干燥。

理气药

【产地溯源】

产于长江以南之广东、福建、四川、浙江、江西等地，习惯认为广东新会、四会、广州近郊产者品质最优（特称为"广陈皮""新会皮"）。

【性味归经】

味辛、苦，性温。归脾、肺经。

【本草语录】

"治胸膈间气，开胃，主气痢，消痰涎，治上气咳嗽。"——《药性论》

"橘皮，苦能泄能燥，辛能散，温能和。其治百病，总是取其理气燥湿之功。同补药则补，同泻药则泻，同升药则升，同降药则降。"——《本草纲目》

"主胸中瘕热、逆气，利水谷，久服去臭，下气。"——《神农本草经》

功效主治

本品理气健脾，燥湿化痰，主要适用于如下病症：

脾胃气滞

若为寒湿中阻，可加苍术、厚朴等药物；若为脾虚气滞，可加党参、茯苓等药物；若为肝气乘脾，可加防风、白术、白芍等药物。

痰湿壅肺

症见咳嗽、痰多、气喘，可与半夏、茯苓相配伍；若属寒痰，可加干姜、细辛等药物；若属痰热，可加栝楼、竹茹、黄芩等药物。

现代研究

本品含挥发油、黄酮苷（如橙皮苷、新橙皮苷等）、川皮酮，以及肌醇、维生素、胡萝卜素、对羟福林等。陈皮挥发油中主要含柠檬烯，具有以下方面的生理作用：

❶ 祛痰平喘。

❷ 对心血管作用，小剂量煎剂可使心肌收缩增强，输出量增加，大剂量可抑制心脏。

❸ 抗炎，抗溃疡，利胆保肝。

❹ 抗组胺，抗过敏。

❺ 增强纤维蛋白溶解，抗血栓形成。

选购要点

以皮薄、外皮色深红、内皮白色、陈旧、油性大、气浓香者为佳。

贮藏方法

贮于有盖容器中，置干燥处，防潮。

用法用量

内服煎剂，3～9克，或入丸、散剂。痰湿咳嗽者宜生用；脾胃气滞者宜炒制用；寒邪中阻，胃失和降者宜姜炙用。

注意事项

1. 吐血者慎用。

2. 气虚及阴虚燥咳内有实热者不宜用。

疗疾验方

治疗乳痈初起（急性乳腺炎未化脓者）

陈皮30克，甘草6克，水煎服。（《本草纲目》）

治疗疟疾

姜橘饮：陈皮（去白）120克，生姜（去皮）60克。共研粗末，用水3碗，煎取1碗。去滓，分

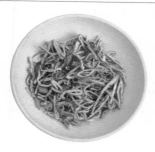

作2服，当发日五更服。（《魏氏家藏方》）

治疗溃疡性结肠炎

陈皮15克，荷叶10克，砂仁2克。上药制散剂，每次1剂，每日2次，早晚开水冲服。里急后重甚者加木香5克，腹泻甚者加参苓白术散，有脓血者加秦皮6克。（中医验方）

 保健药膳

陈皮醒酒汤

配方：陈皮500克，香橙皮500克，檀香200克，葛花250克，绿豆花250克，人参100克，白豆蔻100克，食盐300克。

制作：香橙皮（去白）、陈皮、檀香、葛花、绿豆花、人参、白豆蔻、食盐各适量，共研为末，拌匀装入瓷罐中。每日2次，早晚各服1汤匙，用白开水冲服。

功效：解酒醒神，适用于饮酒过多，酒醉不醒。

陈皮卤乳鸽

配方：陈皮6克，八角6克，草果1个，丁香3粒，肉桂6克，酱油20克，盐4克，乳鸽2只，红糖30克，姜5克，葱10克，鸡汤600毫升，植物油50克。

制作：❶ 把乳鸽宰杀后，去毛、内脏及爪；葱切段，姜拍松；陈皮切丝。

❷ 把锅置中火上烧热，加入植物油，放入姜、葱爆香，加入红糖、酱油和鸡汤，下入陈皮、八角、草果、丁香、肉桂，煮30分钟后，加入乳鸽同卤，再煮30分钟即成。

功效：芳香行气，益精髓。适用于心律不齐，气虚心悸患者。

陈皮粥

配方：陈皮10克，大米150克。

制作：❶ 将陈皮润透，去皮上白膜，切成丁；大米淘洗干净。

❷ 将大米、陈皮同放锅内，加水800毫升，置武火上烧沸，再用文火煮35分钟即成。

功效：理气健脾，燥湿化痰。适用于脂肪肝患者，症见脘腹胀满、嗳气、呕吐、咳嗽、多痰等。

丹参陈皮油炸鸡

配方：丹参20克，陈皮15克，公鸡1只，姜葱20克，食盐5克，花椒2克，冰糖25克，植物油1000毫升，味精2克，香油3克，卤汁适量。

制作：❶ 将鸡除去内脏，冲洗干净；一半陈皮切碎，姜、葱洗净，拍松。

❷ 锅内加清水，下入一半陈皮，以及姜、葱、花椒、食盐、鸡，一起煮至六成熟，捞出。

❸ 锅中倒入卤汁、丹参片，置中火上烧沸，将鸡放入卤汁内，用文火蒸至鸡熟，捞出。另用锅加入卤汁少许，下入冰糖、味精、食盐收成汁，调好味，涂抹在鸡身上。

❹ 将锅置火上，倒入植物油，烧至八成热后，将鸡下入油锅，炸至色红亮即可。余一半陈皮也炸酥出锅，切丝，鸡斩块后装盘，陈皮丝撒在鸡肉上即成。

功效：温中益气，活血化瘀，燥湿健脾。适用于胸腹胀满、不思饮食、呕吐、反胃、心悸不宁等症。

附 橘核 橘络 橘叶 化橘红

橘核

为橘的种子，性味苦、平，归肝经，具有理气、散结、止痛等功效。用于疝气痛、睾丸肿痛、乳房结块、乳痛、腰痛、膀胱气痛等。水煎内服，用量3～10克。

橘络

为橘的中果皮及内果皮之间的纤维束群，性味甘、苦，平，归肝、肺经，具有行气通络、化痰止咳功能。用于痰滞经络之胸痛、咳嗽、乳痛、乳癖、癥瘕痞块、肢体麻木等。水煎内服，用量3～5克。

橘叶

为橘树的叶，性味辛、苦，平，归肝经，具有疏肝行气、散结消肿的功能。用于胸胁疼痛、乳痈、乳房结块等。水煎内服，用量6～10克。

化橘红

为芸香科植物化州柚或柚的未成熟的或接近成熟的外层果皮，性味辛、苦，温，归肺、脾经。具有理气宽中、燥湿化痰等功效，用于湿痰、寒痰咳嗽，食积呕恶，胸闷腹胀等。水煎内服，用量3～10克。

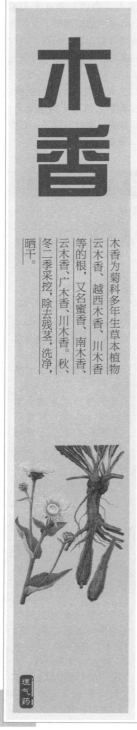

木香

木香为菊科多年生草本植物云木香、越西木香、川木香等的根，又名蜜香、南木香、云木香、广木香、川木香。秋、冬二季采挖，除去残茎，洗净，晒干。

理气药

【产地溯源】

主产于云南、四川、广西等地。

【性味归经】

味辛、苦，性温。归脾、胃、大肠、胆、三焦经。

【本草语录】

"木香乃三焦气分之药，能升降诸气。"——《本草纲目》

"治心腹一切气，膀胱冷痛，呕逆反胃，霍乱，泄泻，痢疾，健脾消食，安胎。"——《日华子本草》

"散滞气，调诸气，和胃气，泄肺气。"——《珍珠囊》

功效主治

本品行气止痛，主要适用于如下病症：

胃肠气滞
症见脘腹胀满、食少呕恶等，常与砂仁、陈皮等同用。

泄泻下痢、腹痛、里急后重
常与黄连同用。

脾虚泄泻、便溏
用煨木香以增强止泻作用，并配伍党参、白术、茯苓、山药等。

现代研究

木香含挥发油，挥发油的成分为单紫杉烯、α-紫罗兰酮、木香烯内酯、α-木香羟、β-木香羟、木香内酯、二氢脱氢木香内酯、木香酸、木香醇、水芹烯等；此外，尚含木香碱等，具有以下方面的生理作用：

❶ 对胃肠有轻度刺激，并能促进蠕动及分泌，因而能缓解胃肠气胀所致的腹痛。

❷ 对葡萄球菌、大肠杆菌、痢疾杆菌、皮肤癣菌等有不同程度的抑制作用。

❸ 有利尿及促进纤维蛋白溶解等作用。

❹ 现代临床用以治疗胆石症、胆绞痛、急性腰扭伤等。

选购要点

以条匀、体质坚实、香气浓郁、油性大、无须根者为佳。

贮藏方法

贮于有盖容器内，置于通风干燥处，防潮，防蛀。

用法用量

内服煎汤，1.5～6克；或入丸、散。生用专行气滞，煨用可实肠止泻。

注意事项

木香辛温香燥，易伤阴血，故阴虚、津亏、火旺者慎服。

疗疾验方

治疗中气不省（闭目不语，状如中风）

木香研细，取9克，以冬瓜子煎汤灌下。痰盛者，药中加竹沥和姜汁。（《本草纲目》）

治疗小肠疝气
木香120克，酒1500毫升，煮过。每日取酒饮3次。（《本草纲目》）

保健药膳

砂仁木香藕粉

配方：砂仁2克，木香1克，藕粉30克，白糖20克。

制作：❶ 将砂仁、木香捣成细粉。

❷ 将砂仁、木香粉放入碗内，加入藕粉拌匀，再加入开水调匀，最后放入白糖即成。

功效：醒脾和胃，理气止呕。

香附

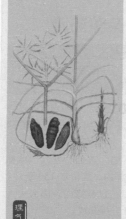

香附为莎草科多年生草本植物莎草的干燥根茎，又名莎草、薅草、莎草根、香附子、雷公头、香附米、东香附、金香附、毛香附、苦羌头、三棱草根、猪通草茹、春、秋二季采挖，燎去毛须，晒干。生用，或醋炙用。用时碾碎或切薄片。

【产地溯源】

全国大部分地区均产，主产于广东、河南、山东、四川、浙江等地。

【性味归经】

味辛、微苦、微甘，性平。归肝、脾、三焦经。

【本草语录】

"利三焦，解六郁，消饮食积聚、痰饮痞满、跗肿、腹胀、脚气，止心腹、肢体、头目、齿耳诸痛……妇人崩漏带下，月候不调，胎前产后百病。"——《本草纲目》

"香附，味辛甚烈，香气颇浓，皆以气用事，故专治气结为病。"——《本草正义》

功效主治

本品疏肝理气，调经止痛，主要适用于如下病症：

肝郁气滞诸痛

胁痛，可加柴胡、白芍等；乳房胀痛，可加枳实、青皮等；寒凝气滞胃痛，可加高良姜；寒疝腹痛，可加乌药、吴茱萸等。

肝郁气滞的月经不调、痛经

可与柴胡、川芎、当归等配伍。

现代研究

本品含挥发油，其中主要成分为β-蒎烯、香附子烯、α-香附酮、β-香附酮、α-莎香醇、β-莎香醇；此外尚含生物碱、黄酮类及三萜类等，具有以下方面的生理作用：

❶ 有雌激素样作用。

❷ 解热，镇痛，抗菌，抗炎。

❸ 强心，减慢心率，降压。

❹ 对肠道平滑肌有抑制作用。

❺ 降低子宫收缩力和张力。

选购要点

以粒大、饱满、质坚实、香气浓郁者为佳。

贮藏方法

置于通风干燥处，防潮，防蛀。

用法用量

煎汤，5～10克；或入丸、散。外用适量，研末撒、调敷或做饼热敷。香附醋炙则止痛力增强。

注意事项

气虚、阴虚、血热者慎用。

疗疾验方

治疗肝气不和，目赤肿痛

和肝散：香附500克（分作4份，1份以酒浸，1份以盐水浸，1份以蜜浸，1份以童便浸，3天后晒干）。研为细末。每服6克，所用汤剂均可加用，或单服亦可，白滚汤调下。（《银海指南》）

治疗尿路结石

鲜香附（干品酌减）80～100克。水煎至适量，每日不拘时服。1个月为1疗程。并嘱患者尽量做到每次排尿入盂，观察结石是否排出。（中医验方）

保健药膳

香附良姜粥

配方：制香附6克，高良姜15克，大米100克，红糖20克。

制作：❶将制香附、高良姜洗净，大米淘洗干净，放入锅内，加水适量。

❷将锅置武火上，再用文火煮成粥，加入红糖拌匀即成。

功效：温中，止呕，止痛。

理气药

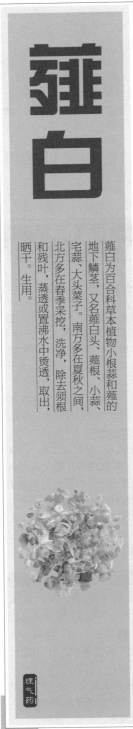

薤白

薤白为百合科草本植物小根蒜和薤的地下鳞茎，又名薤白头、薤根、小蒜、宅蒜、大头菜子。南方多在夏秋之间，北方多在春季采挖，洗净，除去须根和残叶，蒸透或置沸水中烫透，取出，晒干。生用。

理气药

【产地溯源】
全国各地均产，主产于江苏、浙江等地。

【性味归经】
味辛、苦，性温。归肺、心、胃、大肠经。

【本草语录】
"治少阴病厥逆泄痢及胸痹刺痛，下气散血，安胎。"——《本草纲目》

"治泻痢下重，能泄下焦阳明气滞。"——《用药法象》

功效主治

本品通阳止痛，行气导滞，主要适用于如下病症：

胸痹
治寒痰阻滞、胸阳不振的胸痛胸闷，常与栝楼皮、半夏、桂枝、枳实等配伍；治痰瘀胸痹，常与栝楼、川芎、丹参等配伍。

脘腹胀痛，泻痢后重
治胃寒气滞、脘腹痞满胀痛，常与高良姜、砂仁、木香等同用；治湿热内蕴、胃肠气滞、泻痢、里急后重，常与黄连、黄柏、木香、枳实同用。

现代研究

本品含大蒜氨酸、甲基大蒜氨酸、大蒜糖等，具有以下方面的生理作用：

❶ 促进纤维蛋白溶解，降低动脉脂质斑块。

❷ 对痢疾杆菌、金黄色葡萄球菌有抑制作用。

❸ 抑制血小板凝集和释放反应。

❹ 降压、利尿、抗癌、镇痛等。

❺ 现代用于治疗心律失常、冠心病心绞痛、胆道蛔虫症、血脂异常等。

选购要点
以身干、个大体重、质坚、饱满、色黄白、半透明者为佳。

贮藏方法
置于通风干燥处，防潮、防蛀。

用法用量
内服水煎，5～10克；外用适量。脾胃虚弱或消化道溃疡者宜炒制用，咽喉肿痛、疮疖者可捣烂外敷。

注意事项
气虚无滞及胃弱纳呆者不宜用。

 ## 疗疾验方

治疗冠心病
栝楼薤白白酒汤：薤白15克，栝楼20克，白酒15毫升。加水200毫升煎取100毫升，每日分2次服。（《金匮要略》）

治疗咽喉肿痛
薤白适量，醋捣，外敷肿痛处。（《太平圣惠方》）

 ## 保健药膳

杏仁薤白雪蛤羹

配方：杏仁12克，薤白10克，雪蛤5克，冰糖20克。

制作：❶ 把杏仁、薤白放入盆内洗净；雪蛤用温水发透，除筋膜和黑子；冰糖打碎。

❷ 把雪蛤、杏仁、薤白、冰糖同放蒸杯内，加清水150毫升。

❸ 将蒸杯置蒸笼内，用武火大气蒸45分钟即成。

功效：滋阴补血，止咳化痰。适用于痰瘀型冠心病患者。

川楝子

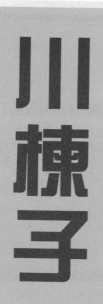

川楝子为楝科乔木川楝的成熟果实，又名金铃子、苦楝子、川楝等。冬季果实成熟时采收。生用或炒用，用时打碎。

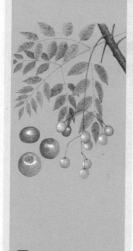

【产地溯源】

我国南方各地均产，以四川产者为佳。

【性味归经】

味苦，性寒。有小毒。归肝、小肠、膀胱经。

【本草语录】

"主温疾，伤寒大热烦狂，杀三虫，疥疡，利小便水道。"——《神农本草经》

"楝实导小肠膀胱之热，因引心包相火下行，故心腹痛及疝气为要药。"——《本草纲目》

功效主治

本品理气止痛，疏肝泄热，杀虫疗癣，主要适用于如下病症：

肝胃气滞

症见胁肋、脘腹胀痛，常与延胡索、青皮等同用。

疝气痛

常与小茴香、青皮等同用。

虫积腹痛

常与小茴香、青皮等同用。

头癣

以本品炒黄研末，用熟猪油或香油或凡士林调成油膏，涂患处。

现代研究

本品含川楝素、楝树碱、山奈醇及脂肪油等，具有以下方面的生理作用：

❶ 兴奋肠管平滑肌，使其张力和收缩力增加。

❷ 对猪蛔虫、蚯蚓、水蛭等有明显的杀灭作用。

❸ 收缩胆囊，促进胆汁排泄。

❹ 抗癌和消炎。

❺ 治疗胃痛、胆石症、鞘膜积液、急性乳腺炎、冻疮、滴虫性阴道炎及细菌性痢疾等。

选购要点

以外皮金黄、个大、果肉厚者为佳。

贮藏方法

置通风干燥处，防潮，防蛀。

用法用量

煎服，4.5～9克，外用适量。

注意事项

1. 本品有小毒，不宜过量或持续服用。

2. 脾胃虚寒者禁服。

疗疾验方

治疗痛经

川楝子9克，益母草10克，制香附10克，中华补血草30克。水煎服。（中医验方）

治疗胃痛

川楝子9克，杭白芍9克，神曲5克，谷芽15克，麦芽15克，蒲公英15克，木香6克。水煎服。（中医验方）

治疗灰指甲

川楝子10枚，去皮浸泡至软，捣成糊状后加凡士林适量包敷患指（趾），2日后取下。一般连用2次见效。（中医验方）

治疗膀胱疝气（症见大小便不通，疼痛不可忍）

金铃子散：金铃子（川楝子）肉49枚（锉碎如豆大，不令研细，用巴豆49枚，去皮不令碎，与金铃子肉同炒至金铃子肉呈深黄色，弃巴豆，茴香30克（炒）。2味为细末，每服6克，食前温酒调下。《杨氏家藏方》）

第八章

消食

常用药

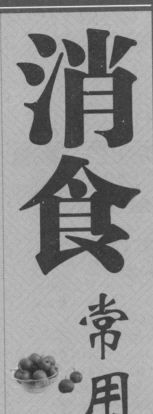

凡以消食化积为主要功效，常用以治疗饮食积滞证的药物，称为"消食药"，又称"消导药"。

功效

中医论点：消食药大多味甘，性平或温，主归脾、胃二经。以消食化积，开胃和中为主要功效，个别药物尚有运脾的作用，主要适用于饮食积滞不化或脾胃虚弱、纳化失常所致的消化不良等证。

现代药理：消食药或含酵母菌，或含淀粉酶，或含维生素B等，有发酵、促进胃液分泌、增强胃肠运动功能等作用，从而提高胃肠消化吸收功能。个别药物具有降血脂、强心、增加冠状动脉血流量、抗心肌缺血、降压、抗菌等作用。

应用

1.使用消食药时，应根据不同的证候，适当配伍其他药物。如食滞中焦阻塞气机，导致脾胃气滞，应配伍理气药，以行气宽中助消化；若中焦湿滞，应配芳香化湿药，以化湿开胃醒脾；若食积化热，应配苦寒清热泻下药，以泄热导滞。若脾胃虚寒，应配温中散寒药，以运脾消食；如食积因脾胃虚弱，运化无力所致，则应以补益中气，健运脾胃为主，适当辅以本类药物，以标本兼顾，补消结合，提高疗效。

2.并非所有饮食积滞都非用消食药不可，如暴伤饮食，食停胃中，症情急重者，消食药缓不济急，当用涌吐法吐出胃中宿食，以免食伤脾胃。

禁忌

消食药作用虽缓和，但部分药物也有耗气之弊，对气虚食滞者当调养脾胃为主，消食药不宜过用久服，以免耗伤正气。

神曲

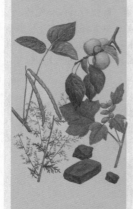

神曲为面粉或麸皮与杏仁泥、赤小豆粉，以及鲜辣蓼、鲜青蒿、鲜苍耳等药物混合拌匀后，经发酵而成的加工品，又名六曲。生用或炒用。

【产地溯源】

全国各地均产。

【性味归经】

味甘、辛，性温。归脾、胃经。

【本草语录】

"消食下气，除痰逆霍乱，泄痢胀满诸疾。"——《本草纲目》

"养胃气，治赤白痢。"——《珍珠囊》

"化水谷宿食，症结积滞，健脾暖胃。"——《药性论》

功效主治

本品消食健胃，和中止泻，略兼解表，主要适用于如下病症：

饮食积滞

症见脘腹胀满、食少纳呆、肠鸣腹泻。多与山楂、麦芽、木香等同用，外感食滞者用之尤宜。

中脘宿食留饮

症见脘痛、吞酸嘈杂或口吐清水。多与苍术、陈皮、姜汁等为丸服。

现代研究

本品含有酵母菌、乳酸菌、霉菌、蛋白酶、淀粉酶、B族维生素、麦角甾醇、蛋白质及脂肪、挥发油等。具有促进消化液分泌，增进食欲的生理作用。

选购要点

以存放陈久、无虫蛀、气香醇者为佳。

贮藏方法

置于通风干燥处，防潮、防蛀。

用法用量

煎服，6～15克，消食宜炒焦用。

注意事项

脾阴虚、胃火盛者不宜用。

疗疾验方

治疗慢性肠炎

神曲、凤尾草、马齿苋各15克，木香6克。水煎服。（中医验方）

治疗腰扭伤

葡萄、神曲各30克，烧灰，用料酒送服，酌量饮用。（中医验方）

治疗小儿盗汗

神曲12克，糯稻根、海浮石各9克，山楂、胡黄连各6克。水煎服，每日3次。（中医验方）

治疗胃痛

神曲、谷芽、麦芽各15克，海州常山30克，台乌药9克。水煎服。（《本草纲目》）

治疗腹泻

神曲、鱼腥草各15克，金锦香30克，陈皮6克。水煎服。（《本草纲目》）

保健药膳

消食饼

配方：神曲30克，鲜山楂250克，白术150克，面粉、精盐、精制植物油各适量。

制作：❶ 山楂洗净，放入锅内，加入清水，煮熟取出，去皮、核，制成山楂泥。

❷ 白术、神曲研成细粉。

❸ 将山楂泥、白术、神曲放入盆中，加入精盐、面粉、清水，和成面团，制成大小均匀的薄饼。

❹ 平锅上火，涂上植物油，放入薄饼，烙至两面金黄，薄饼熟透即成。

功效：健脾养胃，消食化积。

第九章

收涩

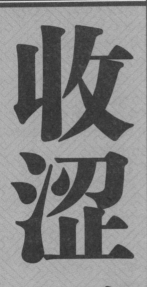

常用药

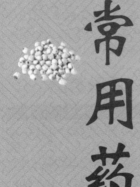

含义

凡以收敛固涩为主要作用的药物，称为「收涩药」，又称「固涩药」。

分类

固表止汗药：以收敛止汗为主要功效，常用以治疗虚汗证的药物。

敛肺涩肠药：以敛肺止咳和涩肠止泻为主要功效，用以治疗肺虚喘咳和大便滑脱不禁之久泻、久痢的药物。

固精缩尿止带药：以固涩精关、缩尿、止带之一为主要功效的药物。

功效

中医论点：收涩药味多酸、涩，性平或温，主归肺、脾、肾、大肠经，均有收敛固涩之功效，可止汗、止泻、固精、缩尿、止带等。主治因久病体虚导致正气耗散，某些脏腑或器官对物质的约束控制能力降低，无节制地向体外排出物质的滑脱不禁之证。

现代药理：收涩药具有收敛、止血、止泻、吸着、抗菌及抑制腺体分泌等药理作用。

应用

滑脱病证的根本原因是正气虚弱，故应用收敛药治疗仍属于治病之标。临床应用本类药物时，须与相应的补益药配伍同用，以标本兼顾。治气虚自汗、阴虚盗汗者，则分别配伍补气药、补阴药；脾肾阳虚之久泻、久痢者，当配伍温补脾肾药；肾虚遗精、滑精、遗尿、尿频者，当配伍补肾药；冲任不固，崩漏下血者，当配伍补肝肾、固冲任药；肺肾虚损，久咳虚喘者，则当配伍补肺益肾纳气药等。

禁忌

收涩药有敛邪之弊，故凡表邪未解、湿热方盛及郁热未清者不宜过早使用，以免"闭门留寇"。滑脱不禁而余邪未尽者，需兼清理余邪，不宜单纯使用收涩药，以免敛邪。

固表止汗药

　　固表止汗药，性味以涩凉为主，个别药物具平性，其中兼能益气、生津者，可有甘味。因肺合皮毛，所以止汗药主要归肺经。使用本类药物治疗气虚自汗证和阴虚盗汗证时，除应结合其兼有功效综合考虑外，其用于气虚自汗证，常与补益肺脾心气的药物配伍，以益气固表止汗；用于阴虚盗汗证，多与滋养肺肾心阴和清退虚热的药物配伍，以滋阴退热敛汗。标本兼顾，方能取得满意的疗效。

　　凡实邪所致汗出，应以祛邪为主，非本类药物所宜。

麻黄根

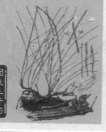

麻黄根为麻黄科多年生草本状小灌木草麻黄或中麻黄的根或根茎，立秋后采收，剪去须根，干燥切段。生用。

【产地溯源】
　　主产于河南、山西、内蒙古、甘肃、四川等地。

【性味归经】
　　味甘，性平。归心、肺经。

【本草语录】
　　"止汗，夏月杂粉扑之。"——《名医别录》
　　"专于止汗。"——《本草正义》
　　"敛汗固表。治阳虚自汗，阴虚盗汗。"——《四川中药志》

功效主治

　　本品敛肺止汗，为临床止汗专品，具体功效如下：

　　治气虚自汗，多与黄芪、白术等同用；治阴虚盗汗，多与生地、五味子、牡蛎同用；治产后虚汗不止，多与当归、黄芪同用。

现代研究

　　本品含麻黄根碱、阿魏酸组胺、麻黄宁、麻黄根素以及铜、锌等微量元素，具有以下方面的生理作用：

❶ 麻黄根素能升高血压，麻黄根碱甲和麻黄根碱乙能降血压。

❷ 对肠管、子宫等平滑肌呈兴奋作用。

❸ 麻黄根现代还用于治疗脚汗。

选购要点

　　以外皮红棕色、断面黄白色、质坚、干燥无杂质者为佳。

贮藏方法

　　置干燥处，防潮。

用法用量

　　煎服，3～9克，外用适量，研粉撒扑。

注意事项

有表邪者忌用。

疗疾验方

治疗盗汗、阴汗
麻黄根、牡蛎共研为末，扑于身上。又方：麻黄根、椒目各等份，共研为末。每次服3克，酒送下。（《本草纲目》）

治疗诸虚自汗（夜卧更甚，久则枯瘦）
麻黄根、黄芪各30克，加牡蛎（淘米水浸洗后煅过）一起制成散剂。每次服15克，以水2碗，小麦百粒煎服。《本草纲目》

治疗阴囊湿疮
麻黄根、硫黄各30克，米粉20克。共研为末，涂敷患处。（《本草纲目》）

敛肺涩肠药

敛肺涩肠药，主入肺、大肠经，有敛肺止咳和涩肠止泻的作用。前者主要用于咳喘久治不愈，肺虚喘咳，动则气促，或肺肾两虚，摄纳无权，呼多吸少的肺肾虚喘证；后者主要用于脾肾虚寒，久泻久痢，肠滑不禁，腹痛喜按喜温，舌淡苔白等证。

本类药酸涩收敛，对痰多壅肺所致的咳喘不宜用；而涩肠止泻之品，对邪气方盛的泻痢初起或伤食腹泻者不宜用。

五味子

五味子为木兰科多年生落叶木质藤本植物五味子（北五味子）或华中五味子（南五味子）的成熟果实，又名玄及、会及、香苏、辽五味、五梅子、山花椒、红铃子。秋季果实成熟时采取，晒干。生用，或经醋、蜜拌蒸晒干用。

【产地溯源】

北五味子主产于我国东北地区，南五味子主产于我国西南地区及长江流域以南地区。北五味子质佳，为正品；南五味子质次，多用于风寒咳嗽。

【性味归经】

味酸、甘，性温。归肺、心、肾经。

【本草语录】

"主益气，咳逆上气。"——《神农本草经》

"生津止渴，治泻痢，补元气不足。"——《用药法象》

"伤寒……无论其为太阳、少阳、少阴，凡咳者均可加入五味子、干姜。"——《本经疏证》

功效主治

本品敛肺滋肾，生津敛汗，涩精止泻，宁心安神，主要适用于如下病症：

肺肾两虚之久咳虚喘
常与熟地、山茱萸、麦冬、党参等同用。

肾虚
症见精滑不固、小便频数等，常与山茱萸、桑螵蛸、龙骨等同用。

脾肾虚寒
症见五更泄泻等，常与补骨脂、吴茱萸、肉豆蔻配伍。

津少口渴，体虚多汗
前者与麦冬、生地、天花粉等同用，后者则可与牡蛎、麻黄根等同用。

现代研究

本品含多种有机酸、挥发油、五味子素、维生素A、维生素C等。具有以下方面的生理作用：

❶ 兴奋中枢神经系统，提高其工作效能，镇静、抗惊厥。

❷ 调整心血管系统，改善血液循环，降血压。

❸ 利胆，降血清转氨酶，保肝。

❹ 祛痰，镇咳。

❺ 增强机体免疫力，延缓衰老。

❻ 抗菌，抗病毒，抗过敏，抗溃疡。

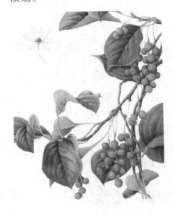

❼诱发子宫节律性收缩。

选购要点

以粒大、油性大、表面色暗红或紫红、肉厚、气味浓者为佳。

贮藏方法

贮于有盖容器中，防潮，防蛀，防鼠。

用法用量

煎服，1.5～6克；研末服，每次1～3克。捣破入煎，核内有效成分才易煎出。入嗽药生用，入补药熟用。

注意事项

表邪未解及有实热者忌用。

疗疾验方

治疗阳痿

鲜五味子500克，研细为末，酒服1克，每日3次，忌猪肉、鱼肉、蒜、醋。（《本草纲目》）

治疗药物性便秘

五味子10～15克。开水冲泡20分钟，每服约200毫升，每日4～6次，10日为1个疗程，连用3个疗程。（中医验方）

治疗慢性肝炎、血清转氨酶升高

五味子适量，研末内服。每次2克，每日2～3次。（中医验方）

治疗糖尿病

五味子9克。水煎服，每日1剂，分3次饭前服。（中医验方）

保健药膳

五味芡实粥

配方：五味子10克，芡实30克，莲子30克，山药20克，大米100克，白糖20克。

制作：❶将五味子、芡实、莲子洗净，莲子去皮、心，大米淘洗干净，山药打成细粉。❷将大米、五味子、芡实、莲子同放锅内，加水适量，置武火上烧沸，文火煮30分钟，撒入山药粉、白糖，再煮5分钟即成。

功效：补肾虚，止泄泻。脾肾阳虚者食用尤佳。

五味子鲈鱼煲

配方：五味子15克，鲈鱼1尾（500克），料酒10克，盐5克，味精3克，姜5克，葱10克，胡椒粉3克，棒子骨汤3000毫升。

制作：❶将五味子洗净，去杂质；鲈鱼宰杀后，去鳞、鳃及肠杂，剁成6厘米长的块；姜拍松，葱切段。❷将五味子、鲈鱼、姜、葱、盐、味精、胡椒粉、料酒、棒子骨汤同放煲内。❸将煲上桌，置炉上武火烧沸，煮熟即成。

功效：益气生津，补肾养心，收敛固涩。适用于肺虚咳嗽、津亏口渴、自汗、盗汗、慢性腹泻、神经衰弱、更年期综合征等。

党参五味炖乳鸽

配方：党参20克，五味子10克，乳鸽1只，料酒10克，盐3克，味精2克，姜3克，葱6克，鸡油15克。

制作：❶将党参润透，切成3厘米长的段；五味子洗净，去杂质；乳鸽宰杀后，去毛、内脏及爪；姜切片，葱切段。❷将五味子、党参、乳鸽、姜、葱、料酒同放炖锅内，加清水800毫升，置武火上烧沸，再用文火炖30分钟，加入盐、

味精、鸡油，搅匀即成。

功效：补肺肾，益气血，适用于肺心病肾不纳气患者。

五味子煲仔鸡

配方：五味子9克，仔鸡肉200克，料酒10克，葱10克，姜5克，盐5克，香菇20克，植物油50克，上汤300毫升。

制作：❶把香菇发透，一切两半；五味子洗净；鸡肉洗净，切4厘米见方的块；姜拍松，葱切段。❷炒锅置中火上，加入植物油，把葱、姜放入爆香，下入鸡块，炒变色，加入料酒、盐、上汤，中火烧沸，文火煲30分钟即成。

功效：益气生津，补肺养心。

五味子大枣兔肉煲

配方：五味子10克，大枣8枚，兔1只，料酒10克，姜5克，葱5克，盐5克，味精3克，胡椒粉3克，棒子骨汤3000毫升。

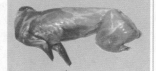

制作：❶将五味子洗净，去杂质；大枣去核，洗净；兔宰杀后，去皮、内脏及爪，切成5厘米见方的块；姜拍松，葱切段。❷将五味子、大枣、兔肉、姜、葱、料酒、盐、味精、鸡精、胡椒粉、棒子骨汤同放入煲内，盖上盖。❸将煲置武火上烧沸即成。

功效：益气生津，补肾养心。适用于肺虚喘咳、津亏口渴、自汗、盗汗等症。

固精缩尿止带药

固精缩尿止带药酸涩收敛，主入肾、膀胱经，具有固精、缩尿、止带作用，或兼有补肾之功。适用于肾虚不固，膀胱失约所致的遗精、滑精、遗尿、尿频以及带下等证。常配补肾药同用，以标本兼治。

本类药酸涩收敛，对外邪内侵，湿热下注所致的遗精、尿频等不宜用。

覆盆子

覆盆子为蔷薇科落叶灌木华东覆盆子的未成熟果实，又名莓、缺盆、西国草、树莓等。以夏初采收的绿黄色果实入药。入沸水中略浸，晒干用。

固精缩尿止带药

【产地溯源】

主产于浙江、福建、湖北等地。

【性味归经】

味甘、酸，性微温。归肝、肾经。

【本草语录】

"益气轻身，令发不白，补虚续绝，强阴健阳，悦泽肌肤，安和五脏。"——《本草纲目》

"主益气轻身，令发不白，五月采实。"——《名医别录》

"益肾脏而固精，补肝虚而明目，起阳痿，缩小便。"——《本草备要》

"男子肾精虚竭阳痿，能令坚长，女子食之有子。"——《药性论》

"强肾无燥热之偏，固精无凝涩之害。"——《本草图经》

功效主治

本品益肾养肝，缩尿，固精，明目，主要适用于如下病症：

肾虚

症见遗尿、尿频、遗精、滑精及腰痛、阳痿等，常与菟丝子、五味子等益肾缩尿固精之品同用。

肝肾亏虚

症见目暗不明等。常与枸杞子、菊花等养肝肾明目之品同用。

现代研究

本品含枸橼酸、苹果酸等有机酸、糖类及少量维生素 C。具有以下方面的生理作用：

❶ 类似雌激素样作用，对泌尿系统、生殖系统有一定影响。

❷ 对葡萄球菌、霍乱弧菌等有抑制作用。

❸ 现代临床可用于不孕、不育症，小儿遗尿等。

❹ 可降低三酰甘油及血中胆固醇，故具有减肥的作用。

选购要点

以个大、饱满、粒整、结实、色灰绿、无叶梗者为佳。

贮藏方法

置干燥处，防潮。

用法用量

煎服，6～12 克；或入丸、

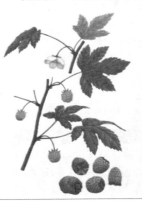

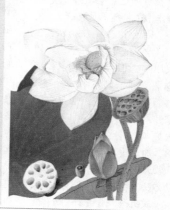

散剂；或浸酒、熬膏。

注意事项

肾虚有火，小便短涩者慎服。

疗疾验方

治疗心悸气短

覆盆子20个，小米50克，蜂蜜1汤匙。先将小米熬煮成粥，再拌入洗净的覆盆子和蜂蜜调匀食用。每日1次，连用3日。（中医验方）

治疗阳痿

覆盆子适量，酒浸焙干，研为末，每晨用酒送服6克。（《濒湖集简方》）

治疗遗尿

覆盆子、山茱萸、茯苓各

10克，附子3克，熟地12克。用水煎服，治有实效。（中医验方）

保健药膳

熟地覆盆子炖公鸡

配方：熟地20克，覆盆子15克，枸杞子20克，菟丝子20克，山药20克，山茱萸15克，泽泻15克，子公鸡1只（750克），姜、葱、料酒、盐、味精、胡椒粉、上汤各适量。

制作：❶ 将前7味药物炮制后，洗净，装入纱布袋内，扎紧袋口；鸡宰杀后，去毛桩、内脏及爪；姜拍松，葱切段。

❷ 将药包、鸡、姜、葱、料酒、上汤同放炖锅内，置武火上烧沸，再用文火炖45分钟，加入盐、味精、胡椒粉即成。

功效：补肾，生精。适用于男子

精液稀少、精冷等症。

七子甲鱼汤

配方：覆盆子、桑葚、女贞子、菟丝子、五味子、枸杞子各20克，车前子15克，补骨脂15克，甲鱼1只（700克），料酒10克，盐5克，味精3克，胡椒粉3克，姜5克，葱10克。

制作：❶ 将以上药物洗净，装入纱布袋内，扎紧袋口；甲鱼宰杀后，去头、尾及内脏肠杂、爪；姜拍松，葱切段。

❷ 将药包、甲鱼（连鳖甲一起）、姜、葱、料酒同放炖锅内，加水2500毫升，置武火上烧沸，再用文火炖35分钟，加入盐、味精、胡椒粉即成。

功效：滋阴，补血，通络。适用于阴虚证，肾阴不足所导致男子不射精者。

莲子

莲子为睡莲科多年生水生植物莲的成熟种子，又名莲肉、莲米、莲子肉、莲蓬实、泽芝、莲实、藕实、水芝丹。秋季采收，晒干。生用。

固精缩尿止带药

【产地溯源】

主产于湖南、福建、江苏等地。

【性味归经】

味甘、涩，性平。归脾、肾、心经。

【本草语录】

"补中养神，益气力。"——《神农本草经》

"交心肾，厚肠胃，固精气，强筋骨，补虚损，利耳目，除寒湿，止脾泄、久痢、赤白浊，女人带下崩中、诸血病。"——《本草纲目》

功效主治

本品益肾固精，补脾止泻，止带，养心，主要适用于如下病症：

脾虚

症见久泻、大便溏薄、纳差神疲等，可与人参、茯苓等合用。

肾虚不固

症见遗精、遗尿等，可与牡蛎、芡实等合用。

心悸，虚烦不眠

可与柏子仁、酸枣仁等合用。

现代研究

本品含淀粉和棉子糖，以及蛋白质、脂肪、磷、铁等。子荚含荷叶碱、氧化黄心树宁碱等。具有以下方面的生理作用：

❶ 降压，收敛，镇静。

❷ 抗心律失常，抗心肌缺血，抑制心肌收缩力。

❸ 所含氧化黄心树宁碱有抑制鼻咽癌生长的作用。

❹ 现代临床可用于感染性多发神经炎、痔疮、痛经、小儿迁延性腹泻等。

选购要点

以粒大饱满、完整、无破碎、无抽皱、色棕黄、质坚实者为佳。

贮藏方法

贮于有盖容器内，置于通风干燥处，防蛀，防鼠。

用法用量

煎服，6～15克，去心打碎用。

注意事项

中满痞胀及大便燥结者忌用。

疗疾验方

治疗腹泻

莲子肉、锅巴、白糖各120克。锅巴、莲子肉共研细末，与白糖和匀，装入瓶中，于饭后1小时用开水冲服4匙，每日3次。（中医验方）

治疗小便白浊，梦遗泄精

莲肉散：莲子、益智仁、龙骨（五色者）各等份，共研细末，空腹用米汤送服。（《奇效良方》）

治疗脾气虚弱

莲子15克，研为末，陈米汤调下。适应证：面色萎黄，纳少腹胀，呕逆，久泻久痢等。（中医验方）

治疗湿疹

去芯莲子50克，玉米须10克，冰糖15克。先煮玉米须20分钟后捞出，纳入莲子、冰糖后，微火炖成羹服。（中医验方）

保健药膳

龙眼莲子粥

配方：龙眼肉15克，莲子15克，大枣1枚，糯米50克，白糖少许。

制作：❶ 将莲子去皮，去心，洗净；大枣去核；糯米淘洗干净。

❷ 将糯米倒入锅内，加入大枣、莲子、龙眼肉、白糖、水适量，置武火上烧沸，再用文火熬煮至熟即成。

功效：益心宁神，适用于心阴血亏、脾气虚弱、心悸、健忘、少气、面黄肌瘦、便溏、骨质疏松等症。

莲子丝瓜汤

配方：莲子30克，丝瓜300克，料酒10克，猪胫骨500克，姜3克，葱10克，盐3克，鸡精3克，鸡油30克，胡椒粉3克。

制作：❶ 将莲子浸泡一夜，去心；猪胫骨洗净，去血水，锤破；丝瓜洗净，去皮、瓤，切成片；姜切片，葱切段。

❷ 将莲子、猪胫骨、姜、葱、料酒同放炖锅内，加水2500毫升，置武火上烧沸，再用文火炖40分钟，加入丝瓜，煮熟，加入盐、鸡精、鸡油、胡椒粉即成。

功效：养心安神，补肾固精，抗骨质疏松，适用于失眠、滑

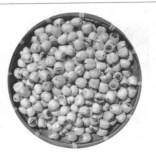

精、腰膝酸软、骨折、骨质疏松等症。

莲子猪肚

配方：猪肚1个，莲子10粒，香油、盐、葱、姜、蒜各适量。

制作：❶ 猪肚洗净，内装水发莲子（去心），用线缝合后放入锅内，加清水炖至熟透，捞出放凉，将猪肚切成细丝，同莲子放入盘中。

❷ 将香油、盐、葱、姜、蒜等调料与猪肚丝拌匀即成。

功效：健脾益胃，补虚益气。适用于食少、消瘦、泄泻、水肿等症。

莲子板栗烧乌鸡

配方：莲子30克，板栗50克，丹参15克，乌鸡1只，料酒10克，盐5克，味精3克，姜5克，葱10克，鸡油60克，胡椒粉3克。

制作：❶ 将板栗剥去外壳，洗净；莲子浸泡一夜，去心；丹参切片；乌鸡宰杀后，去毛桩、内脏及爪；姜拍松，葱切段。

❷ 将板栗、莲子、丹参片、乌鸡、料酒、姜、葱同放炖锅内，加清水2800毫升，置武火上烧沸，再用文火炖35分钟，加入盐、味精、胡椒粉、鸡油即成。

功效：补肾，润肤，美容，祛瘀。

第十章

祛风湿常用药

分类

祛风湿散寒药：有明显的祛风除湿、散寒止痛之功，主要用治风寒湿痹证的药物。

祛风湿清热药：有祛风湿、清热通络之功，主要用治风湿热痹证的药物。

祛风湿强筋骨药：以祛风湿作用为主，兼有一定的补肝肾、强筋骨作用的药物。

功效

中医论点：祛风湿药多辛苦味，性有温凉之异，能祛除留于肌肉、经络、筋骨间的风寒湿或风湿热邪，其中部分药物还兼有舒筋通络、止痛、强筋骨等作用，适用于风寒湿邪所致的痹证。

现代药理：本类药物具有明显的抗炎与镇痛作用，适用于风寒湿痹、肢体疼痛、关节不利、麻木不仁、筋脉拘急、腰膝酸痛、下肢痿弱、半身不遂等证。

应用

1.使用祛风湿药，首先须注意因证选药，应根据痹证的邪气轻重、病程长短及邪正盛衰等不同情况，选择相应的祛风湿药，并作适当配伍。如风邪偏盛，游走疼痛的行（风）痹，宜选用祛风力强的祛风湿药，并配伍祛风止痛药；寒邪偏盛，疼痛较剧的痛（寒）痹，宜选用散寒力强的祛风湿药，并配伍温经止痛药；湿邪偏盛，酸楚重着的着（湿）痹，宜选用除湿力强的祛风湿药，并配伍利水渗湿药、健脾燥湿药等；郁久化热，关节红肿灼热的热痹，宜选用性偏寒凉的祛风湿药，并配伍清热药；兼有肝肾不足，筋骨痿软者，宜选用祛风湿强筋骨药，并配伍必要的补虚药。

2.痹证一般均因邪气闭阻气血而为病，故各型痹证均宜配伍活血化瘀药，以增强疗效，故素有"治风先治血"之说。

3.痹证多属慢性疾病，为服用方便，可制成酒剂或丸剂服用。酒所具有的辛温之性还能增强祛风湿药的功效。但患有消化道溃疡者不宜选用酒剂。现代还有胶囊剂、片剂、口服液等多种新剂型可供选择。

禁忌

1.本类药物药性多燥，易耗伤阴血，故阴亏血虚者应慎用。

2.少数有毒的祛风湿药，不宜过量或使用过久，以免造成中毒。

祛风湿散寒药

祛风湿散寒药，性味多辛苦温，辛以祛风，苦以燥湿，温以胜寒，具有祛风除湿、散寒止痛、舒筋通络等作用，适用于风湿痹证偏寒者，症见肢体疼痛、酸楚、重着、麻木、关节屈伸不利等。多数祛风湿散寒药，还分别兼有止痛、舒筋活络、祛风止痒、祛风止痉等不同功效，又可主治其他疼痛证，中风手足不遂、口眼㖞斜、瘾疹、顽癣等皮肤病以及小儿惊风、破伤风之痉挛抽搐等证。

因本类药物药性多偏温燥，故热盛或阴虚血亏者应慎用。

独活

独活为伞形科多年生草本植物重齿毛当归的干燥根，又名独滑、独摇草、长生草、川独活、香独活、九眼独活等。秋末或春初采挖。晒干或烘干，切片。生用。

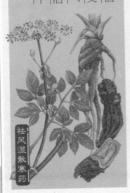

祛风湿散寒药

【产地溯源】
主产于四川、湖北、安徽等地，以四川产者品质为优。

【性味归经】
味辛、苦，性微温。归肝、膀胱经。

【本草语录】
"主风寒所击，金疮，止痛，贲豚，痫痉，女子疝瘕。"——《神农本草经》

"理下焦风湿，两足痛痹，湿痒拘挛。"——《景岳全书·本草正》

"治中诸风湿冷，奔喘逆气，皮肌苦痒，手足挛痛，劳损，主风毒齿痛。"——《药性论》

功效主治

本品祛风湿，止痹痛，解表，主要适用于如下病症：

风寒湿诸痹
症见腰膝、腿足关节疼痛等。治风痹，可与防风、羌活等长于祛风止痛的祛风湿药配伍；治湿痹，可与苍术、薏苡仁等祛湿除痹药配伍；治寒痹，可与附子、乌头等祛风湿药配伍。

肾气虚弱，当风受冷
症见偏枯冷痹、缓弱疼痛等。多与桑寄生、防风、杜仲等同用。

外感风寒夹湿证
多与羌活、防风、荆芥等同用。

现代研究

本品含挥发油、甲氧基欧芹素、伞形花内酯、毛当归醇、佛手柑内酯、花椒毒素、欧芹酚甲醚及呋喃香豆精等，具有以下方面的生理作用：

❶ 抗心律失常、降血压。

❷ 镇痛、镇静及催眠作用。

❸ 抗关节炎。

❹ 兴奋呼吸中枢的作用。

❺ 现代临床可用于软组织损伤、白癜风等。

选购要点
以条粗壮、油润、香气浓郁者为佳。

贮藏方法
置于通风干燥处，防潮，防蛀。

用法用量
煎服，3～9克；或浸酒；或入丸、散。外用适量。

注意事项
本品药性温燥，阴虚血亏及实热内盛者不宜。

疗疾验方

治疗中风口噤（浑身发冷，不省人事）
独活120克，好酒1000毫升，煎取500毫升服。（《本草纲目》）

治疗关节痛
独活、羌活、松节各等份，酒煮过。每天空腹饮1杯。（《本草纲目》）

治疗风牙肿痛
独活、地黄各90克，共研为末。每取9克，加水1碗煎服，连渣服下，睡前再服1次。（《本草纲目》）

治疗眩晕
独活30克，鸡蛋6个。二料加水适量一起烧煮，待蛋熟后敲碎蛋壳再煮15分钟，使药液渗入蛋内。去汤与药渣，单吃鸡蛋。每次2个，每日1次，3日为1疗程。（中医验方）

 保健药膳

独活酒
配方：独活、石斛、生姜、白茯苓（或赤茯苓）、白术各90克，牛膝、丹参、侧子（炮裂，去皮、脐）、萆薢各60克，薏苡仁、防风、肉桂、当归、山茱萸、人参、天雄（炮裂，去皮、脐）、秦艽、菊花、川芎各45克，生地120克，白酒22000毫升。

制作：❶ 将前20味细锉，入布袋，置瓷瓮中，加入白酒，密封。❷ 浸泡5～7日，过滤去渣即成。

功效：补肾健脾，祛风除湿，舒筋壮腰，活血通络。

独活人参酒
配方：独活45克，白鲜皮15克，羌活30克，人参20克，白酒适量。

制作：❶ 将前4味共研粗末，和匀备用。❷ 加入白酒适量，浸泡5～7日，过滤去渣即成。

功效：祛风湿，益气血。适用于产后中风、困乏多汗、体热头痛、风湿等症。

【产地溯源】
主产于江苏、浙江、安徽等地。

【性味归经】
味辛、咸，性温。归膀胱经。

【本草语录】
"威灵仙，气温，味微辛咸。辛泄气，咸泄水，故风湿痰饮之病，气壮者服之有捷效，其性大抵疏利，久服恐损真气，气弱者亦不可服之。"——《本草纲目》

"主诸风，宣通五脏，去腹内冷滞，心膈痰水，久积癥瘕，痃癖气块，膀胱宿脓恶水，腰膝冷疼及疗折伤。"——《开宝本草》

"腰、肾、脚膝、积聚、肠内诸冷病，积年不瘥者，服之无不立效。"——《新修本草》

功效主治
本品祛风湿，通经络，消骨鲠，主要适用于如下病症：

风湿痹痛
单用或复方均可，复方可加独活、秦艽等，风湿腰痛可加当归、桂心等。

跌打损伤
可与桃仁、红花等同用。

各种骨鲠咽
单用威灵仙，煎汤；或加砂糖、醋煎汤，缓慢咽下。

现代研究
威灵仙根含原白头翁素、白头翁内酯、甾醇、糖类、皂苷等。棉团铁线莲和东北铁线莲含铁线莲皂苷乙、铁线莲皂苷丙和常春藤皂苷元等，具有以下方面的生理作用：

❶ 兴奋平滑肌，增强食管蠕动。
❷ 镇痛。

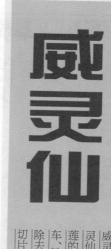

威灵仙为毛茛科攀缘性灌木威灵仙、棉团铁线莲或东北铁线莲的根及根茎，又名灵仙、铁脚威灵仙、风车、铁脚灵仙等。秋季采挖，除去茎叶，须根和泥沙，晒干，切片。生用。

祛风湿散寒药

中医入门一看就懂

❸ 引产，利尿。

❹ 对革兰氏阳性菌、革兰氏阴性菌和霉菌都有较强的抑制作用。

❺ 威灵仙现代还用于治疗胆石症、急性乳腺炎、淋巴结核及跟骨骨刺引起的足跟疼痛等。

选购要点

以条长、皮黑、肉白、质坚实者为佳，切片以片大、片面粉白色者为佳。

贮藏方法

置于通风干燥处，防潮，防蛀。

用法用量

煎服，6～9克，治骨鲠可用30克。

注意事项

1. 气虚血弱者慎用。

2. 威灵仙所含原白头翁素为有毒成分，服用过量会引起中毒。

疗疾验方

治疗腰脚诸痛

威灵仙500克，洗净，在酒中浸泡7日，取出研为末，加面糊成丸，如梧桐子大。每服20丸，用泡药的酒送下。（《本草纲目》）

治疗手足麻痹

威灵仙（炒）150克，生川乌头、五灵脂各120克，共研为末，以醋糊丸，如梧桐子大。每服7丸，盐汤送下。忌茶。（《本草纲目》）

治疗胆石症

威灵仙60克，煎水内服，每日1剂。（中医验方）

治疗痔疮肿痛

威灵仙90克，水10升，煎汤先熏后洗痛处。（《本草纲目》）

治疗呃逆

威灵仙、蜂蜜各30克，煎水内服。（中医验方）

保健药膳

威灵仙煮樱桃

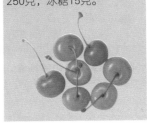

配方：威灵仙15克，樱桃250克，冰糖15克。

制作：❶ 将威灵仙煎取汁液50毫升；樱桃洗净，去杂质；冰糖打碎成屑。

❷ 药液、樱桃放入炖杯内，加水300毫升，置武火上烧沸，再用文火煮25分钟，加入冰糖屑即成。

功效：祛风湿，通经络，适用于风湿疼痛、瘫痪、四肢不仁、风湿腰腿疼痛等症。

威灵仙炒芹菜

配方：威灵仙20克，芹菜500克，料酒10克，姜5克，葱10克，盐3克，鸡精3克，植物油30克。

制作：❶ 威灵仙用水煎煮，取药液50毫升；芹菜去叶留梗，切3厘米长的段；姜切片，葱切段。

❷ 将炒锅置武火上烧热，加入植物油，烧至六成热时，下入姜、葱爆香，再下入芹菜，炒熟，加入盐、鸡精即成。

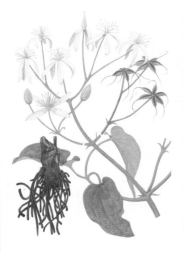

功效：祛风湿，平肝热。适用于风湿疼痛、高血压、眩晕头痛、面红目赤、血淋、痈肿等症。

威灵仙蒸乳鸽

配方：威灵仙20克、乳鸽1只、料酒10克、姜5克、葱10克、盐3克、鸡精3克、鸡油30克、胡椒粉3克、清汤250毫升。

制作：❶ 将威灵仙洗净，切碎，放入锅内，加水100毫升，置武火上烧沸，再用文火煮25分钟，停火，过滤，收取药液；姜切片，葱切段；乳鸽宰杀后，去毛、内脏及爪。

❷ 将乳鸽、药液、姜、葱、料酒、盐、鸡精、鸡油、胡椒粉同放蒸杯内，加清汤，置武火大气蒸笼内，蒸25分钟即成。

功效：祛风解毒，补益精血。适用于风湿疼痛、虚羸、消渴、肢体麻木等症。

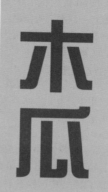

木瓜

【产地溯源】

主产于安徽、湖北、四川等地，安徽宣城所产的宣木瓜质量最优。

【性味归经】

味酸，性温。归肝、脾经。

【本草语录】

"主湿痹邪气，霍乱大吐下，转筋不止。"——《名医别录》

"下冷气，强筋骨，消食，止水痢后渴不止，作饮服之。又脚气冲心，取一颗去子，煎服之，嫩者更佳。又止呕逆，心膈痰唾。"——《本草拾遗》

"治脚气上攻，腿膝疼痛，止渴消肿。"——《家传日用本草》

功效主治

本品舒筋活络，除湿和胃，主要适用于如下病症：

风湿痹痛，筋骨无力，手足拘挛
可与地龙、当归等药配伍。

筋急项强，转侧不利
可与乳香、没药等配伍。

湿困脾胃
症见呕吐、腹泻等，可与薏苡仁、蚕砂等配伍治疗。

现代研究

木瓜含有皂苷、黄酮类、苹果酸、酒石酸、枸橼酸等有机酸以及维生素 C 等成分，具有以下方面的生理作用：

❶ 对各型痢疾杆菌等有较明显的抑制作用。

❷ 降血压。

❸ 抗肿瘤。

❹ 催乳，助消化。

❺ 保护肝脏，降低转氨酶。

❻ 现代临床可用于乙型肝炎、小儿尿频、肠粘连、急性菌痢、破伤风等。

选购要点

以质坚实、肉厚、紫红色、皮皱味酸、气香者为佳。

贮藏方法

贮于有盖容器内，置于阴凉通风干燥处，防霉，防蛀。

用法用量

内服煎汤，6～9克。外用适量，煮熟捣敷或鲜品捣敷。

注意事项

胃酸过多、内有郁热、小便短赤者忌用。

疗疾验方

治疗脚筋挛痛
木瓜数个，加酒、水各半煮烂，捣成膏，趁热贴于痛处，外用棉花包好。1日换药3～5次。（《本草纲目》）

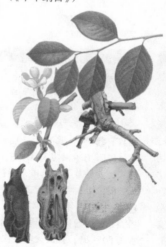

木瓜为蔷薇科落叶灌木贴梗海棠和木瓜（榠楂）的干燥近成熟果实，前者称「皱皮木瓜」，后者称「光皮木瓜」，又名木瓜实、铁脚梨、川木瓜、资木瓜、宣木瓜等。夏、秋二季果实绿黄时采摘。皱皮木瓜置于水中烫至外皮灰白色，对半纵剖晒干，光皮木瓜则纵剖成2或4瓣，置于沸水中烫后晒干，切片。生用。

治疗霍乱转筋

木瓜30克，酒1000毫升，煮服。不饮酒者煮汤服。另煮一锅药汤，用布浸药汤热敷足部。（《本草纲目》）

治疗小儿尿频

生木瓜1个，切片泡酒1周，每次用生药9克，水煎服。每日1剂。（中医验方）

治疗脚癣

木瓜、甘草各30克，水煎去渣，凉温后洗脚5～10分钟。每日1剂。（中医验方）

治疗肝肾脾三经气虚（表现为肿满、顽痹、憎寒壮热、呕吐、自汗、霍乱吐泻）

大木瓜4个，切盖挖空待用。一个填入黄芪、续断末各15克，一个填入苍术、陈皮末各15克，一个填入乌药、黄松节末各15克（黄松节即茯神中心木），一个填入威灵仙、苦葶苈末各15克。各瓜以原盖盖好，浸酒中，放入甑内蒸熟，晒干。三浸、三蒸、三晒，最终捣为末，以榆皮末和水将药末调成糊，做成丸，如梧桐子大。每服50丸，温酒或盐汤送下。（《本草纲目》）

 保健药膳

木瓜烧猪蹄

配方：木瓜30克，猪蹄1只，料酒10克，姜5克，葱10克，盐3克，鸡精3克，鸡油30克。

制作：❶ 将木瓜洗净，切片；猪蹄去毛桩，剁成4块；姜切片，葱切段。

❷ 将木瓜、猪蹄、料酒、姜、葱同放炖锅内，加水2500毫升，置武火上烧沸，再用文火炖45分钟，加入盐、鸡精、

鸡油即成。

功效：舒经活络，化湿和胃。适用于筋脉拘急、风湿痛、关节不利、脚气肿胀等症。

木瓜煮泥鳅

配方：木瓜30克，泥鳅300克，料酒10克，姜5克，葱10克，盐3克，鸡精3克，鸡油3克，胡椒粉3克。

制作：❶ 将木瓜润透，切片；泥鳅先放稀释盐水中，除去肠中杂物，再宰杀，去肠杂；姜切片，葱切段。

❷ 将木瓜、泥鳅、姜、葱、料酒同放炖锅内，加水1500毫升，置武火上烧沸，再用文火煮25分钟，加入盐、鸡精、鸡油、胡椒粉即成。

功效：舒经活络，除祛湿邪。适用于风湿疼痛、阳痿、病毒性肝炎等症。

木瓜煮松子

配方：木瓜30克，松子60克。

制作：❶ 将木瓜润透，切薄片；松子去壳，留仁。

❷ 将木瓜、松子仁放入炖杯内，加水250毫升，置武火上烧沸，再用文火煮25分钟即可。

功效：舒经活络，滋阴息风。适用于风湿疼痛、头眩、燥咳、吐血、便秘等症。

木瓜炖牛肉

配方：木瓜30克，牛肉300克，莴苣头100克，姜5克，葱10克，盐3克，鸡精3克，鸡油30克，胡椒粉3克。

制作：❶ 将木瓜洗净，切薄片；牛肉洗净，切3厘米见方的块；姜切片，葱切段；莴苣头去皮，切3厘米见方的厚块。

❷ 将牛肉、木瓜、莴苣头、料酒、姜、葱同放炖锅内，加水1800毫升，置武火上烧沸，

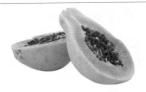

再用文火炖45分钟，加入盐、鸡精、胡椒粉即成。

功效：舒经活络，强筋健骨，适用于风湿疼痛、虚损、消渴、脾弱不运、痞积、水肿、腰膝酸软等症。

木瓜煮鱼肚

配方：木瓜30克，鱼肚300克，料酒10克，姜5克，葱10克，盐3克，鸡精3克，鸡油3克，胡椒粉3克。

制作：❶ 将木瓜润透，切片；鱼肚用油发好，切3厘米长的段；姜切片，葱切段。

❷ 将木瓜、鱼肚、姜、葱、料酒同放炖锅内，加水500毫升，置武火上烧沸，再用文火煮25分钟，加入盐、鸡精、鸡油、胡椒粉即成。

功效：疏经活络，祛风湿，补肾益精。适用于风湿疼痛、肾虚遗精、风疹、破伤风、吐血、崩漏、创伤出血等症。

木瓜蛋奶汁

配方：木瓜1个，柠檬半个，鸡蛋1个，酸奶300克，蜂蜜15克。

制作：❶ 木瓜去皮、子后切成块；柠檬去皮，果肉切块；鸡蛋煮熟，去壳。

❷ 木瓜块、柠檬块、鸡蛋、酸奶全部放入榨汁机中，搅拌成汁。

❸ 将滤净的蛋奶汁倒入杯中，加入蜂蜜拌匀即可。

功效：调节神经系统，快速消除疲劳，预防皮肤老化，缓解肌肤干燥。

祛风湿清热药

祛风湿清热药的药性偏寒，味多辛、苦，主要适用于风湿热痹，关节红肿热痛之证。然在本类药中，除防己等少数药外，多为微寒之品，且有的药物生用偏寒，若经适当炮制，还可成为祛风湿散寒药，实际上并不专治风湿热痹。多数祛风湿清热药，还分别兼有止痛、疏筋活络、清热除湿、清热解毒的功效，可用于其他疼痛证，中风半身不遂、偏瘫、口眼㖞斜，湿热证及热毒证的治疗。

【产地溯源】
主产于甘肃、陕西、内蒙古、四川等地。

【性味归经】
味苦、辛，性微寒。归胃、肝、胆经。

【本草语录】
"主寒热邪气，寒湿风痹，肢节痛，下水，利小便。"——《神农本草经》

"秦艽，手足不遂，黄疸，烦渴之病须之，取其去阳明之湿热也。阳明有湿，则身体酸疼烦热，有热则日晡潮热骨蒸。"——《本草纲目》

"利大小便，瘥五种黄病，解酒毒，祛头风。"——《药性论》

功效主治
本品祛风湿，止痹痛，退虚热，清湿热。主要适用于如下病症：

风湿痹痛
风湿热痹，可加防己、知母等药物治疗；若为风寒湿痹，可加桂枝、附子等药物治疗。

骨蒸潮热
可配伍鳖甲、知母等药物治疗。

湿热黄疸
可单用或与茵陈、大黄等除湿退黄药配伍。

湿热疮肿、湿疹
多与苦参、黄连、大黄等清热燥湿药配伍。

止痛
本品配伍防己，于拔牙后服用，有明显的止痛和消肿作用。

现代研究
本品含龙胆苦苷、龙胆碱、秦艽苷、甾醇苷、糖类及挥发油等化学成分，具有以下方面的生理作用：

❶ 抗炎，抗过敏，轻度降压。

❷ 镇静，镇痛，解热及抑制反射性肠液分泌。

❸ 抑制杆菌和少数真菌。

❹ 秦艽在现代可用于流行性脑脊髓膜炎、风湿性及类风湿性关节炎、肌炎、急性黄疸型肝炎等

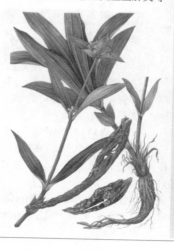

秦艽为龙胆科植物秦艽、麻花秦艽、粗茎秦艽或小秦艽的干燥根，前三种按性状不同分别习称「秦艽」和「麻花艽」。春、秋二季采挖，除去泥沙。秦艽和麻花艽晒软，堆置「发汗」至表面呈红黄色至灰黄色时，摊开晒干；或不经「发汗」，直接晒干。小秦艽趁鲜时搓去黑皮，晒干。生用。

秦艽

祛风湿清热药

疾病的治疗。

选购要点

以粗大、肉厚、色棕黄者为佳。

贮藏方法

置通风干燥处。

用法用量

内服煎汤，6～12克。大剂量可用至30克。酒浸或入丸、散剂。外用研末撒。

注意事项

本品具有苦寒之性，脾胃虚寒者慎用。

疗疾验方

治疗黄疸
秦艽15克，浸500毫升酒中，空腹饮酒。《本草纲目》

治疗一切疮口不合
秦艽研末敷于患处。《本草纲目》

治疗胎动不安
秦艽、炙甘草、炒鹿角胶各15克，共研为末。每服9克，水一大碗、糯米约50粒，煎服。又方：秦艽、阿胶（炒）、艾叶各等份，共研为末。每次取9克，以水一大碗，糯米50粒煎汤冲服。《本草纲目》

治疗小儿骨蒸潮热，瘦弱
秦艽、炙甘草各30克。每服3～6克，水煎服。《本草纲目》

治疗暴泻、大渴、大饮
秦艽60克，炙甘草15克。每服9克，水煎服。《本草纲目》

治疗伤寒烦渴
秦艽30克，牛乳一碗，煎取六成，分2次服。《本草纲目》

治疗小便艰难
秦艽30克，水一碗，煎取六成，分2次服。又方：秦艽、冬葵子各等份，共研为末。每服一小匙，酒送下。《本草纲目》

保健药膳

秦艽酒

配方：秦艽50克，料酒300毫升。

制作：❶ 秦艽捣碎，置容器中，加入料酒，密封。
❷ 浸泡7日后，过滤去渣即成。
功效：祛风湿，退黄疸，适用于风湿等症。

秦艽延胡索酒

配方：秦艽、延胡索各50克，制草乌10克，桂枝、川芎、桑枝、鸡血藤各30克，姜黄、羌活各25克，白酒1000毫升。

制作：❶ 将前9味捣碎，置容器中，加入白酒，密封。
❷ 浸泡7～10日后，过滤去渣即成。
功效：祛风除湿，温经散寒，通络止痛。适用于肩周炎（早期）以及上肢疼痛等症。

秦艽木瓜酒

配方：秦艽、川乌、草乌各6克，广郁金、羌活、川芎各10克，白瓜20克，全蝎2克，红花8克，透骨草、鸡血藤各30克，60度白酒1000毫升。

制作：❶ 将前11味捣碎或切片，置容器中，加入白酒，密封。
❷ 浸泡15日后，过滤去渣即成。
功效：祛风散寒，疏筋通络。适用于肩周炎（偏寒、偏瘀型）等症。

秦艽桂苓酒

配方：秦艽、牛膝、川芎、防风、肉桂、独活、茯苓各30克，杜仲、五加皮、丹参各60克，制附子、石斛、麦冬、地骨皮各35克，炮姜、薏苡仁各30克，火麻仁15克，白酒2000毫升。

制作：❶ 将前17味捣碎，置容器中，加入白酒，密封。
❷ 浸泡7～10日后，过滤去渣即成。
功效：祛风除湿，疏筋活络。适用于久坐湿地，风湿痹痛，腰膝虚冷等症。

秦艽丹参茶

配方：秦艽60克，丹参100克。

制作：秦艽、丹参研为粗末，每取20～30克，置保温杯中，用沸水冲泡焖置10～20分钟，代茶频饮。
功效：祛风除湿，疏筋活血。适用于中风、手足不利、舌蹇、风湿痹痛、筋骨拘挛、骨蒸潮热等症。
注意：类中风、肝火、痰热症患者慎用。

秦艽枳壳酒

配方：枳壳90克，秦艽、独活、肉苁蓉各120克，丹参、陆英（即葫翼）各150克，松叶250克，白酒2000毫升。

制作：将前7味捣碎，装入布袋，置容器中，加入白酒，密封，浸泡7日后，过滤去渣即成。口服，每次10～15毫升，日服3次。
功效：活血，祛风，止痒，适用于风瘙瘾疹、皮肤病痛或皮痒如虫行等。

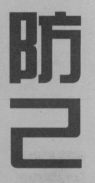

防己

防己为防己科木质藤本植物粉防己或马兜铃科植物广防己或马兜铃科缠绕草本植物广防己的根。秋季采挖入药。生用。

【产地溯源】

粉防己又称汉防己，主产于浙江、安徽、江西等地；广防己又称木防己，主产于广东、广西等地。

【性味归经】

味苦、辛，性寒。归膀胱、肾、脾经。

【本草语录】

"主风寒温疟，热气诸痫。除邪，利大小便。"——《神农本草经》

"疗水肿、风肿，祛膀胱热，伤寒，寒热邪气，中风，手脚牵急，止泄，散痈肿、恶结……"——《名医别录》

"汉防己，治湿风，口面㖞斜，手足疼，散留痰，主肺气嗽喘。木防己，治男子肢节中风，毒风不语，主散结气痈肿，温疟，风水肿，治膀胱。"——《药性论》

"防己大苦寒，能泻血中湿热，通其滞塞。"——《本草纲目》

功效主治

本品祛风湿，止痛，利水消肿，主要适用于如下病症：

风湿痹痛

多用于风湿热痹，可配伍滑石、薏苡仁等药物；若治风寒湿痹，须与附子、肉桂等药物配伍。

水肿，腹水

可与椒目、葶苈子等合用；若属虚证，可配伍黄芪、白术等药物。

现代研究

防己含生物碱、黄酮苷、酚类、有机酸和挥发油等成分，具有以下方面的生理作用：

❶ 降血压，减慢心率，抗心律失常。
❷ 抗凝血，抑制血小板聚集。
❸ 抗矽肺，抗脂质过氧化。
❹ 粉防己煎剂有抗菌、抗原虫及一定的抗肿瘤作用。
❺ 抗炎、抗过敏、镇痛、利尿、解毒等。

选购要点

以质坚实、粉性足、去净外皮者为佳。

贮藏方法

置干燥处，防霉，防蛀。

用法用量

内服煎汤，5～10克。祛风止痛多用广防己，利水退肿多用粉防己。

注意事项

本品苦寒之性较强，易伤脾胃，脾胃虚寒者慎用。

疗疾验方

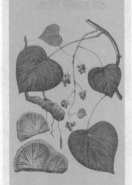

治疗伏暑吐泻

防己汤：防己30克，白芷60克。共研细末。每服3克，新汲水调下，不拘时候。（《杨氏家藏方》）

治疗咯血多痰

粉防己、葶苈各等份，共研为末。每服3克，糯米汤送下。（《本草纲目》）

治疗伤寒喘急

防己、人参各等份，共研为末。每服6克，桑白汤送下。（《本草纲目》）

治疗鼻衄

防己散：防己（生用）90克。为细散。每服6克，新汲水调下；老人、小儿酒调3克服。更用热汤调少许，搐鼻。（《圣济总录》）

祛风湿清热药

祛风湿强筋骨药

祛风湿强筋骨药，性味苦甘温，入肝肾经，苦燥湿，甘温补益，主治风寒湿痹日久未愈，肝肾不足，痹痛不止而兼筋骨不健者。本类药兼有补肝肾、强筋骨作用，可用于肝肾亏虚，小儿行迟，成人筋骨痿软、腰膝酸痛以及妇女冲任不固之胎漏下血诸证。但仍以兼有风湿痹证者最为适宜。

五加皮

五加皮为五加科落叶小灌木细柱五加的干燥根皮，又名五加、五佳、白刺、木骨、追风使、南五加皮等。夏、秋二季采挖根部洗净，剥取根皮，晒干，切厚片。生用。

【产地溯源】

主产于湖北、河南、安徽、四川等地，以湖北所产之"南五加皮"品质最优。

【性味归经】

味辛、苦，性温。归肝、肾经。

【本草语录】

"主心腹疝气，腹痛，益气疗躄，小儿不能行，疽疮阴蚀。"——《神农本草经》

"治风湿痿痹，壮筋骨。"——《本草纲目》

"男子阴痿，囊下湿，小便余沥，女人阴痒及腰脊痛，两脚疼痹风弱，五缓，虚羸，补中益精，坚筋骨，强意志。"——《名医别录》

功效主治

本品祛风湿，强筋骨，利尿，主要适用于如下病症：

风湿痹痛，筋骨拘挛

症见四肢筋脉拘挛，屈伸不利，多与木瓜、松节同用。

肝肾不足

症见腰膝酸软乏力，多与杜仲、怀牛膝、淫羊藿等同用。

水肿

症见小便不利，多与陈皮、茯苓皮、大腹皮等同用。

小儿行迟

多与牛膝、木瓜、龟板等同用。

现代研究

本品含刺五加糖苷 B_1、α-芝麻素、紫丁香苷、异秦皮素葡萄糖苷、谷甾醇、胡萝卜苷、鞣质及维生素 B_1 等成分，具有以下方面的生理作用：

❶ 镇静，抗疲劳。

❷ 抗炎、抗菌、抗肿瘤。

❸ 抗辐射，降压。

选购要点

以粗长、皮厚、整齐、气香、无木心者为佳。

贮藏方法

置于阴凉干燥处，防潮，防蛀。

用法用量

内服煎汤，5～15克，浸酒或入丸、散剂。外用鲜品捣敷。

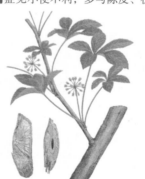

祛风湿强筋骨药

注意事项

阴虚火旺者忌用。

疗疾验方

治疗湿热黄疸

五加皮 15 克，羊蹄根 15 克。水煎服。（中医验方）

治疗腰痛

五加皮丸：五加皮、杜仲各等份，共研为末，用酒糊成丸，如梧桐子大。每服 30 丸，用温酒送服。（《卫生家宝汤方》）

治疗小儿行迟

五加皮、川牛膝（酒浸 2 日）、木瓜各等份，共研为末。每服 6 克，空腹米汤调服，每日 2 次，主治小儿四五岁不能行走。（《保婴撮要》）

保健药膳

定风酒

配方：五加皮、生地、熟地、川芎、牛膝、秦艽各25克，核桃仁、天冬各50克，川桂枝15克，白酒10升，白蜂蜜500克，红砂糖500克，陈米醋500毫升。

制作：❶ 将以上中药装入纱袋内，扎紧袋口。

❷ 将白酒装入瓷瓶（罐）内，再放入白蜂蜜、红砂糖和陈米醋，搅匀，然后放入药袋，用豆腐皮封口，压上大砖，隔水蒸煮 3 小时，瓷瓶（罐）要大，以免酒沸溢出，取出埋土中 7 日即成。

功效：滋养肝肾，补血息风，强筋壮骨，益智，通大便，适用于肝肾阴虚所致的肢体麻木、筋骨疼痛、头重脚轻、智力低下、便秘等症。

抗风湿药酒

配方：五加皮、麻黄、制川乌、制草乌、乌梅、甘草、木瓜、红花各20克，60度白酒1000毫升。

制作：❶ 将前 8 味切碎，置容器中，加入白酒，密封。

❷ 浸泡 10 ～ 15 日后，过滤去渣，再加白酒至1000毫升，静置24小时，过滤即成。

功效：祛风除湿，疏筋活血，适用于风湿性关节炎等症。

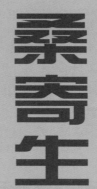

桑寄生为桑寄生科常绿小灌木槲寄生或桑寄生的干燥带叶茎枝。冬季至次春采割。除去粗茎，切段，干燥，或蒸后干燥。生用。

祛风湿强筋骨药

【产地溯源】

槲寄生主产于河北、河南、内蒙古、辽宁等地，桑寄生主产于广东、广西等地。

【性味归经】

味苦、甘，性平。归肝、肾经。

【本草语录】

"主腰痛，小儿背强，痛肿，安胎，充肌肤，坚发齿，长须眉。"——《神农本草经》

"助筋骨，益血脉。"——《日华子本草》

"主金疮，去痹，女子崩中，内伤不足，产后余疾，下乳汁。"——《名医别录》

"补气温中，治阴虚，壮阳道，利骨节，通经水，补血和血，安胎定痛。"——《本草再新》

功效主治

本品祛风湿，益肝肾，强筋骨，安胎，主要适用于如下病症：

营血亏虚，肝肾不足

症见风湿痹痛、腰膝酸痛、筋骨无力等，尤其适宜于肝肾不足之痹痛，多与独活、桂枝、秦艽、当归、杜仲等同用。

胎漏下血，胎动不安

多与阿胶、菟丝子、续断等同用。

现代研究

桑寄生含广寄生苷等黄酮类成分，另含有槲皮素、槲皮苷、萹蓄苷、萜类、有机酸、糖和磷脂等，具有以下方面的生理作用：

中医入门一看就懂

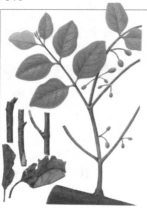

❶ 扩张冠状动脉，增加冠状动脉血流量，减慢心率。

❷ 抑菌，抗病毒，抗氧化。

❸ 降低血压，通利小便，镇静安神。

❹ 抗血小板凝集，改善微循环，抑制肿瘤细胞。

❺ 现代临床可用于冠心病心绞痛、心律失常、高血压、血脂异常等病，均有一定疗效。

选购要点

以枝细、质嫩、红褐色、叶未脱落者为佳。

贮藏方法

置于阴凉干燥处。

用法用量

煎汤，9～15克；或入丸、散剂；亦可浸酒或捣汁服。外用适量，捣烂敷。

注意事项

桑寄生药效平和，一般无副作用。但据现代报道，用桑寄生煎剂治疗精神分裂症时，有部分患者出现肝功能改变，应予注意。

 疗疾验方

治疗毒痢便血

止痢方：桑寄生60克，防风、川芎各7.5克，炙甘草9克，共研细末。每服6克，水煎服。（《杨氏护命方》）

治疗腰膝酸痛

桑寄生、杜仲各15克，独活、当归、牛膝各9克，水煎服。（中医验方）

治疗高血压

单用桑寄生60克，水煎服。（中医验方）

治疗滑胎、腹痛、下血

桑寄生15克，菟丝子、续断各12克，阿胶10克，炼蜜为丸，或作煎剂。（《医学衷中参西录》）

治疗膈气

将生桑寄生捣汁一碗饮服。（《本草纲目》）

治疗下血后元气虚乏、腰膝无力

将桑寄生研为末。每服3克，开水冲下。（《本草纲目》）

保健药膳

寄生地归酒

配方：桑寄生、怀牛膝、熟地各60克，全当归、杜仲各30克，秦艽60克，白酒2500毫升。

制作：❶ 将前6味捣碎，入布袋，置容器中，加入白酒，密封。

❷ 浸泡14日后，过滤去渣即成。

功效：补肝肾，强筋骨，祛风湿，活血通络。适用于腰膝酸痛、筋骨无力、风湿痹痛等症。

寄生首乌蛋汤

配方：何首乌70克，桑寄生50克，鸡蛋3个，白糖20克。

制作：❶ 将何首乌、桑寄生、鸡蛋洗净后一同放入砂锅内，加清水适量。

❷ 武火煮沸后，文火煲40分钟，捞起鸡蛋去壳，再放入锅内煲40分钟，加白糖，煲沸即可，饮汤食蛋。

功效：滋补肝肾，固精止血。适用于贫血、肾虚遗精、崩漏带下等症。

桑寄生猪棒骨汤

配方：猪棒骨250克，接骨木、杜仲各25克，当归20克，桑寄生30克，盐少许。

制作：❶ 猪棒骨洗净，敲破，放入锅中先煮。

❷ 汤滚后放入接骨木、杜仲、当归、桑寄生，小火煮2～3小时后加盐调味即可。喝汤吃肉，隔日1剂。

功效：补血生髓，强筋壮骨。

桑寄生煲鸡蛋

配方：桑寄生30克，鸡蛋1个。

制作：❶ 将桑寄生和洗净的鸡蛋一起放入煲内，加水用文火煲。

❷ 蛋熟后捞出，去壳再放入锅内煲15分钟即成，饮汤吃蛋。

功效：补益肝肾，强筋壮骨。主治痛风、神经痛、高血压。

桑寄生麦冬蛋茶

配方：桑寄生100克，麦冬30克，鸡蛋2个，大枣24枚，冰糖适量。

制作：❶ 鸡蛋用水煮熟，去壳；大枣去核，洗净。

❷ 麦冬浸洗，连同其他材料放入煲内，煮滚后改用中火煲一个半小时，放入冰糖调味即可。

功效：宁心，补血，养颜。适合虚不受补的产妇饮用。

第十一章

芳香化湿 常用药

功效

中医论点：脾喜燥而恶湿，若湿浊内阻中焦，则脾胃运化水谷之功能失常。本类药物辛香而温燥，能化湿醒脾、燥湿健脾、疏畅气机。适用于湿浊内阻、脾运失健所致的脘腹痞满、呕吐、泛酸、大便溏薄、食少体倦、口甘多涎、舌苔白腻等症。

现代药理：芳香化湿药多具有健胃、助消化等作用，尚有芳香解暑之功，湿温、暑湿等证亦可选用。

应用

1.湿有寒湿、湿热之分，本类药物在应用时当根据不同证候适当配伍。寒湿者，配温里药；湿热者，配清热燥湿药；脾胃虚弱者，配补脾健胃药；湿阻气滞者，配行气药。

2.本类药物多含挥发油，入煎剂宜后下，不宜久煎，以免降低疗效。

禁忌

本类药性多温燥，易耗气伤阴，阴虚血燥及气虚者应慎用。

含义

凡气味芳香，具有化湿运脾作用的药物，称为『芳香化湿药』。

厚朴

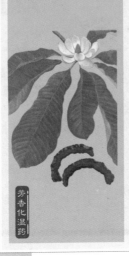

芳香化湿药

厚朴为木兰科双子叶植物厚朴、凹叶厚朴的干皮、根皮及枝皮，又名厚皮、重皮、川朴、淡伯、烈朴、赤朴、紫油厚朴。4～8月剥取，根皮及枝皮直接阴干，干皮置沸水中微煮后，堆置阴湿处，蒸软，取出，卷成筒状，干燥。切丝生用或姜汁制用。

「发汗」至内表面变成紫褐色或棕褐色时，

【产地溯源】

主产于四川、湖北、湖南、安徽、江西、浙江、福建等地，以四川、湖北产者质优（习称川朴、紫油厚朴）。

【性味归经】

味苦、辛，性温。归脾、胃、肺、大肠经。

【本草语录】

"主疗积年冷气，腹内雷鸣虚吼，宿食不消，除痰饮，去结水，破宿血，消化水谷，止痛。大温胃气，呕吐酸水。"——《药性论》

"温中益气，消痰下气。疗霍乱及腹痛胀满，胃中冷逆及胸中呕不止，泄痢淋露，除惊，祛留热，心烦满，厚肠胃。"——《名医别录》

功效主治

本品行气燥湿，消积平喘，主要适用于如下病症：

湿阻中焦

症见脘闷腹胀、腹痛、呕逆等，常配苍术、陈皮等同用。

肠胃积滞，腹胀便秘

治食积不化，脘腹胀痛，常配山楂、神曲、麦芽等同用；若积滞较重，大便不通，配枳实、大黄同用；若热结便秘，配大黄、芒硝、枳实等同用。

痰饮喘咳

因外感风寒而发者，可配桂枝、杏仁等同用；痰涎壅盛，胸闷喘咳者，常配苏子、陈皮等同用。

现代研究

厚朴树皮含挥发油，油中主要成分含 β-桉叶醇、厚朴酚、四氢厚朴酚、异厚朴酚；另含木兰箭毒碱、厚朴碱及鞣质等，具有以下方面的生理作用：

❶ 健胃助消化、抗胃溃疡。

❷ 降压并使心率增加。

❸ 兴奋肠管、支气管。

❹ 抗皮肤癌，防治病毒性肝炎及肝纤维化。

❺ 抑制中枢神经，松弛骨骼肌。

❻ 本品在现代还用于治疗胃结石、肌强直、肠梗阻及闭经等。

选购要点

以皮厚肉细、内表面色紫棕、油性足、断面有小亮点、香气浓者为佳。

贮藏方法

置于干燥通风处，防潮，防蛀。

用法用量

煎服，3～10克。亦可入丸、散剂。

注意事项

脾胃气虚、津液不足者及孕妇慎用。

疗疾验方

治疗脾胃虚损

厚朴煎丸：厚朴（去皮，切片）、生姜（连皮，切片）各1000克，放入5升水中一起煎煮，干后去姜，焙干厚朴，再以干姜120克、甘草60克，连同厚朴在水5升中煮干，去甘草，焙姜、厚朴并研为末；再加枣肉、生姜同煮熟，去姜，把枣肉、药末捣匀做成丸，如梧桐子大。每服50丸，米汤送下。（《本草纲目》）

治疗霍乱腹痛

厚朴汤：厚朴（炙）120克，

桂心60克，枳实5枚，生姜60克，加水6升，煎取2升，分3次服下。（《本草纲目》）

治疗气胀心闷，饮食不下
厚朴以姜汁炙焦后研为末，每服2匙，陈米汤调下，每日3次。（《本草纲目》）

治疗月经不通
厚朴90克（炙，切细），加水3升，煎取1升，分2次空腹服下。3～4剂之后，即见特效，方中加桃仁、红花亦可。（《本草纲目》）

治疗菌痢、急性肠炎
取厚朴粉末适量，每服3克，每日2～3次。（中医验方）

保健药膳

噎嗝酒

配方：厚朴15克，白豆蔻15克，橘饼15克，陈皮30克，荸荠60克，白糖60克，冰糖60克，蜂蜜30克，葡萄酒1000毫升。

制作：❶ 将荸荠、厚朴、陈皮、白豆蔻、橘饼、冰糖盛酒瓶中，加入葡萄酒，盖严。

❷ 每日搅拌1次，浸泡10日后，兑入白糖、蜂蜜，拌匀即成。

附　厚朴花

厚朴花
厚朴花别名调羹花，为厚朴的花蕾。性味辛、温，功效芳香化湿，行气宽胸。用治湿阻气滞，症见脘腹胀满、疼痛等。煎服，3～6克，用时捣碎为佳。

功效：行气，降逆，化痰。适用于胃酸少、吞咽梗阻不畅、嗳气时作、大便干结等症。

【产地溯源】
主产于广东、海南、四川等地。

【性味归经】
味辛，性微温。归脾、胃、肺经。

【本草语录】
"藿香，辛香微温，香甜不峻，但馨香气正能助脾醒胃以辟诸恶，故凡外来恶气内侵，而见霍乱呕吐不止者，须用此投服，俾其胸开气宽，饮食克进。"——《本草求真》

"藿香，清芬微温，善理中州湿浊痰涎，为醒脾快胃，振动清阳妙品。"——《本草正义》

"藿香，其气芳香，善行胃气，以此调中，治呕吐霍乱，以此快气，除秽恶痞闷。且香能和合五脏，若脾胃不和，用之助胃而进饮食，有醒脾开胃之功。"——《药品化义》

功效主治

本品化湿，解暑，止呕，主要适用于如下病症：

湿阻中焦
症见脘腹胀满、纳少便溏、体倦乏力、恶心呕吐等，可与苍术、厚朴等合用。

暑湿证，湿温初起
症见发热、恶心、呕吐、泄泻等，可与紫苏、半夏、厚朴等配伍。

呕吐
常用于中焦为湿所困，多配以半夏等；如偏于湿热，可加黄连、竹茹等；如偏于脾虚，可加党参、茯苓等；妊娠呕吐，多加

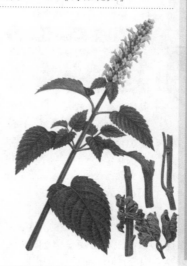

藿香

藿香为唇形科多年生草本植物广藿香的地上部分，又名枝香、火香、正香、广藿香、土藿香、川藿香、南藿香、海南香、排香草、野藿香。夏、秋二季枝叶茂盛时采割。趁鲜切段用，或阴干生用。

芳香化湿药

砂仁、半夏等。

现代研究

藿香含挥发油，油中主要成分为藿香醇和藿香酮，尚含苯甲醛、丁香油酚、桂皮醛等成分，具有以下方面的生理作用：

❶ 防腐抗菌，抑制细菌、真菌和钩端螺旋体。

❷ 促进胃液分泌，提高消化能力，减轻胃肠痉挛和肠内异常发酵。

❸ 解热，镇痛，镇吐。

❹ 收敛止泻。

❺ 扩张微血管而略有发汗作用。

❻ 现代临床可用于夏令皮炎、婴幼儿腹泻、鹅口疮、阴道炎、流行性感冒、胃痉挛等。

选购要点

以茎枝粗壮结实、断面发绿、色青绿而叶多、香气郁者为佳。

贮藏方法

置于通风干燥处，防潮，防蛀。

用法用量

煎服，5～10克，鲜品用量加倍，不宜久煎；或入丸、散剂。

注意事项

阴虚火旺，舌绛光滑者不宜用。

疗疾验方

治疗霍乱吐泻
藿香叶、陈皮各15克，加水2碗，煎取1碗，温服。《本草纲目》

治疗烂疮
藿香叶、细茶各等份，细茶烧成灰，用油调匀涂于藿香叶片

上，贴在患处。《本草纲目》

治疗口臭
藿香洗净煎汤，随时含漱。《本草纲目》

治疗胎气不安（气不升降、呕吐酸水）
香附、藿香、甘草各6克，共研为末。每服6克，加少许盐，以开水调下。《本草纲目》

治疗暑天吐泻
滑石（炒）60克，藿香7.5克，丁香1.5克，共研为末。每服3克，淘米水调服。《本草纲目》

 # 保健药膳

藿香粥

配方：藿香15克，粳米100克，白糖20克。

制作：❶ 将藿香洗净，加水适量，煮15分钟，去渣，留药汁。
❷ 将粳米淘洗干净，放入锅内，加入药汁，置武火上烧沸，再用文火煮30分钟，加入白糖搅匀即成。

功效：开胃，止呕，解暑。对夏季胃酸多、头昏脑痛、呕吐、精神不振等患者尤佳。

藿香辛芷茶

配方：广藿香180克，细辛9克，白芷30克，猪胆6个，茶叶30克，辛夷4.5克。

制作：藿香、细辛、白芷3味研为细末，拌匀，将猪胆汁蒸煮消毒后，混合上药粉成丸。每服6克，每日3次，茶叶和辛夷煎汤送服。多余之茶水可不拘次数，频频饮服。

功效：清化湿浊，宣通鼻窍。主治慢性鼻炎而致的鼻塞、流脓涕、头痛头昏、嗅觉障碍等。
注意：肺胃阴虚者不宜服用。

藿香饮

配方：藿香5克，木香5克，甘草5克，菖根20克，茯苓20克，白术20克，人参15克，白糖20克。

制作：❶ 将前7味药物放入炖杯内，加水适量，煎煮25分钟，去渣，留药液。
❷ 在药液内加入白糖，搅匀即成。

功效：清热解毒，止泄泻，止呕吐，适用于水样下痢、呕吐、发热肠炎患者饮用。

紫苏藿香饮

配方：紫苏15克，藿香15克，大腹皮10克，白芷5克，桔梗10克，白术15克，厚朴10克，半夏曲15克，茯苓15克，陈皮6克，甘草5克，白糖30克。

制作：❶ 将以上药物放入炖锅内，加水适量，煎煮25分钟，去渣，留药液。
❷ 在药液内加入白糖，搅匀即成。

功效：消炎止痛，适用于肠炎患者使用。

豆蔻藿香茶

配方：白豆蔻6克，藿香10克，半夏9克，陈皮10克，生姜2片。

制作：按原方药量比例，加大剂量，研成粗末备用。每日用30克，纱布包装，置保温瓶中，用沸水适量冲泡，盖焖15分钟后频频饮服。每日1剂。

功效：行气和中，消滞止呕。主治气滞、食滞、痰湿内停所致恶心、呕吐、胸闷腹胀、嗳气以及噎膈反胃等。

注意：肺胃火旺、口干唇燥及阴虚血燥、舌红唇干者忌用。

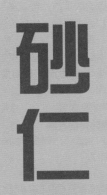

砂仁

砂仁为姜科草本植物阳春砂、绿壳砂或海南砂的干燥成熟果实，又名春砂仁、蜜砂仁、土砂、赛桂香、风味团头等。夏、秋间果实成熟时采收，晒干或低温干燥。用时打碎，生用。

【产地溯源】

阳春砂、绿壳砂主产我国广东、广西等地，海南砂主产于广东湛江及海南地区，习惯认为广东阳春产的阳春砂品质最优。

【性味归经】

味辛，性温。归脾、胃经。

【本草语录】

"主虚劳冷痢，宿食不消，赤白泻痢，腹中虚痛，下气。"——《开宝本草》

"主冷气腹痛，止休息气痢，劳损。消化水谷，温暖脾胃。"——《药性论》

"止恶心，却腹痛。"——《本草蒙筌》

功效主治

本品化湿行气，温中止呕止泻，安胎，主要适用于如下病症：

湿阻中焦，脾失健运
可与厚朴、苍术、陈皮等配伍；兼气滞者，加用木香、枳实；脾虚者，加用党参、白术等药物。

脾胃虚寒吐泻
单用研末吞服，或配干姜、附子等。

妊娠恶阻，胎动不安
可与白术、苏梗、人参等配伍。

现代研究

阳春砂含挥发油，油中主要成分为右旋樟脑、右旋龙脑、乙酸龙脑酯、柠檬烯、橙花叔醇和皂苷等，具有以下方面的生理作用：

❶ 挥发油促进胃肠蠕动及消化液分泌，排除消化道积气，故能行气消胀。

❷ 镇痛，兴奋中枢神经，局部麻醉。

❸ 抗凝、抗炎、抗真菌等。

❹ 现代临床可用于胃炎、胃及十二指肠溃疡、慢性胆囊炎、小儿厌食症、乳腺炎、呃逆等。

选购要点

以个大坚实、果仁饱满、香气浓郁、气辛凉而味苦者为佳。

贮藏方法

贮于有盖容器内，置于阴凉干燥处，防潮。

用法用量

内服水煎，3～6克，宜后下。腹痛胀满，胃呆食滞等宜生用；妊娠恶阻、胎动不安、腹痛泄泻、小便频数等宜盐炙用。

注意事项
阴虚有热者忌用。

🍵 疗疾验方

治疗妊娠呕吐
砂仁10克，粳米30克，生姜自然汁10毫升。砂仁、粳米加水煮成粥后，每小碗加生姜汁10毫升，顿服。(《老老恒言》)

治疗胎动不安
砂仁、料酒各适量。砂仁去皮，炒后研细末，以热料酒送下，每服3～6克，适用于孕妇因跌仆所致胎动不安。(中医验方)

治疗呃逆、呕吐
砂仁2克，细嚼后咽下，每日3次。(中医验方)

治疗病毒性肝炎
大蒜瓣250克(去皮)，西瓜1

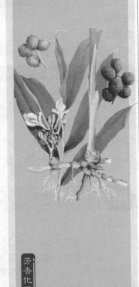

芳香化湿药

个，砂仁30克。将西瓜开一小盖，去瓜瓤，留瓜皮，再把砂仁、大蒜放入，用黄泥涂西瓜，如泥球，在日光下晒干，置木柴火炉上，忌用煤炭，徐徐烘干后去泥，研面装瓶内备用。每日早晚送服1.5克。（中医验方）

治疗骨鲠在喉

砂仁煎汤，频频饮下。（中医验方）

保健药膳

砂仁煲猪肚

配方：砂仁10克，猪肚1个，姜10克，葱15克，料酒15克，盐3克。

制作：❶ 将砂仁打成细粉；猪肚洗净，切成4厘米见方的块；姜拍破，葱切段。

❷ 将猪肚、姜、葱、料酒和砂仁放入锅内，加水适量，置武火上烧沸，再倒入瓷煲内，用文火煲50分钟，加入盐搅匀即成。

功效：暖胃，止痛，止呕。对寒邪犯胃之胃溃疡病患者尤佳。

砂仁鸡肉粥

配方：砂仁6克，鸡肉100克，大米150克，盐3克，料酒6克，味精3克。

制作：❶ 将鸡肉洗净，切成2厘米见方的块，用料酒、盐腌

附 砂仁壳

砂仁壳

　　砂仁壳为砂仁之果壳，性味功效与砂仁相似，但温性及药力略减，适用于脾胃气滞、脘腹胀满、呕恶食少等。用量3～5克，水煎服。

渍；砂仁打成细末。

❷ 大米淘洗干净，放入锅内，加水适量，置武火上烧沸，下入鸡肉、砂仁末，再用文火煮40分钟，加入味精搅匀即成。

功效：补虚损，助消化，对消化不良性肠炎患者尤佳。

砂仁煮大虾

配方：虾仁50克，砂仁6克。

制作：❶ 将虾仁洗净；砂仁烘脆，研成细粉。

❷ 将虾仁放入锅内，加水300毫升，砂仁粉撒入锅内，置武火上烧沸，再用文火煮20分钟即成。

功效：补肾壮阳，温胃行气。适用于久病肾阳虚明显者。

砂仁粥

配方：砂仁15克，粳米100克，白糖20克。

制作：❶ 砂仁打成粉末，粳米淘洗干净。

❷ 将粳米放入锅内，加水适量，置武火上烧沸，加入砂仁末，再用文火煮成粥，加入白糖搅匀即成。

功效：暖脾胃，助消化，调中气，增食欲。对胃酸过少、食欲不振、消化不良者尤佳。

荔枝砂仁瘦肉汤

配方：荔枝干30克，砂仁15克，猪瘦肉400克，盐5克。

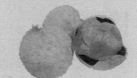

制作：❶ 荔枝干去核，充分浸泡；砂仁洗净，打碎。

❷ 猪瘦肉洗净，与经充分浸泡的荔枝干一同剁烂。

❸ 将清水800毫升放入瓦煲

内，煮沸后放入剁好的荔枝干、猪瘦肉和砂仁，煲滚10分钟，加盐调味即可。

功效：提高食欲和免疫力，可以显著减轻胃溃疡症状。

注意：外感发热、胃热、湿热泄泻者慎用。

砂仁鲫鱼汤

配方：砂仁6克，鲫鱼250克，姜10克，葱10克，料酒30克，盐6克。

制作：❶ 将砂仁打成细粉；鲫鱼去鳞、内脏及鳃；姜切片，葱切段。

❷ 将锅置武火上烧热，加入植物油，烧至六成热时，下入姜、葱爆锅，加入清水烧沸，下入鲫鱼、料酒、姜、葱、砂仁粉、盐，煮熟即成。

功效：行气利水，健脾补胃。胃酸过少者食用尤佳。

砂仁炒鱼片

配方：砂仁10克，鲤鱼500克，淀粉30克，料酒15克，盐3克，酱油10克，鸡蛋清适量，姜5克，葱10克，植物油50克。

制作：❶ 将砂仁去壳，打成细粉；姜切片，葱切段。

❷ 鲤鱼宰杀后，去鳞、鳃、肠杂和骨，切薄片，用酱油、淀粉、蛋清抓匀；

❸ 将炒锅置武火上，下入植物油，烧至六成热时，下入姜、葱爆香，再下入鱼片、料酒、砂仁粉、盐、味精，炒熟即成。

功效：消食开胃，行气化湿，温脾止泻，温胃止呕，安胎。适用于高血压、脘腹胀痛、食欲不振、恶心呕吐、胎动不安等症。

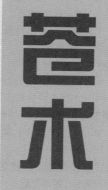

苍术

苍术为菊科多年生草本植物茅苍术或北苍术等的根茎；又名赤术、马蓟、青术、仙术等。春秋季均可采挖，以秋季为好。挖取根茎后，除去残茎、须根及泥土，晒干。

【产地溯源】

茅苍术主产于江苏、湖北、河南，北苍术主产于内蒙古、河北、山西等地。

【性味归经】

味辛、苦，性温。归脾、胃经。

【本草语录】

"作煎饵久服，轻身延年不饥。"——《神农本草经》

"白术守而不走，苍术走而不守，故白术善补，苍术善行。其消食纳谷，止呕住泄亦同白术；而泄水开郁，苍术独长。"——《玉楸药解》

"苍术，味辛主散，性温而燥，燥可祛湿，专入脾胃，主治风寒湿痹，山岚瘴气，皮肤水肿，皆辛烈逐邪之功也。"——《药品化义》

功效主治

本品燥湿健脾，祛风湿，主要适用于如下病症：

脾为湿困
症见纳差泛恶、腹胀便溏、苔白浊腻。可加厚朴、陈皮等。

痹证
风寒湿痹，可加独活、秦艽等；风湿热痹，可加黄柏、知母等。

风寒湿邪袭表
症见恶寒发热、头身困重、无汗。可与羌活、防风等配伍。

现代研究

苍术主要化学成分有挥发油、苍术醇、茅术醇、β-桉叶醇、苍术酮、苍术呋喃烃、榄香醇、维生素A、B族维生素等，具有以下方面的生理作用：

❶ 促进胃肠运动，抗泄泻，抗实验性急性胃炎和胃溃疡。
❷ 有镇静、抑制作用。
❸ 降低血糖。
❹ 排泄钠、钾，抗癌。
❺ 现代临床用以治疗佝偻病、结膜干燥症、原因不明性流泪等。还用于预防感冒。

选购要点

以个大坚实、无毛须、内有朱砂点、切开后断面起白霜者为上品。

贮藏方法

置阴凉干燥处，防潮，防蛀。

用法用量

煎汤，3～9克；也可熬膏或入丸、散剂。

注意事项

阴虚内热者慎用。

 ## 疗疾验方

治疗飧泄久痢
椒术丸：苍术60克、川椒30克，共研为末，加醋调糊做成丸，如梧桐子大。每服20丸，饭前温水送服。（《本草纲目》）

治疗窦性心动过速
苍术20克，水煎30分钟，取液150毫升，加水再煎1次，合并2次药液，分早晚2次服。3日为1个疗程，一般用2～3个疗程。心率达每分钟150次以上者，苍术用30克。（中医验方）

芳香化湿药

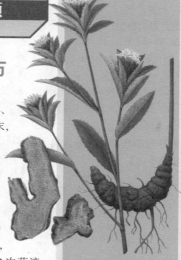

治疗脂溢性皮炎、湿疹

苍术（米泔水浸炒）、炒黄柏各30克，研为细末。每次6克，水煎，用姜汁调服，每日2次。（中医验方）

治疗牙齿动摇疼痛

苍术（去皮）30克，川乌（生用）15克，研为细末，醋面糊丸，如梧桐子大。每次7丸，饮前盐汤水吞下，每日3次。（中医验方）

治疗脐虫怪病（腹硬如铁，脐中流水，痒不可忍）

苍术煎成浓汤洗浴，另以苍术末加麝香少许，水调服。（《本草纲目》）

治疗小儿消化不良

苍术、鸡内金（研末）各20～40克。苍术加水400～500毫升，煎取汁50～100毫升，再加水煎取汁50～100毫升，合并2次药汁，每次用1/3药汁送服1/3鸡内金末，每日3次。（中医验方）

治疗面黄食少

苍术480克，熟地240克，干姜（炮）15～30克（夏天15克，冬天30克），共研细末，加水调糊成丸，如梧桐子大。每服50丸，温水送下。（《本草纲目》）

治疗腹中虚冷（不能饮食，食亦不化）

苍术960克，神曲480克，共炒为末，炼蜜为丸，如梧桐子大。每服30丸，米汤送下，1日服3次。怕冷者，加干姜90克；腹痛者，加当归90克；衰弱者，加甘草60克。（《本草纲目》）

治疗脾湿水泻（困弱无力，水谷不化，腹痛甚剧）

苍术60克，白芍30克，黄芩15克，淡桂6克，混合，每取30克煎服。如脉弦、头微痛，则减去白芍，加防己60克。（《本草纲目》）

治疗暑天暴泻

曲术丸：神曲（炒）、苍术（淘米水中浸一夜，焙干）各等份，共研为末，做成丸，如梧桐子大。每服3～5丸，米汤送下。（《本草纲目》）

治疗脾湿下血

苍术60克，地榆30克，分作2份，每份以水2碗，煎取1碗，食前温服。（《本草纲目》）

治疗青盲、雀目

苍术120克，淘米水浸一夜，切片焙干，研细，每服9克。另将猪肝从中间切开，包入药末扎好，加粟米20克、水1碗同煮熟，熏眼。临睡前，食肝饮汁。又方：苍术60克，淘米水浸过，焙干，捣碎为末，每服3克。另以羊肝240克，切破，放入药末，扎好，以淘米水煮熟，凉后吃下。（《本草纲目》）

治疗两目昏涩

苍术120克，淘米水浸7日，去皮，切片，焙干，加木贼60克，共研为末。每服3克，茶或酒送下。（《本草纲目》）

治疗风牙肿痛

把盐水浸过的苍术烧存性，研末擦牙。（《本草纲目》）

 保健药膳

苍术炖猪肚

配方：苍术15克，厚朴10克，陈皮10克，姜10克，葱10克，大枣6枚，甘草5克，猪肚1个，料酒15克，盐6克。

制作：❶将猪肚洗净，将苍术、厚朴、陈皮、大枣、甘草、生姜、葱、料酒放入猪肚内，扎紧口。

❷将猪肚放入炖锅内，加水适量，置武火上烧沸，再用文火炖至熟透，加入盐，搅匀，捞起猪肚，切成4厘米长的条，放回汤中即成。

功效：健脾胃，益中气。胃弛缓患者食用尤佳。

腰痛酒

配方：苍术、补骨脂、鹿角霜各9克，杜仲15克，白酒500毫升。

制作：❶将前4味研成粗末，置容器中，加入白酒，密封。

❷浸泡7日后，过滤去渣即成。

功效：温肾散寒，祛风利湿，适用于风湿腰痛等症。

第十二章

利水渗湿

常用药

分类

利水消肿药：以通利小便，消除水湿为主要功效，常用以治疗水肿及其他多种水湿病症的药物。

利尿通淋药：以利尿通淋为主要功效，常用以治疗淋证的药物。

利湿退黄药：以清泄湿热、利胆退黄为主要功效，常用以治疗湿热黄疸的药物。

功效

中医论点：利水渗湿药以甘淡为主，具有利水消肿、利尿通淋和利湿退黄等功效。适用于水湿停于体内所致的水肿、小便不利，以及湿邪或湿热所致的淋证、泄泻、湿疮、带下、黄疸、湿温、湿痹等病证。

现代药理：本类药物具有利尿、抗病原体、利胆保肝等药理作用。

应用

使用本类药物时，应根据不同病证选用恰当的药物，并作合理的配伍。如水肿骤起兼有表证者，配宣肺解表药；水肿日久，兼有脾肾阳虚者，配温补脾肾药；湿热合邪者，配清热燥湿药；寒湿并重者，配温里祛寒药；热伤血络而尿血者，配凉血止血药；至于泄泻、黄疸、湿温、痰饮等，则应分别与健脾、清热或利胆退黄药配伍。此外，气行则水行，气滞则水停，故利水渗湿药还常与行气药配伍，以提高疗效。

禁忌

1.利水渗湿药为渗利之品，易耗伤津液，故凡阴液亏虚者当慎用。

2.本类药物又具降泄滑利之性，故肾气不固的滑精、遗尿、小便量多者，也不宜用。

含义

凡能通利水道，渗泻水湿，以治疗水湿内停病症为主要作用的药物，称为「利水渗湿药」。

利水消肿药

利水消肿药性味多甘淡而平，其中兼能清热者为寒性。主要归肾、膀胱、小肠经。本类药具有利水消肿的功效。所谓利水消肿，就是通利水道，使小便排泄畅利，尿量增多，排出停蓄在体内的水湿，以消退水肿；通过利小便，又能排出水湿邪气。本类药适用于水湿为患的水肿、小便不利、泄泻、痰饮、带下等症，而其他各种与水湿有关的病症也可选用。

茯苓

茯苓为寄生在松科植物赤松或马尾松等树根上的多孔菌科植物茯苓的干燥菌核，又名松薯、云苓、伏苓、茯灵、茯菟。野生或人工培植。野生茯苓常在7月间至次年3月间采挖，人工种植者者于7～9月间采挖。去皮切片，生用。

【产地溯源】
主产于安徽、湖北、河南、云南等地。

【性味归经】
味甘、淡，性平。归心、脾、肾经。

【本草语录】
"主胸胁逆气，忧恚惊邪恐悸，心下结痛，寒热烦满，咳逆，口焦舌干，利小便。久服安魂养神，不饥延年。"——《神农本草经》

"主大腹淋沥，膈中痰水，水肿淋结。开胸腹，调脏气，伐肾邪，长阴，益气力，保神守中。"——《名医别录》

"补五劳七伤，安胎，暖腰膝，开心益智，止健忘。"——《日华子本草》

功效主治
本品利水渗湿，健脾安神，主要适用于如下病症：

水湿证
小便不利、水肿等症均可应用，常与泽泻、猪苓等配伍。湿热者，可与车前子、木通等合用；寒湿者，可与附子、干姜等合用。

脾虚湿盛
症见脘腹胀满、食少便溏。可与党参、白术等配伍。

心悸、失眠
可与酸枣仁、远志等合用。

现代研究
本品主要成分为茯苓聚糖、三萜类化合物、蛋白质、脂肪、卵磷脂、胆碱、组胺酸、麦角甾醇、腺嘌呤、钾盐、葡萄糖等。具有以下方面的生理作用：

❶ 显著利尿作用，能促进尿中钾、钠、氯等电解质的排出。

❷ 对肝脏损伤有保护作用，能显著降低谷丙转氨酶的活性，防止肝细胞坏死。

❸ 对金黄色葡萄球菌、大肠杆菌、变形杆菌等有抑制作用。

❹ 镇静、降低血糖、增强免疫功能等。

❺ 茯苓及其制剂现代还用于治疗小儿肾病综合征、水肿、慢性精神分裂症、婴幼儿腹泻及肿瘤等。

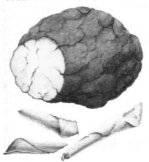

利水消肿药

选购要点

以体重坚实、外皮呈褐色而略带光泽、皱纹深、断面白色、粘牙力强者为佳。

贮藏方法

置于通风干燥处，防潮。

用法用量

煎汤，9～15克；或入丸、散剂。治水湿证、脾虚证宜生用；治心悸、失眠宜用朱砂拌。

注意事项

虚寒滑精或气虚下陷者忌服。

疗疾验方

治疗心神不定，恍惚健忘

茯苓60克（去皮）、沉香15克，共研为末，炼蜜为丸，如小豆大。每服30丸，饭后以人参汤送下。（《本草纲目》）

治疗小便频多

茯苓（去皮）、干山药（去皮）在明矾水中渍过，焙干等分，共研为末。每服6克，米汤送下。（《本草纲目》）

治疗滑痢不止

白茯苓30克、木香（煨）15克，共研为末。每服6克，紫苏木瓜汤送下。（《本草纲目》）

治疗脱发

茯苓500～1000克。研细末，每次6克，白开水冲服，每日3次，1个月为1疗程。（中医验方）

保健药膳

茯苓糕

配方：茯苓50克，面粉450克。

制作：❶ 把茯苓烘干，打成粉，与面粉混匀。

❷把茯苓、面粉混匀，加入发酵粉，用清水揉和成面团发酵，发好后制成5厘米见方的糕状。

❸把茯苓糕上笼用武火大气蒸熟即成。

功效： 健脾渗湿，宁心安神，适用于高血压属气虚湿阻者。

茯苓炒虾仁

配方：茯苓20克，鲜虾仁200克，莴苣100克，料酒10克，姜10克，葱10克，盐3克，味精3克，植物油50克。

制作：❶ 将茯苓研成细粉；虾仁洗净，去壳；莴苣去皮洗净，切丁；姜切片，葱切段。

❷将炒锅置武火上，下入植物油，烧至六成热，下入姜、葱爆香，加入虾仁、料酒，炒变色，放入莴苣、盐、味精、茯苓粉，炒熟即成。

功效： 渗湿利水，益脾和胃，宁心安神，适用于上中消型糖尿病患者。

茯苓粉蒸排骨

配方：茯苓20克，排骨500克，大米100克，料酒15克，酱油15克，盐6克，白糖10克，八角10克，花椒6克，姜6克，葱15克。

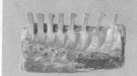

制作：❶ 将茯苓烘干，打成粗粉；大米、八角、花椒炒香，打成粗粉；姜、葱洗净，姜切粒，葱切花。

❷排骨洗净，剁成3厘米长的段。

❸将排骨放入蒸盆内，放入大米、八角、花椒、茯苓粉、料酒、酱油、盐、味精、白糖、姜粒、葱花，抓匀。

❹将蒸盆置武火大气蒸笼内，蒸45分钟即成。

功效： 补气血，健脾胃，渗湿利水。适用于气血两亏，脾胃虚弱，水肿，小便不畅，更年期综合征等。

山药茯苓粥

配方：山药20克，茯苓20克，大米100克。

制作：❶ 将茯苓研成粉；山药浸泡一夜，切成3厘米见方的薄片；大米淘洗干净。

❷将大米、茯苓、山药同放锅内，加水800毫升，置武火上烧沸，再用文火煮35分钟即成。

功效： 清热，健脾，减肥。

附 茯神、茯苓皮

茯神

别名抱木神，为茯苓菌核生长中天然抱有松根者，性味同茯苓。其宁心安神之功效较好，可用治心神不安、惊悸健忘等。常与远志、龙齿等同用。用量10～15克。

茯苓皮

为茯苓菌核的黑褐色外皮（外面棕褐色至黑褐色，内面白色或淡棕色）。性味同茯苓，功效行皮肤水湿，消肿，多用于皮肤水肿，常与五加皮、陈皮、桑白皮、生姜皮等同用。一般用量15～30克。

泽泻

利水消肿药

泽泻为泽泻科草本植物泽泻的块茎，又名水泻、芝芋、泽芝、鹄泻、及泻、芒芋、禹孙等。冬季茎叶开始枯萎时采挖，洗净，除去须根及粗皮，以水润透切片，晒干。麸炒或盐水炒用。

【产地溯源】

主产于福建、四川、江西等地。

【性味归经】

味甘、淡，性寒。归肾、膀胱经。

【本草语录】

"主风寒湿痹，乳难，消水，养五脏，益气力，肥健。"——《神农本草经》

"治五劳七伤，主头旋，耳虚鸣，筋骨挛缩，通小肠，止遗沥，尿血。"——《日华子本草》

"补虚损五劳，除五脏痞满，起阴气，止泄精、消渴、淋沥，逐膀胱、三焦停水。"——《名医别录》

"渗湿热，行痰饮，止呕吐、泻痢、疝痛、脚气。"——《本草纲目》

功效主治

本品利水渗湿，泄热，主要适用于如下病症：

水湿停滞

治小便不利、水肿，配猪苓、茯苓等；治湿盛泄泻，配茯苓、白术等；治痰饮、水湿上犯所致的眩晕，常与白术同用。

淋浊带下，肾阴虚火旺

小便淋涩及湿热带下，配薏苡仁、土茯苓等；若治肾阴虚，相火妄动的遗精、腰痛，配熟地、山药、知母等。

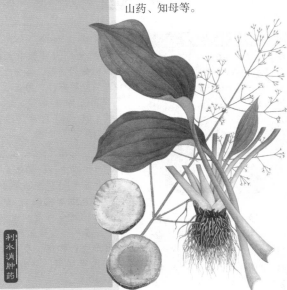

现代研究

泽泻的化学成分主要为三萜类物质，此外还包括挥发油、生物碱、胆碱、卵磷脂、甲硫氨酸、甲酰四氢叶酸、维生素 B_{12}、生物素和豆固醇等，具有以下方面的生理作用：

❶ 显著的利尿作用，能增加尿量、尿素及氯化物的排泄。

❷ 降低血清总胆固醇及三酰甘油含量，减缓动脉粥样硬化形成。

❸ 可使肝中的脂肪含量降低，因而具有保肝作用。

❹ 降血压、降血糖及抗菌等。

❺ 泽泻及其制剂现代还用于治疗内耳眩晕症、血脂异常、遗精、脂肪肝及糖尿病等。

选购要点

以个大质坚、色黄白、粉性足者为佳。

贮藏方法

置干燥处，防潮，防蛀。

用法用量

煎汤，6～12克；或入丸、散剂。

注意事项

肾虚滑精、无湿热者禁服。

疗疾验方

治疗水湿肿胀

泽泻、白术各 30 克，共研为末。每服 9 克，茯苓汤送下。（《本草纲目》）

治疗暑天吐泻（头晕，渴饮，小便不利）

泽泻、白术、茯苓各 9 克，加水 1 碗，姜 5 片、灯心 10 根，煎取八成，温服。（《本草纲目》）

治疗眩晕

泽泻汤：泽泻 15 克，白术 15 克，水煎服。（《金匮要略》）

保健药膳

泽泻蒸鲫鱼

配方：泽泻15克，鲫鱼1条（300克），料酒10克，盐3克，鸡精3克，姜5克，葱10克。

制作：❶ 将泽泻研成粉；鲫鱼宰杀后，去鳞、鳃及肠杂；姜切片，葱切段。

❷ 将鲫鱼身上抹泽泻粉、盐、鸡精、料酒、姜、葱，腌渍30分钟后，除去姜、葱，将鲫鱼放入蒸盘内，置武火大气蒸笼内蒸9分钟即成。

功效：渗湿利水，开胃暖中，适用于体胖、腹胀、四肢无力等。

泽泻香菇木耳汤

配方：泽泻15克，香菇150克，木耳50克，姜5克，葱10克，料酒10克，盐2克，鸡精2克，鸡油20克。

制作：❶ 将泽泻研成粉；香菇洗净，切成薄片；木耳泡发后，去蒂头，撕成瓣状；姜切片，葱切段。

❷ 将泽泻、香菇、木耳、姜、葱、料酒同放锅内，加水800

毫升，置武火上烧沸，再用文火煮 30 分钟，加入盐、鸡精、鸡油即成。

功效：渗湿利水，开胃止血，祛脂减肥，适用于麻疹、癌症、肠风、痔疮、脂肪肝等症。

泽泻粥

配方：泽泻15克，大米150克。

制作：❶ 将泽泻碾成细粉，大米淘洗干净，去泥沙。

❷ 将大米、泽泻粉同放锅内，加水 600 毫升，置武火上烧沸，再用文火煮 35 分钟即成。

功效：利水渗湿，健脾养胃，止渴除烦，固肠止泻，适用于小便不利、眩晕、尿路感染等症。

泽泻益肾乌发汤

配方：泽泻10克，熟地15克，淮山药15克，丹皮6克，山茱萸15克，何首乌20克，当归6克，红花6克，菟丝子50克，天麻15克，侧柏叶6克，黑豆60克，黑芝麻50克，核桃肉5个，羊肉500克，羊头1个，羊骨500克，生姜10克，葱白20克，胡椒粉6克，味精3克，盐4克，料酒15克。

制作：❶ 将羊肉、羊头（敲破）、羊骨（敲破）用清水洗净；羊肉片去筋膜，入沸水锅内氽去血水，同羊头、羊骨一起放入锅中（羊骨垫底）。

❷ 将熟地、泽泻等11味中药用纱布袋装好，扎紧口放入锅中；生姜拍松，葱切段，二者同时下锅，加入清水3000毫升，再放入料酒。

❸ 将炖锅置武火上烧沸，打去浮沫，捞出羊肉，切2厘米宽4厘米长的块，再放入锅中，用文火炖1小时。捞出药

袋不用，在汤内加入盐、味精、胡椒粉，搅匀即成。

功效：温补肾阳，壮腰益精。适用于肾虚腰酸、阳痿遗精、阳虚泄泻等症。

泽泻蒸冬瓜

配方：泽泻15克，冬瓜300克，料酒10克，姜5克，葱10克，盐3克，鸡精2克，香油25克。

制作：❶ 将泽泻研成粉；冬瓜去皮，洗净，切3厘米见方的块；姜切片，葱切段。

❷ 将冬瓜、泽泻粉、料酒、姜、葱、盐、鸡精、香油同放蒸盘内，拌匀腌渍30分钟，除去姜、葱，上武火大气蒸笼内蒸30分钟即成。

功效：渗湿利水，化痰减肥。适用于慢性胃炎、肾炎、小便不利、中暑高烧、昏迷等症。

泽泻蒸扇贝

配方：泽泻15克，扇贝500克，料酒10克，姜5克，葱10克，盐3克，鸡精2克，鸡油20克。

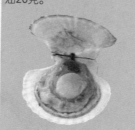

制作：❶ 将泽泻研成细粉；扇贝洗净，剥开，在贝肉上抹上盐、鸡精；姜切片，葱切段。

❷ 将泽泻粉抹在扇贝上，再放上姜、葱，整齐摆在蒸盘上，置武火大气蒸笼内蒸7分钟即成。

功效：渗湿利水，软坚散结。适用于消渴、痔疮、水肿、痰饮等症。

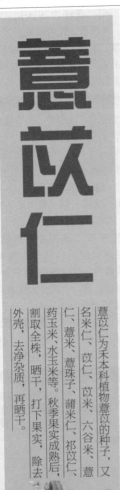

薏苡仁

薏苡仁为禾本科植物薏苡的种子，又名米仁、苡仁、苡米、薏珠子、蒲米仁、祁苡仁、薏药玉米、水玉米等。秋季果实成熟后，割取全株，晒干，打下果实，除去外壳，去净杂质，再晒干。

利水消肿药

【产地溯源】

主产福建、河北、辽宁等地，习惯认为产于福建、河北者品质最优，分别称"蒲米仁""祁苡仁"。

【性味归经】

味甘、淡，性微寒，归脾、胃、肺经。

【本草语录】

"主筋急拘挛，不可屈伸，风湿痹，下气。"——《神农本草经》

"健脾益胃，补肺清热，祛风胜湿。炊饭食，治冷气，煎饮，利小便热淋。"——《本草纲目》

"除筋骨邪气不仁，利肠胃，消水肿，令人能食。"——《名医别录》

"主肺痿肺气，吐脓血，咳嗽涕唾上气。"——《药性论》

功效主治

本品利水渗湿，健脾除痹，清热排脓，主要适用于如下病症：

风湿痹痛，四肢拘挛
可与竹叶、滑石等合用；若风湿身痛，可与麻黄、杏仁等合用。

水湿证
可与茯苓、白术等配伍。

脾虚泄泻
可与白术、山药等合用。

肺痈，肠痈
治肺痈，可与苇茎、冬瓜仁等配伍；治肠痈，可与败酱草等配伍。

现代研究

本品的化学成分包括蛋白质、脂类、碳水化合物，薏苡多糖A、薏苡多糖B、薏苡多糖C，少量B族维生素以及多种氨基酸、三萜化合物等，具有以下方面的生理作用：

❶ 解热、止痛、消炎、排脓等。

❷ 减少肌肉之挛缩，减轻疲劳。

❸ 抗癌，对癌细胞有抑制作用，明显延长存活时间。

❹ 能使血清钙、血糖下降。

❺ 现代临床可用于坐骨神经痛、扁平疣、霉菌性肠炎、传染性软疣等。

选购要点

以粒大、饱满、色白、完整者为佳。

贮藏方法

贮于有盖容器中，置于通风干燥处，防潮，防蛀。

用法用量

煎服，9 ～ 30克。清利湿热宜生用，健脾止泻宜炒用。本品力缓，用量宜大。除入汤、丸、散剂外，亦可煮粥食用，为食疗佳品。

注意事项

1. 薏苡仁性滑利，所含的薏苡仁油有收缩子宫作用，故孕妇慎用。

2. 津液不足者慎用。

 疗疾验方

治疗咳嗽
薏苡仁汤：薏苡仁90克，甘草60克，桔梗30克。上锉如麻豆大。每服15克，水煎，入糯米为引，米软为度。饭后服。(《儒门事亲》)

治疗风湿痹痛、水肿
薏苡仁粉末煮粥，每日食用。（中医验方）

治疗唇肿
薏苡仁30克，防风、赤小豆各6克，水煎去渣。每次20毫升，温服，每日3次。（中医验方）

治疗荨麻疹
薏苡仁15克，蜜枣30克。酒煎服。（中医验方）

治疗扁平疣
薏苡仁30克，紫草15克，煎汤代茶常饮。（中医验方）

治疗风湿身疼
麻黄90克，杏仁20枚，甘草、薏苡仁各30克，加水800毫升，煮取400毫升，分2次服。（《本草纲目》）

治疗沙石热淋
取薏苡仁（子、叶、根皆可）水煎热饮（夏季冷饮），以通为度。（《本草纲目》）

治疗消渴
用薏苡仁煮粥吃。（《本草纲目》）

治疗肺痿咳嗽，有脓血
薏苡仁300克，捣破，加水600毫升，煎取200毫升，以酒少许送服。（《本草纲目》）

治疗虫牙疼痛
将薏苡仁、桔梗生用研末，点服。（《本草纲目》）

保健药膳

薏仁冬瓜鲍鱼汤
配方：薏苡仁30克，鲍鱼50克，冬瓜200克，料酒10克，盐4克，味精3克，姜4克，葱8克，胡椒粉3克，鸡油20克。

制作：❶ 将薏苡仁淘洗干净；鲍鱼洗净，切成薄片；冬瓜洗净，切2厘米宽、4厘米长的块；姜切片，葱切段。

❷ 将薏苡仁、鲍鱼、冬瓜、姜、葱、料酒同放炖锅内，加水800毫升，置武火上烧沸，再用文火炖35分钟，加入盐、味精、胡椒粉即成。

功效：消肿，利水，减肥。

核桃苡仁粥
配方：核桃仁30克，薏苡仁50克，白糖25克。

制作：❶ 将薏苡仁、核桃仁洗净，置于锅内，加水适量。

❷ 将锅置武火上烧沸，再用文火煮，待薏苡仁烂熟后，加入白糖搅匀即成。

功效：健脾除湿，健脑益智，润肠通便。适用于脾胃虚弱、风湿性关节炎、水肿、扁平疣、脑力衰退、便秘等症。

苡仁白鸭汤
配方：薏苡仁20克，白鸭1只，料酒10克，盐4克，味精3克，姜5克，葱10克，胡椒粉3克。

制作：❶ 将白鸭宰杀后，去毛桩、内脏及爪；薏苡仁去泥沙，淘洗干净；姜拍松，葱切段。

❷ 将白鸭、薏苡仁、姜、葱、料酒同放炖锅内，加清水3000毫升，置武火上烧沸，再用文火炖45分钟，加入盐、味精、胡椒粉即成。

功效：利水，消肿，祛疣，减肥。

党参苡仁猪爪汤
配方：党参15克，薏苡仁30克，猪爪2只，姜5克，葱10克，盐5克。

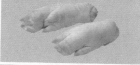

制作：❶ 把党参洗净，切片；薏苡仁去杂质，洗净；猪爪除去毛，一切两半；姜切片，葱切段。

❷ 把猪爪、党参、薏苡仁同放锅内，加水1000毫升。

❸ 将炖锅置武火上烧沸，加入姜、葱、盐，再用文火煮1小时即成。

功效：补气血，除风湿。

苡仁麦冬炖萝卜
配方：薏苡仁30克，麦冬30克，萝卜300克，猪瘦肉50克，料酒10克，盐4克，味精3克，胡椒粉3克。

制作：❶ 将薏苡仁淘洗干净，去泥沙；麦冬去内梗，洗净；萝卜洗净，去皮，切2厘米宽、4厘米长的块；猪瘦肉洗净，切3厘米见方的块；姜切片，葱切段。

❷ 将麦冬、薏苡仁、猪瘦肉、冬瓜、料酒、姜、葱同放炖锅内，加水1200毫升，置武火上烧沸，再用文火炖35分钟，加入盐、味精即成。

功效：消积，减肥。

苡仁雪菜拌花枝
配方：薏苡仁30克，鲜墨鱼400克，雪菜120克，蒜15克，姜10克，葱10克，料酒、生粉、白糖、醋、香油、酱油（老抽）各少许。

制作：❶ 薏苡仁洗净，蒸熟；雪菜洗净，切细粒，用沸水浸后，沥干水分，放入调味料，拌匀。

❷ 墨鱼洗净，撕去外皮，切成长条，用料酒、生粉抓匀。

❸ 用姜、葱、水把墨鱼煮后捞起，用调料拌匀。

❹ 在墨鱼、雪菜中加调味料、蒜泥、薏苡仁，拌匀即成。

功效：清热解毒，健脾利湿。

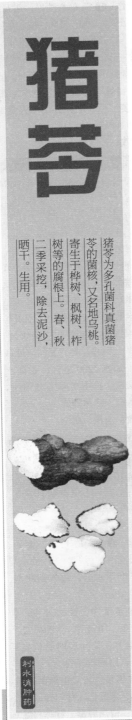

猪苓

猪苓为多孔菌科真菌猪苓的菌核，又名地乌桃。寄生于桦树、枫树、柞树等的腐根上。春、秋二季采挖，除去泥沙，晒干。生用。

利水消肿药

【产地溯源】

主产于陕西、河北、云南等地，习惯认为以陕西产者质量最佳。

【性味归经】

味甘、淡，性平，归肾、膀胱经。

【本草语录】

"主痎疟，解毒……利水道。"——《神农本草经》

"开腠理，治淋、肿、脚气、白浊、带下、妊娠子淋、胎肿、小便不利。"——《本草纲目》

功效主治

本品利水渗湿，主要适用于如下病症：

脾虚水肿，小便不利
常与黄芪、茯苓等补气利水药配伍。

阴虚有热的淋浊
可与滑石、泽泻、阿胶等清热养阴药配伍。

湿热蕴结，小便淋涩
常与竹叶、木通、滑石等清热利尿药配伍。

寒湿带下
常与桂枝等温阳利水药配伍。

现代研究

本品主含麦角甾醇、粗蛋白、可溶性糖分、多糖等，具有以下方面的生理作用：

❶ 抑制肾小管对水及电解质特别是钾、钠、氯的重吸收，有明显的利尿作用。

❷ 有非特异性免疫刺激作用。

❸ 对多种致病菌有抑制作用。

❹ 降低谷丙转氨酶，抑制病毒复制，对肝组织损伤有修复作用。

❺ 有一定的抗肿瘤和抗辐射作用。

❻ 现代临床可用于银屑病、肺癌等疾病。

选购要点

以个大、皮黑、肉白、体较白者为佳。

贮藏方法

置通风干燥处。

用法用量

煎服，5～10克。

注意事项

无水湿者忌服。

疗疾验方

治疗通身肿满，小便不利
猪苓150克，研末。用开水送服1匙，每日3次。（《本草纲目》）

治疗伤寒口渴
猪苓汤：猪苓、茯苓、泽泻、滑石、阿胶各9克，以水400毫升，煮取200毫升。分3次，1日服。（《伤寒论》）

保健药膳

猪苓红花炖羊肉

配方：猪苓10克，红花6克，羊肉300克，料酒10克，盐3克，味精2克，姜4克，葱8克，胡椒粉3克。

制作：❶ 将羊肉洗净，切成3厘米见方的块；猪苓、红花洗净，去杂质；姜拍松，葱切段。

❷ 将羊肉、红花、猪苓、姜、葱、料酒同放炖杯内，加清水800毫升，置武火上烧沸，再用文火炖35分钟，加入盐、味精、胡椒粉即成。

功效：化瘀，止痛，适用于胸痹患者。

利尿通淋药

利尿通淋药，味多甘淡，其次为苦，药性寒凉。甘淡能利水渗湿，苦能泄降，寒凉则能清热。淋证病变部位在膀胱，故本类药主要归膀胱经。所谓利尿通淋，就是通过清利湿热，恢复膀胱气化，使小便排泄通畅，消除淋沥涩痛的作用，主要适用于湿热蕴结膀胱，膀胱气化失司的湿热淋证，症见小便频数、短赤不利、淋沥涩痛等。此外，本类药还可用于湿热为患的其他病症。

车前子

车前子为车前科多年生草本植物车前或平车前的成熟种子，又名车前头、猪耳穗子、凤眼前仁。夏、秋二季种子成熟时采收。生用或盐水炙用。

【产地溯源】

主产于黑龙江、辽宁、河北等地。

【性味归经】

味甘，性寒。归肾、肝、肺经。

【本草语录】

"主气癃，止痛，利水道小便，除湿痹。"——《神农本草经》

"导小肠热，止暑湿泻痢。"——《本草纲目》

"男子伤中，女子淋沥，不欲食，养肺，强阴，益精……明目，疗赤痛。"——《名医别录》

功效主治

本品利尿通淋，渗湿止泻，清肝明目，清肺化痰，主要适用于如下病症：

湿热下注的水肿、淋证
可与滑石、栀子等合用。

湿盛泄泻
可与白术、茯苓等合用。

目疾
如目赤肿痛，视物昏花，白内障等。属肝火上炎者，可与龙胆草、菊花等合用；属阴虚内热者，可与枸杞子、熟地等合用。

肺热咳嗽，痰多黄稠
常与栝楼、浙贝母、黄芩等清肺化痰药同用。

现代研究

车前子含黏液质、琥珀酸、车前烯醇、腺嘌呤、胆碱、车前子碱、脂肪油、维生素A样物质和B族维生素等，具有以下方面的生理作用：

❶ 促进呼吸道黏液分泌，稀释痰液，有祛痰、镇咳、平喘作用。

❷ 对各种杆菌和葡萄球菌均有抑制作用。

❸ 能使水分、氯化钠、尿素及尿酸排出增多而有利尿作用。

❹ 降低胆固醇。

❺ 现代临床可用于充血性心力

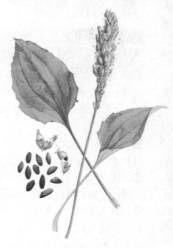

中医入门一看就懂

衰竭、上消化道出血、急性黄疸型肝炎等。

选购要点

以子粒饱满、质坚硬、色棕红者为佳。

贮藏方法

置于通风干燥处，防潮，防蛀。

用法用量

煎汤，9～15克；或入丸、散剂。外用适量，水煎洗或研末调敷。本品含黏液质，故煎时以纱布包煎为宜。

注意事项

1. 无湿热者及孕妇慎用。
2. 肾虚精滑者慎用。

 疗疾验方

治疗水臌（周身肿胀，按之如泥）
决流汤：车前子30克，牵牛子、甘遂各6克，肉桂0.9克。水煎服。（《石室秘录》）

治疗虚劳梦泄
鹿角胶散：鹿角胶（研碎，炒令黄燥）、车前子、覆盆子各30克。共研为末。每服6克，饭前温酒调下。（《太平圣惠方》）。

治疗高血压
每日取车前子9～18克，水煎2次，代茶饮。（中医验方）

治疗新生儿脐炎
车前子适量，洗净焙干或炒干，研成极细粉末。用生理盐水将患儿脐部洗净，取车前子粉撒脐上，以覆盖创面为宜，并用无菌纱布包扎，隔日换药1次。（中医验方）

治疗小儿泄泻
车前子10克，炒麦芽20克，红高粱糠（炒）20克。煎浓汁，口服。（中医验方）

治疗阴囊冷痛
车前子研细，每服1匙，水送下，1日服2次。（《本草纲目》）

治疗体虚目暗（肝肾均虚，眼发黑或生障翳、迎风流泪）
驻景丸：车前子、熟地（酒蒸后火焙）各90克，菟丝子（酒浸）150克，共研为末，炼蜜为丸，如梧桐子大。每服30丸，温酒送下，1日2次。（《本草纲目》）

治疗小便血淋作痛
车前子晒干为末，每服6克，车前叶煎汤送服。（《普济方》）

治疗老人淋病（症见身体发热）
用车前子100毫升，煮汁去渣，用汁煮米粥吃，有效。常服此方，亦可明目。（中医验方）

 保健药膳

车前子红枣田螺

配方：车前子30克，红枣10枚，活田螺1000克。

制作：❶ 先用清水静养田螺1～2天，经常换水以漂去污泥。

❷ 将田螺去壳，收拾干净；红枣去核，洗净。

❸ 用纱布包车前子，与红枣、田螺一齐放入锅内，加清水适量，武火煮沸后，文火煲2小时，饮汤吃螺肉。

功效：利水通淋，清热祛湿。

多用于泌尿系感染、前列腺炎、泌尿系结石等证属湿热者。

车前子茶

配方：车前子30克，白糖25克。

制作：❶ 将车前子洗净，放入炖杯内，加水300毫升。

❷ 将炖杯置武火上烧沸，再用文火煎煮25分钟，停火，滤去渣。在药液内加入白糖，搅匀即成。

功效：止疼痛，止泄泻，对腹泻肠炎患者有一定疗效。

山药车前子粥

配方：生山药30克，生车前子12克。

制作：❶ 将生山药切碎，研成粉；生车前子装入纱布袋内，扎紧口。

❷ 将生山药粉末放入小锅内，加水适量，调匀，再放入车前子药袋，置文火上熬煮成粥，除去药袋即可。

功效：健脾固肠，益肾利尿。适用于脾肾虚弱、大便滑泻、小便不利、骨质疏松等症。

附 车前草

车前草

车前草为车前科多年生草本植物车前或平车前的干燥全草。夏季采挖，除去泥沙，晒干。性味甘、寒，归肝、肾、肺、小肠经。功效清热利尿，祛痰，凉血，解毒，用于水肿尿少，热淋涩痛，暑湿泻痢，痰热咳嗽，吐血衄血，痈肿疮毒等症。用量9～30克；鲜品30～60克，煎服或捣汁服。外用鲜品适量，捣敷患处。

通草

通草为五加科灌木通脱木的茎髓，又名寇脱、葱草、白通草、大通草、方通草、丝通草、通脱木、大叶五加皮。秋季采收，晒干，切片。生用。

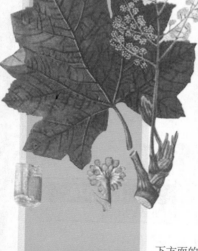

利尿通淋药

【产地溯源】

主产于贵州、四川、云南等地。

【性味归经】

味甘、淡，性微寒。归肺、胃经。

【本草语录】

"明目，退热，催生，下胞，下乳。"——《日华子本草》

"引热下降而利小便……通气上达而下乳汁。"——《本草纲目》

"利小便……兼解诸药毒。"——《本草图经》

"治目昏耳聋，鼻塞失音。"——《本草备要》

功效主治

本品清热利湿，通气下乳，主要适用于如下病症：

湿热淋证

症见小便不利、淋沥涩痛等，常与利尿通淋药滑石、石韦、冬葵子等配伍。

湿温

症见发热身重、胸脘痞闷、小便短赤等。常与薏苡仁、滑石、白豆蔻等清利湿热药同用。

产后乳汁不通

常与猪蹄、穿山甲等扶正通乳之品配伍。

水肿

常与猪苓、泽泻、木通等利水消肿药配伍。

现代研究

本品主含葡萄糖醛酸、脂肪、蛋白质及多糖等，具有以下方面的生理作用：

① 利尿，能明显增加钾的排出量。

② 促进乳汁分泌。

③ 促进肝脏及其他组织中的脂肪代谢，并促进钙的吸收。

④ 导泻。

⑤ 现代还用于治疗月经不调、白带增多和急性肾炎等。

选购要点

以条粗、色洁白者为佳。

贮藏方法

置于通风干燥处，防潮，防蛀。

用法用量

煎服，3～5克。

注意事项

1. 孕妇慎用。
2. 气阴两虚、内无湿热者慎用。

疗疾验方

治疗尿路感染，小便淋涩不畅

通草1克，青茶叶6克，灯心草0.6克。沸水冲泡，顿服。（中医验方）

治疗产后缺乳

通草10克，绿茶2克，小麦25克。通草和小麦加水350毫升，煮沸15分钟后加入绿茶。分3次服，宜复煎续饮，每日1剂。（中医验方）

治疗产后缺乳

通草（细切）240克，猪蹄（熟炙捶碎）2只，清酒1000毫升。前2味用清酒浸，再加水1000毫升，煮取800毫升，适量饮酒食肉。（《千金要方》）

保健药膳

通草青小豆粥

配方： 通草5克，青小豆50克，小麦50克，白糖少许。

制作： ❶ 将通草洗净，放入锅内，加水适量，煎煮15分钟，去渣留汁。

❷ 将小麦淘洗干净，放入锅内，加水适量，放入通草汁、青小豆、白糖，置武火上烧沸，再用文火煮熟成粥。

功效： 通淋利尿。适用于小便涩少、尿时淋沥等症。

海金沙

利尿通淋药

海金沙为海金沙科蕨类植物海金沙的成熟孢子，亦名海金砂、竹园荽等。秋季孢子未脱落时采割藤叶，晒干，搓揉，打下孢子，除去藤叶。生用。

【产地溯源】

主产于广东、浙江、江苏、湖南等地。

【性味归经】

味甘，性寒。归膀胱、小肠经。

【本草语录】

"治湿热肿满，小便热淋、膏淋、血淋、石淋，茎痛，解热毒气。"——《本草纲目》

"主通利小肠，得栀子、马牙硝、硼砂共疗伤寒热狂，或丸或散。"——《嘉祐本草》

"利水通淋，治男子淫浊，女子带下。"——《本草正义》

功效主治

本品利尿通淋，主要适用于如下病症：

湿热淋

治石淋，常与金钱草等利尿通淋排石之品同用；治血淋，常与石韦、小蓟等利尿通淋、凉血止血之品同用；治膏淋，常与利尿通淋、祛湿浊之滑石等药配伍；治热淋，常与车前草、栀子等利尿通淋、清热解毒之品配伍。

水肿，小便不利

以治湿热肿满、小便不利者为宜，多与泽泻、猪苓、防己、木通等利水消肿之品同用。

现代研究

海金沙含脂肪油、海金沙素、棕榈酸、硬脂酸等，具有以下方面的生理作用：

❶ 对金黄色葡萄球菌、绿脓杆菌、伤寒杆菌等均有抑制作用。

❷ 利胆，可使胆汁分泌量显著增加。

❸ 排石，可引起输尿管蠕动频率增加及输尿管上段腔内压力增高，有利于结石下移。

❹ 现代临床可用于痢疾，急、慢性肾炎，泌尿系结石及前列腺肥大等。

选购要点

置干燥处，防潮。

贮藏方法

以身干、粒细、质轻、能浮于水、燃之爆响者为佳。

用法用量

煎服，6～12克，宜包煎。

注意事项

肾阴亏虚者慎服。

疗疾验方

治疗热淋急痛

将海金沙阴干，研末。每次取6克，煎生甘草汤调服。药中加滑石亦可。（《本草纲目》）

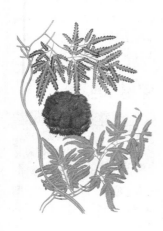

治疗脾湿肿满（腹胀如鼓，气喘，不能俯卧）

海金沙散：海金沙9克，白术120克，甘草15克，黑牵牛头30克。共研为末，每服3克，水送下。能泻为好。《本草纲目》）

治疗小便不通，脐下闷满

海金沙30克，蜡南茶15克。一起捣碎，每服9克，生姜、甘草煎汤送下，每日2次。《本草纲目》）

治疗小便膏淋如油

海金沙、滑石各30克，甘草梢7.5克，共研为末。每服6克，麦门冬煎汤调服，每日2次。《本草纲目》）

治疗血淋

海金沙研为末。每服3克，红糖水送下。（《本草纲目》）

附　海金沙藤　海金沙根

海金沙藤

为海金沙的全草，性味功效与海金沙同，而更长于清热解毒。多用于治疗热淋、石淋等证，亦可用于痈肿疮毒、疖腮和黄疸。煎服，15～30克。外用适量，煎汤外洗或捣敷。

海金沙根

别名铁蜈蚣、铁丝草、铁脚蜈蚣根，为海金沙科蕨类植物海金沙的根及根茎，8～9月采收。性寒，味甘、淡，无毒。功效清热解毒，利湿消肿。治肺炎、乙脑、急性胃肠炎、黄疸型肝炎、湿热肿满、淋病等。内服煎汤，鲜者30～60克。

灯心草

利尿通淋药

灯心草为灯心草科草本植物灯心草的茎髓，又名灯芯、灯草、赤须、碧玉草、铁灯芯、猪矢草、曲屎草、老虎须。夏、秋二季采收。晒干。生用。

【产地溯源】

全国各地均产，主产于江苏、四川、云南等地。

【性味归经】

味甘、淡，性微寒。归心、肺、小肠经。

【本草语录】

"降心火，止血，通气，散肿，止渴。"——《本草纲目》

"通阴窍涩，利小水，除水肿闭，治五淋。"——《医学启源》

"治急喉痹，小儿夜啼。"——《本草衍义补遗》

功效主治

本品利尿通淋，清心除烦，主要适用于如下病症：

湿热淋

症见小便不利、短赤涩痛。常与滑石、木通、冬葵子等利尿通淋药配伍。

水肿

症见小便不利。可单用本品煎服，也可与茯苓、猪苓、泽泻等利水消肿药同用。

心烦不眠，小儿夜啼

可单用，也可与栀子、淡竹叶、蝉蜕、钩藤等清心除烦及息风止痉药配伍。

喉痹

本品煅存性研末，吹喉，可治喉痹。

现代研究

灯心草含纤维、脂肪油、蛋白质，尚含有多聚糖，具有以下方面的生理作用：

❶ 利尿。

❷ 止血。

❸ 其乙醇提取物有抗氧化和抗微生物等作用。

中医入门一看就懂

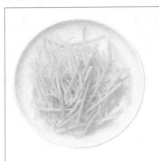

❹ 朱砂拌制后能引药入肝，有清肝凉血的作用。

❺ 现代临床可用于鼻衄、上呼吸道感染、慢性肾小球肾炎等。

选购要点
以条长、粗细均匀、色白、有弹性者为佳。

贮藏方法
贮于有盖容器内，置于通风干燥处，防潮，防蛀。

用法用量
煎服，1.5～2.5克。或入丸、散剂。

注意事项
下焦虚寒，小便不禁者忌服。

 疗疾验方

治疗小便不通，浮肿气喘
灯心草6克，红高粱根60克，萹蓄草30克。水煎服。（中医验方）

治疗口疮
灯心炭适量，研末，涂抹患处。（《本草纲目》）

治疗伤口流血
灯心草嚼烂敷患处。（《本草纲目》）

治疗喉痹
灯心草1把，瓦上烧存性，加炒盐1匙，每取少许吹入喉中。（《本草纲目》）

治疗失眠
灯心草煎水代茶饮。（《本草纲目》）

治疗湿热黄疸
灯心草根120克，加酒、水各半，煮半日，放置一夜，温服。（《本草纲目》）

治疗膀胱炎、尿道炎
灯心草15克，盐黄柏12克，盐知母12克。水煎服。（中医验方）

治疗急性咽炎
灯心草3克，麦冬9克。水煎服。（中医验方）

治疗慢性肾小球肾炎
鲜灯心草60克，豆腐300克，水煎连汤带豆腐同服，每日1剂，连服30剂为1疗程。（中医验方）

治疗鼻衄
灯心草、仙鹤草、铁苋菜各10克，蔗糖50克，水煎至60毫升后过滤，加入蔗糖。每次20毫升，每日3次。（中医验方）

治疗心热型小儿夜啼
灯心草2克，雪梨汁30毫

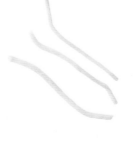

升，冰糖10克。先将灯心草煎汁与雪梨及冰糖混匀，再隔水蒸化。1次服完，每日1次，连服5～7日。（中医验方）

保健药膳

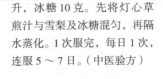

鲫鱼灯芯粥
配方： 鲫鱼1条（300克），灯心草6棵，粳米100克，盐、香油、味精各适量。

制作： ❶ 先将鲫鱼去鳞、鳃及内脏，用清水洗净，切成小块。

❷ 灯心草去杂质，用清水洗净，剪成小段。

❸ 将粳米淘洗干净。

❹ 把煮锅刷净，加水适量，置于武火上煮沸，放鲫鱼、灯心草入锅，煮成浓汤，去渣，再加粳米一同煮成粥，放入盐、香油、味精调味即成。

功效： 益气健脾，清热利水。适用于烦热、口渴、瘀血、骨质疏松等症。

柿饼灯心草汤
配方： 柿饼2个，灯心草6克，白糖适量。

制作： ❶ 灯心草用净布包好；柿饼洗净，切小块。

❷ 将灯心草放入锅中加水先煎，10分钟后放入柿饼，煎成汤后饮用。

功效： 清热利尿，通淋止血。适用于尿道炎、膀胱炎及尿血等症。

利湿退黄药

利湿退黄药，性味多为苦寒。苦能降泄，寒能清热。主要归脾、胃、肝、胆经。所谓利湿退黄，就是通过清利湿热，消除壅滞，使胆汁排泄畅利，循其常道，而消退黄疸的治疗作用。此类药物主要适用于湿热黄疸，症见目黄、身黄、小便黄，此外，还可用于湿温、湿热疮疹等。

茵陈

茵陈为菊科多年生草本植物茵陈蒿、滨蒿等的幼苗，又名因陈蒿、茵尘、绵茵陈、西茵陈、野兰蒿、婆婆蒿。春季幼苗高约○厘米时采收，或秋季花蕾长成时采割。春季采收者称「绵茵陈」，秋季采割者称「茵陈蒿」。除去根和杂质，晒干。生用。

【产地溯源】

全国大部分地区均产，主产于山西、陕西、安徽等地，习惯认为陕西三原产者质最优。

【性味归经】

味苦，性微寒。归脾、胃、胆经。

【本草语录】

"主风湿寒热邪气，热结黄疸。"——《神农本草经》

"泻火，平肝，化痰，止咳发汗，利湿，消肿，疗疮火诸毒。"——《本草再新》

"治通身发黄，小便不利，除头热，去伏瘕。"——《名医别录》

"善清肝胆之热，兼理肝胆之郁，热消郁开，胆汁入小肠之路毫无阻隔也。"——《医学衷中参西录》

功效主治

本品清利湿热，利胆退黄，为治黄疸之要药，主要适用于如下病症：

黄疸

治身目发黄、小便短赤之阳黄证，多与黄柏、大黄、栀子同用（治疗湿重于热者，则多与茯苓、猪苓同用）；治脾胃寒湿郁滞之阴黄证，多与附子、干姜等同用。

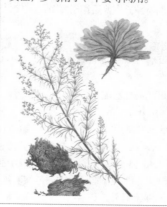

湿疮瘙痒

多与黄柏、苦参、地肤子、蛇床子等同用；亦可煎汤外洗。

现代研究

茵陈蒿和滨蒿均含香豆精及挥发油，具有以下方面的生理作用：

❶ 有显著利胆作用，在增加胆汁分泌的同时，也增加胆汁中固体物、胆酸和胆红素的排泄。

❷ 其煎剂对白喉杆菌、炭疽杆菌、伤寒杆菌、痢疾杆菌有抑制作用。

❸ 对流感病毒也有抑制作用，并能抑杀钩端螺旋体。

❹ 解热、降压和利尿。

❺ 现代临床可用于胆道蛔虫症、血脂异常、冠心病等。

选购要点

以质嫩、绵软、毛如绒、色灰白、香气浓者为佳。

贮藏方法
置于通风干燥处，防潮，防蛀。

用法用量
煎服，6～15克。外用适量。

注意事项
蓄血发黄及血虚萎黄者慎用。

疗疾验方

治疗急性黄疸型肝炎
单味茵陈30～45克，水煎服。每日1剂，分3次服。（中医验方）

治疗遍身风痒
用茵陈煮浓汤洗浴即愈。（《本草纲目》）

治疗遍身黄疸
茵陈一把，同生姜一块捣烂，每日擦胸前和四肢。（《本草纲目》）

治疗眼热红肿
茵陈、车前子各等份，煎汤，以细茶调服数次。（《本草纲目》）

风疾挛急（手足不能自由伸缩）
茵陈500克，面1500克，秫米适量，和匀照常法酿酒，每日饮服。（《本草纲目》）

 保健药膳

茵陈粥
配方：茵陈15克，粳米150克。

制作： 将茵陈洗净，切2厘米长的段，与粳米同放入炖杯内，煎煮25分钟，再用文火煮35分钟即成。

功效： 清热利湿，降低血脂。适用于黄疸型肝炎、血脂异常等症。

金钱草

利湿退黄药

金钱草为报春花科草本植物过路黄（神仙对坐草）的全草，习称大金钱草。夏、秋二季采收。晒干，切段。生用。

【产地溯源】
　　江南各省均有分布，品种较复杂。江浙一带多用唇形科草本植物活血丹，又名连钱草、江苏金钱草；在广东则用豆科草本植物广金钱草，又名广东金钱草；江西用伞形科草本植物白毛天胡荽，又名江西金钱草。

【性味归经】
　　味甘、淡，性微寒。归肝、胆、肾、膀胱经。

【本草语录】
　　"去风散毒。煎汤洗一切疮疥。"——《本草纲目拾遗》
　　"主跌打损伤，疟疾，产后惊风，肚痛，便毒，痔漏；擦鹅掌风；汁漱牙疼。"——《神农本草经》
　　"发散头风风邪。治脑漏，白浊热淋，玉茎肿痛，捣汁冲生酒吃。"——《采药志》

功效主治

本品除湿退黄，利尿通淋，解毒消肿，主要适用于如下病症：

湿热黄疸
治肝胆结石所致的黄疸尤宜，常与茵陈、大黄、郁金等利湿退黄、疏肝利胆之品配伍。

石淋，热淋
治石淋，可单用本品大剂量煎汤代茶饮，或与海金沙、鸡内金、滑石等利尿通淋排石药配伍；治热淋，常与车前子、木通等利尿通淋药配伍。

疮痈肿毒，毒蛇咬伤
可用鲜品捣取汁内服，或捣烂外敷；亦可与蒲公英、野菊花等清热解毒之品同用。

现代研究

　　金钱草含酚性成分和甾醇、黄酮类、氨基酸、鞣质、挥发油、胆碱、钾盐等，具有以下方面的生理作用：

❶ 利胆排石，能明显促进胆汁分泌和排泄，促进黄疸消退，并减少胆石新生。

❷ 利尿排石，或能使尿液变为酸性，促使在碱性环境中存在的

结石溶解。

❸ 对冠心病及脑血管硬化有治疗作用。

❹ 抑制多种致病菌，有抗菌作用。

❺ 现代临床可用于痔疮、非细菌性胆道感染、痢疾、丹毒、带状疱疹、跌打损伤等。

选购要点
以叶片肥大、植株完整、干燥无杂质者为佳。

贮藏方法
置通风干燥处。

用法用量
煎服，15～60克。鲜品加倍，外用适量。

注意事项
皮肤过敏者，当慎用鲜品煎水熏洗。

附 小金钱草

小金钱草
　　小金钱草为旋花科草本植物马蹄金的全草，生路边、草丛、墙下等半阴湿处，4～6月采收，晒干，去净泥杂。性凉，味苦辛，入肺、肝二经。功效清热解毒，利水活血。治黄疸、痢疾、砂石淋痛、白浊、水肿、疔疮肿毒、跌打损伤。内服：煎汤，6～15克（鲜者30～60克）。外用：捣敷。

疗疾验方

治疗膀胱结石
化石汤：金钱草、龙须草、车前草各15克。水煎服。（《浙江民间草药》）

治疗肾炎水肿
金钱草、蔄蓄草各30克，荠菜花15克。水煎服。（《上海常用中草药》）

治疗小儿泄泻
鸡蛋1枚，金钱草30克，蜂蜜60克。水煎金钱草取浓汁，趁沸时冲鸡蛋，调入蜂蜜，搅匀顿服。每日3次。（中医验方）

治疗胆、肾结石
金钱草10克，绿茶1克。沸水冲泡，加盖，5分钟后可饮。每日饮服，饮后杯中略留余汁，再泡再饮，直至冲淡为止。（中医验方）

治疗急性胆囊炎、胆石症
金钱草30克，虎杖根15克。上药研成粗末，置保温瓶中，以沸水500毫升冲泡20分钟，代茶饮用。疼痛者加郁金15克。

注意：脾胃虚弱，食少、大便不实者忌用。

保健药膳

利尿饮
配方：金钱草、车前子、鱼腥草、蔄蓄草、鸭跖草各20克，白糖50克。

制作：❶ 将前5味中药洗净，

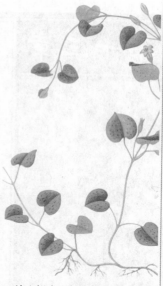

放入锅内，加水3000毫升。
❷ 将锅置武火上烧沸，再用文火煎煮25分钟，用纱布滤过，在药汁内加入白糖，拌匀即成。

功效：清热解毒，利尿消肿。

金钱草粥
配方：鲜金钱草60克，粳米50克，冰糖15克。

制作：❶ 粳米淘洗干净，用冷水浸泡30分钟，捞出，沥干水分。
❷ 金钱草洗净，水煎取汁。
❸ 将粳米倒入药汁中，加水适量，煮成粥，入冰糖拌匀，随意服食。

功效：清热祛湿，利胆退黄。适用于湿热蕴积于肝胆、胆道结石、胁下常痛、厌食油腻等。

第十三章

化痰止咳平喘 常用药

含义

化痰药和止咳平喘药的合称。化痰药多兼止咳、平喘之功，止咳平喘药常兼化痰之效，因此将两者合称为"化痰止咳平喘药"。

分类

化痰药：能祛除或减少痰涎，以治疗"痰证"为主要功效的药物。

止咳平喘药：以减轻或制止咳嗽和喘息为主要功效的药物。

功效

中医论点：化痰药因药性的不同有温燥与凉润之别，分为温化寒痰药与清化热痰药，止咳平喘药适用于外感、内伤所致各种咳嗽和喘息。

现代药理：本类药物主要具有化痰和镇咳平喘作用，有些药物还有镇吐和抑菌消炎等作用。适用于外感、内伤所致各种咳喘痰多、咳嗽气喘、咯痰不爽及因痰所致的惊厥、癫痫、眩晕、中风、瘰疬、瘿瘤、阴疽流注等证。

应用

临证应用本类药物时，除应根据各药的特点加以选择外，还须根据病因、病证不同，针对性选择不同的化痰药及止咳、平喘药，再则应根据治病求本，标本兼顾的原则，灵活配伍：如兼有外感表证者，当配以解表散邪药；兼里热者，应配清热泻火药；兼有里寒者配温里药；虚劳内伤者当配补益药。此外，如癫痫、惊厥、眩晕、昏迷者则当配伍平肝息风、开窍、安神药；瘿瘤、瘰疬、痰核者宜配伍软坚散结药。

禁忌

1.本类药物中有些温燥之性强烈的化痰药，凡痰中带血等有出血倾向者，宜慎用。

2.对麻疹初期有表邪之咳嗽者，宜疏解清宣为主，不宜单投止咳药，以免碍邪而致久咳不已，影响麻疹透发。

化痰药

温化寒痰药，药性多温燥，有温肺祛寒、燥湿化痰之功；清化热痰药，药性多寒凉，以清化热痰为主，部分药物甘味质润，能润燥化痰，或有咸味，能软坚散结。化痰药主要用于痰多咳嗽、咳痰不爽、痰饮眩悸，以及病机上与痰有关的癫痫惊厥、瘿瘤、瘰疬、阴疽流注、中风痰迷等证。

温燥之性的化痰药，不宜于热痰、燥痰证；药性寒凉的化痰药，不宜于寒痰与湿痰证。

半夏

半夏为天南星科多年生草本植物半夏的块茎。又名地文、水玉、三叶半夏等。夏、秋季节采挖，洗净泥土，除去外皮，晒干或烘干。

【产地溯源】

主产于四川、湖北、江苏等地。以四川产者量大、质量好。

【性味归经】

味辛，性温，有毒，归脾、胃、肺经。

【本草语录】

"消心腹胸膈痰热满结，咳嗽上气，心下急痛，坚痞，时气呕逆，消痈肿。"——《名医别录》

"治面上黑气，焙研醋调服。"——《本草纲目》

"以生姜等分制而用之，能消痰涎，开胃健脾，止呕吐，去胸中痰满，下肺气，主咳结。"——《药性论》

功效主治

本品内服燥湿化痰，降逆止呕，消痞散结；外用消肿止痛，主要适用于如下病症：

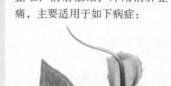

■ **寒痰，湿痰**
常与陈皮、茯苓同用。

■ **各种呕吐症**
胃寒呕吐，常与生姜同用；胃热呕吐，常与黄连、竹茹同用；妊娠呕吐，常与生姜、灶心土同用。

■ **痰湿内阻所致胸脘痞闷**
若属寒热互结，常与黄连、干姜同用；若为痰气互结之梅核气，常与紫苏、厚朴、茯苓、生姜同用。

■ **痈疽发背，无名肿毒，毒蛇咬伤**
以半夏之生品研末调敷或鲜品捣敷。

现代研究

半夏的化学成分包括挥发油、少量脂肪、淀粉、烟碱、黏液质、天门冬氨酸、谷氨酸、精氨酸、β-谷甾醇、胆碱，又包括类似原白头翁素刺激皮肤的物

化痰药

质，具有以下方面的生理作用：

❶ 抑制呕吐中枢，起镇吐作用。

❷ 抑制咳嗽中枢，解除支气管痉挛，并能使支气管分泌物减少。

❸ 降压、解毒、抗早孕等。

❹ 抗肿瘤。

选购要点

以个大、皮净、色白、质坚实、粉性足者为佳。

贮藏方法

置于通风干燥处，防潮，防蛀。

用法用量

煎服，3～9克。内服宜炮制后用。生品外用适量。

注意事项

1. 半夏有毒，内服切不可用生品（生半夏）。
2. 不宜与乌头配伍。
3. 本品性温燥，阴虚燥咳、血证、痰热者慎用。

疗疾验方

治疗暑疟

玉龙丸：制半夏不拘多少，研为细末，生姜自然汁为丸，如梧桐子大。每服30丸，于未发之先以白汤送下。（《海上方》）

治疗痰热咳嗽

小黄丸：制半夏、天南星各30克，黄芩30克半，共研为末，加姜汁浸，蒸饼做成丸，如梧桐子大。每服50～70丸，饭后以姜汤送下。（《本草纲目》）

治疗鸡眼

生半夏10克，研成粉末，敷患处，用胶布固定7日。（中医验方）

治疗眉毛不生

生半夏、芥子各15克，研成细末，用生姜汁调敷眉毛部。每日数次。（中医验方）

治疗眶上神经痛

制半夏、白芷各10克。水煎服，每日2次。（中医验方）

治疗重症妊娠恶阻

清半夏、山药末各30克。先用文火煎半夏45分钟，然后去渣调入山药末，再煎三四沸后调入适量白糖服，每日1剂，亦可随证加减。

保健药膳

薯蓣半夏粥

配方：生山药30克，制半夏30克，白糖适量。

制作：❶ 将制半夏用温水洗5次，去矾味，倒入锅内，置文火上煎熬，取汁2杯；生山药切碎，研成细末，然后将半夏汁倒入山药粉中，拌匀。

❷ 将拌匀的山药粉放入锅中，加水适量，置文火上熬煮3～5分钟即成。

功效：健胃和中，降逆止呕。适用于脾胃虚弱、气逆上冲、呕吐、骨质疏松等症。

半夏粥

配方：制半夏6克，黄芩6克，干姜5克，大枣6枚，炙甘草5克，黄连5克，人参5克，白糖20克，大米100克。

制作：❶ 将前7味药物放入药罐内，加水适量，煎煮20分钟，去渣留汁液。

❷ 将药液放入锅内，大米淘洗干净，放入药汁内，再加清水适量，置武火上煮30分钟，加入白糖即成。

功效：止呕吐，止下痢，消炎。适用于恶心、呕吐、下痢肠炎患者。

栝楼半夏蒸乳鸽

配方：制半夏6克，栝楼10克，薤白10克，乳鸽1只，料酒10克，葱10克，姜5克，盐3克，鸡汤300毫升。

制作：❶ 把制半夏、栝楼、薤白洗净，放入炖杯内，加清水500毫升，在中火上煮沸25分钟，去渣留汁。

❷ 乳鸽宰杀后，去毛桩、内脏和爪；姜拍松，葱切段。

❸ 把乳鸽放入蒸杯内，加入料酒、盐、葱、药汁和鸡汤。

❹ 把乳鸽蒸杯置蒸笼内，用武火大气蒸35分钟即成。

功效：活血化瘀，祛痰通络。适用于痰瘀互阻型冠心病患者。

七物鸡汤

配方：党参15克，制半夏10克，生姜10克，黄连5克，干姜10克，甘草5克，大枣10克，鸡肉500克，料酒10克，葱15克，胡椒粉3克，盐6克，鸡精6克。

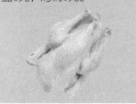

制作：❶ 把前7味药物洗净，放入盆内；鸡肉洗净，切成4厘米的块；葱切段。

❷ 将7味药物用纱布袋装好，扎紧口与鸡肉同放炖锅内，加水适量，放入料酒、葱、胡椒粉，置武火上烧沸，改用文火炖40分钟，再加入盐搅匀即成。

功效：健脾胃，益气血，对胃酸过多、胃功能减退者尤佳。

白芥子

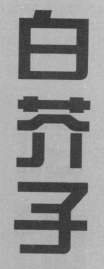

白芥子为十字花科草本植物白芥的种子，又名辣菜子等。夏末秋初果实成熟时采收。晒干后打下种子，生用或炒用。

【产地溯源】

主产于安徽、河南等地。

【性味归经】

味辛，性温。归肺、胃经。

【本草语录】

"利气豁痰，除寒暖中，散肿止痛。治喘嗽反胃，痹木脚气，筋骨腰节诸痛。"——《本草纲目》

"白芥子，味极辛，气温，能搜剔内外痰结及胸膈寒痰，冷涎壅塞者殊效。然而肺经有热，与夫阴虚火炎咳嗽生痰者，法在所忌。"——《本草经疏》

功效主治

本品温肺化痰，利气散结，主要适用于如下病症：

寒痰壅盛

寒痰壅肺，咳嗽气短，痰多清稀，多加苏子、莱菔子等；痰饮停滞胸膈，胸满胁痛，多加甘遂、大戟等。

痰湿阻络，阴疽流注

前者可见肢体麻木，关节肿痛，可与没药、肉桂、马钱子配伍；若为痰湿流注，阴疽肿毒，可与肉桂、炮姜等配伍；肿毒初起，也可单用本品研末，醋调外敷。

现代研究

本品含芥子苷、芥子酶、芥子碱及脂肪酸、氨基酸、生物碱等成分，具有以下方面的生理作用：

❶ 祛痰，助消化。

❷ 抑制真菌。

❸ 芥子苷水解后生成的白芥子油有较强刺激作用，可致皮肤充血、发泡。

❹ 小剂量止呃，大剂量可致呕吐。

❺ 现代临床亦可用于慢性支气管炎、支气管哮喘、百日咳、肺结核、面神经麻痹、小儿口疮、肥胖、近视眼等。

选购要点

以个大、饱满、色白、纯净者为佳。

贮藏方法

置干燥处，密封保存。

用法用量

煎服，3～6克。外用适量，研末调敷。本品曾有"煎汤不宜太熟，熟则力减"之说。现代研究亦认为，沸水能抑制芥子酶的活性，而使芥子苷不能释出，影响疗效。可见本品不宜久煎。

注意事项

1. 肺虚久咳、消化道溃疡、出血者忌用。

2. 内服对胃黏膜亦有刺激作用，过量易致腹痛、腹泻、呕吐等，故用量不宜过大。

3. 外敷能使皮肤起泡，皮肤过敏者不宜使用。

 ## 疗疾验方

治疗风寒型感冒

白芥子末适量，将药填脐内，以热水袋隔衣熨之，取汗。（中医验方）

治疗二便不通

白芥子30克，研末以白酒调成糊状，敷脐，胶布固定。（中医验方）

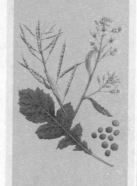

化痰药

治疗腹痛
取白芥子末1.5克，以温开水调成糊状，直接敷于脐上，胶布固定，再将盐炒热，用布包裹，趁热熨于脐上。（中医验方）

治疗腰痛、四肢关节痛
白芥子50克，研末，用凉开水调湿，加醋调成糊状，摊于洁布上，敷盖患处，3小时取下。3～5日敷1次。（中医验方）

治疗支气管哮喘
白芥子、麻黄、吴茱萸各15克，生姜汁适量。先将前3味药共研末，装瓶备用。用时取药末，用姜汁调敷脐孔，以胶布固定，2日换1次，6次为1疗程。（中医验方）

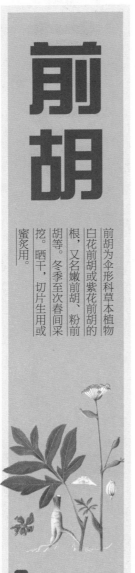

前胡

前胡为伞形科草本植物白花前胡或紫花前胡的根，又名嫩前胡、粉前胡等。冬季至次春间采挖。晒干，切片生用或蜜炙用。

化痰药

【产地溯源】
白花前胡主产于浙江、湖南、四川等地，紫花前胡主产于江西、安徽等地。

【性味归经】
味苦、辛，性微寒。归肺经。

【本草语录】
"清肺热，化痰热，散风邪。"——《本草纲目》
"主疗痰满，胸胁中痞，心腹结气，风头痛，去痰实，下气。治伤寒寒热，推陈致新，明目益精。"——《名医别录》
"其功长于下气，故能治痰热喘嗽，痞膈诸疾，气下则火降，痰亦降矣，为痰气之要药。治伤寒寒热及时气内外俱热。"——《本经逢原》

功效主治
本品降气化痰，宣散风热，主要适用于如下病症：

热痰阻肺，肺气上逆
症见咳嗽、痰黄稠黏、胸闷气急等。常与杏仁、桑白皮、贝母等同用。

湿痰、寒痰所致咳喘痰多
可与半夏、紫菀等温肺化痰、燥湿化痰之品配伍。

外感风热
症见发热、咳嗽，常与牛蒡子、薄荷、桔梗等疏散风热药同用。

外感风寒
症见咳嗽咯痰，宜与羌活、紫苏等发散风寒药配伍。

现代研究
本品含挥发油、前胡素、苷类及微量元素等成分，具有以下方面的生理作用：

❶ 祛痰。
❷ 增加冠脉血流量，抗凝。
❸ 抗溃疡，抗过敏，抗癌。
❹ 消炎，抑菌，镇静，解痉等。

❺ 现代临床亦可用于小儿肺炎、慢性咽炎、菌痢等。

选购要点
以身干、饱满、质嫩而坚、断面黄白色、香气浓者为佳。

贮藏方法
置阴凉干燥处，防霉，防蛀。

用法用量
内服水煎，6～10克。风热咳嗽多痰者多生用，燥邪伤肺之咳嗽宜蜜炙用。

注意事项
阴虚咳喘者忌用。

 疗疾验方

治疗伤风咳嗽
前胡、苏叶、薄荷各9克，金钱草15克。水煎服。（中医验方）

治疗烂疮
野前胡适量。加甜酒捣烂，敷患处。（中医验方）

昆布

昆布为海带科藻类植物海带或翅藻科藻类植物昆布的叶状体。夏、秋二季采捞。晒干，生用。

【产地溯源】

我国山东、辽宁、浙江、福建等沿海地区均有分布。

【性味归经】

味咸，性寒。归肝、肾经。

【本草语录】

"主十二种水肿，瘿瘤聚结气，瘘疮。"——《名医别录》

"利水道，去面肿，治恶疮鼠瘘。"——《药性论》

"主顽痰积聚。"——《本草从新》

"昆布下气，久服瘦人。"——《食疗本草》

功效主治

本品消痰软坚，利水消肿，主要适用于如下病症：

痰滞经络，郁结成块诸证

治瘿瘤，常与海藻相须为用，并配伍消痰散结药以增强疗效；治痰火郁结之瘰疬，常与夏枯草、玄参等清热解毒散结之品同用。

睾丸肿痛

常与橘核、川楝子等疏肝行气散结之品配伍。

水肿、脚气浮肿

常与薏苡仁、泽泻等利水渗湿之品同用。

现代研究

本品含昆布素、藻胶酸、多种氨基酸、多糖类、维生素类、脂肪酸、胡萝卜素及碘等成分，具有以下方面的生理作用：

❶ 降胆固醇，降血糖，降血压。

❷ 增强免疫力，抗肿瘤。

❸ 平喘，镇咳，通便。

❹ 防治缺碘性甲状腺肿。

❺ 抗凝血，止血。

❻ 现代临床还可用于乳腺增生症、冠心病、慢性附件炎等疾病。

选购要点

以身干、整齐、质厚、无杂质、青绿色、无泥沙者为佳。

贮藏方法

置干燥处，防潮。

用法用量

内服水煎，6～12克。

注意事项

脾胃虚寒蕴湿者忌用。

 ### 疗疾验方

治疗瘿气结核，瘰疬肿硬

昆布30克，洗去咸汁，晒干研为末。每取3克，以棉裹好，放醋中浸后取出，口含咽汁，味尽即换。(《本草纲目》)

治疗项下渐肿成瘿

昆布、海藻各等份，共研为末，炼蜜为丸，如杏核大。随时含咽。(《本草纲目》)

治疗甲状腺肿大

昆布、海藻、龙胆草、炒麦芽各15克，夏枯草12克。上药共研细末，每服6克，每日2次，白开水送下。(中医验方)

 ### 保健药膳

昆布炖鹌鹑

配方：昆布300克，鹌鹑2只，料酒10克，姜5克，葱10克，盐2克，鸡精2克，鸡油25克。

制作：❶ 将昆布漂洗干净，切成丝；鹌鹑宰杀后，去毛桩、内脏及爪；姜切片，葱切段。

❷ 将昆布、鹌鹑、料酒、姜、葱同

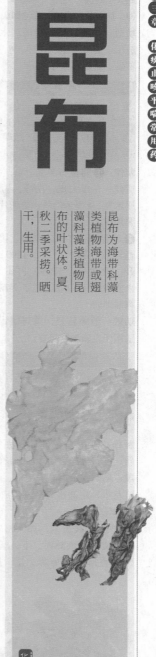

化痰药

放炖锅内，加水1200毫升，置武火上烧沸，再用文火炖30分钟，加入盐、鸡精、鸡油即成。

功效：消痰软坚，泄泻利水。适用于疝气下堕、痈肿、小便不畅、血脂异常等症。

昆布煮冬瓜

配方：昆布300克，冬瓜300克，料酒10克，姜5克，葱10克，盐3克，鸡精2克，鸡油25克。

制作：❶ 将昆布漂洗干净，切成丝；冬瓜去皮，洗净，切2厘米宽、4厘米的块；姜切片，葱切段。

❷ 将昆布、冬瓜、料酒、姜、葱同放炖锅内，加水1200毫升，置武火上烧沸，再用文火煮30分钟，加入盐、鸡精、鸡油即成。

功效：消痰软坚，清热解毒，适用于血脂异常等症。

麦冬昆布煲乌鸡

配方：麦冬15克，昆布100克，乌鸡1只（500克），姜5克，葱10克，盐5克，上汤400毫升，植物油30克。

制作：❶ 把麦冬洗净，去杂质；昆布洗净，切4厘米长的段；乌鸡宰杀后，去毛桩、内脏及爪，用沸水焯透，切成3厘米见方的块。

❷ 炒锅置武火上，加入植物油，烧至六成热时，下入姜、葱爆香，加入乌鸡、盐、昆

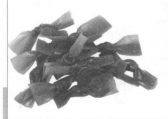

布、麦冬、鸡汤，用文火煲1小时即成。

功效：滋阴补肾，适用于高血压属肾阴亏损者。

昆布炒黑木耳

配方：昆布300克，黑木耳（干品）30克，料酒10克，姜5克，葱10克，盐3克，鸡精2克。

制作：❶ 将昆布洗净，切4厘米长的丝；黑木耳用温水漂泡，洗净，去蒂头，撕成瓣状；姜切片，葱切段。

❷ 将炒锅置武火上，加入植物油，烧至六成热时，下入姜、葱爆香，随即加入昆布、黑木耳，炒熟，加入盐、鸡精即成。

功效：消痰软坚，凉血止血，调节血脂。适用于痔疮、崩漏、血淋、血痢、血脂异常等症。

昆布拌胡萝卜

配方：昆布300克，胡萝卜200克，姜5克，葱10克，醋10克，酱油10克，盐2克，鸡精2克，香油30克。

制作：❶ 将昆布漂洗净，煮熟，切4厘米长的丝；胡萝卜去皮，洗净，切4厘米长的丝；姜切丝，葱切丝。

❷ 将熟昆布丝、胡萝卜丝放入碗内，加入盐、醋、酱油、姜、葱、香油拌匀即成。

功效：消痰软坚，明目健脾，降低血脂。适用于消化不良、久痢、咳嗽、夜盲症等。

昆布煮山药

配方：鲜山药300克，昆布（发好）300克，料酒10克，姜5克，葱10克，盐3克，味精2克，鸡油30克。

制作：❶ 昆布发透，洗净，切成5厘米长的细丝；山药去

皮，切成4厘米长的粗丝；姜切片，葱切段。

❷ 将昆布、山药、料酒、姜、葱同放炖锅内，加水1800毫升，置武火上烧沸，再用文火煮45分钟，加入盐、味精、鸡油即成。

功效：健脾胃，消痰利水。适用于上消型糖尿病患者。

昆布煮芡实

配方：芡实30克，昆布500克，猪胫骨500克，料酒10克，姜5克，葱10克，盐3克，鸡精3克，鸡油30克，胡椒粉3克。

制作：❶ 将昆布发透，洗净，切成丝；芡实去泥沙，洗净；猪胫骨洗净，捶破；姜切片，葱切段。

❷ 将昆布、芡实、猪胫骨、姜、葱同放炖锅内，加入料酒、水2500毫升，置武火上烧沸，再用文火煮45分钟，加入盐、鸡精、鸡油、胡椒粉即成。

功效：补肾固精，消痰软坚，泄泻利水。适用于瘰疬、瘿瘤、疝气下堕、痈肿、小便不畅、骨折、骨质疏松等症。

香油拌昆布

配方：香油25克，大蒜15克，白糖10克，昆布300克，盐3克，鸡精3克。

制作：❶ 将昆布发好，洗去泥沙，切成5厘米长的丝；大蒜去皮，剁成蓉。

❷ 将昆布放入沸水锅内煮熟，捞起，沥干水分，放入拌碗内，加入盐、蒜蓉、鸡精、白糖，拌匀即成。每日1次，佐餐食用。

功效：润肠通便，消痰软坚。适用于便秘、瘰疬、瘿瘤、疝气下堕、痈肿、小便不畅等症。

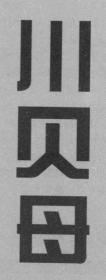

川贝母

川贝母为百合科多年生草本植物川贝母、暗紫贝母、甘肃贝母或梭砂贝母的干燥鳞茎，又名川贝、平贝、冬贝、松贝。夏、秋二季或积雪融化后采挖，除去须根、粗皮和泥沙，晒干或低温干燥。生用。

【产地溯源】

主产于四川、甘肃、青海、云南、西藏等地。

【性味归经】

味苦、甘，性微寒。归肺、心经。

【本草语录】

"疗腹中结实，心下满，洗洗恶风寒，目眩，项直，咳嗽上气，止烦热渴，出汗。"——《名医别录》

"主胸胁逆气，疗时疾黄疸，与连翘同主项下瘤瘿疾。"——《药性论》

"能散心胸郁结之气，治心中气不快、多愁郁者，殊有功。"——《本草别说》

功效主治

本品清热化痰，润肺止咳，散结消肿，主要适用于如下病症：

肺热、肺燥

症见咳嗽、咯痰黄稠等，常与知母同用。

阴虚劳热

症见咳嗽、痰少咽干等，常与沙参、麦冬等同用。

痰热郁结所致瘰疬

常与玄参、牡蛎配伍。

热毒壅结所致疮痈、乳痈

常与蒲公英、天花粉、连翘等同用。

现代研究

本品含多种生物碱及非生物碱成分，具有以下方面的生理作用：

❶ 扩张支气管平滑肌，减少分泌，故有良好的镇咳祛痰作用。

❷ 抑制大肠杆菌及金黄色葡萄球菌等。

❸ 抗溃疡，解痉，降压。

❹ 现代临床还可用于慢性咽炎、扁桃体炎、前列腺肥大、百日咳、胃及十二指肠溃疡等。

选购要点

以质坚实、粉性足、色白者为佳。

贮藏方法

贮于有盖容器内，置于干燥通风处，防潮，防蛀。

用法用量

煎服，3～6克；研末服，1～2克。

注意事项

1. 川贝母反乌头。

2. 寒痰、湿痰者不宜用。

 疗疾验方

治疗哮喘

二母丸：川贝母、知母各60克，百药煎30克。共研细末，将乌梅肉蒸熟捣烂和之为丸，如梧桐子大。每服30丸，临卧或饭后用连皮姜汤送下。(《寿世保元》)

治疗乳汁不下

二母散：贝母、知母、牡蛎粉各等份，共研细末。每服6克，猪蹄汤调服。(《本草纲目》)

治疗乳头皲裂

川贝母10克，黑芝麻、白芝麻各20克。炒黄研细末，以香油调成糊状，外涂患处。(中医验方)

治疗百日咳

川贝母15克，甘草（半生半

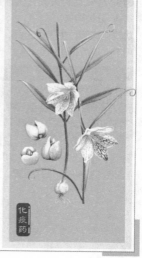

化痰药

中医入门一看就懂

炙）6克，共研为末，加红糖调成丸，如芡子大。每次以米汤化服1丸。（《本草纲目》）

治疗疟疾
白雪丹：川贝母180克，生半夏120克。研末，铜锅内微火炒至嫩黄色。每服0.45克，生姜汁二三匙调和，隔水炖热，于疟疾未发时先服1次，重者再服1次。（《良方合璧》）

治疗吐血、鼻衄不止
川贝母（炮过）研为细末。每服6克，温浆水送下。（《本草纲目》）

 保健药膳

川贝炖雪梨
配方：川贝母5克，雪梨2个，糯米50克，陈皮5克，冬瓜30克。

制作：❶ 把川贝母打成细粉；雪梨去皮，切块；糯米淘洗干净；陈皮洗净切丝；冬瓜洗净，切4厘米长的块。
❷ 把冬瓜、陈皮、雪梨放入蒸碗底部，把糯米放在上面，加水淹过糯米。
❸ 把蒸碗置武火大气蒸笼内蒸50分钟即成。

功效：润肺，生津，止渴，适用于上消型糖尿病患者。

丹参川贝炖鸡
配方：川贝母10克，丹参10克，鸡肉200克，冬菇20克，料酒10克，盐3克，葱10克，姜5克，上汤400毫升。

制作：❶ 把鸡肉洗净，切成4厘米见方块；冬菇润透，洗净，切成两瓣；丹参润透，切成3厘米长的段；姜拍松，葱切段。
❷ 把鸡肉、丹参、川贝母、冬菇、料酒、盐、姜、葱放入锅内，加入上汤，用武火烧沸，再用文火炖1小时即成。

功效：活血通阳，止咳化痰。适用于痰瘀互阻型冠心病患者。

川贝鱼翅
配方：川贝母10克，鱼翅50克，大枣10枚，杏仁10克，姜5克，葱10克，盐5克，料酒10克，菜胆50克，鸡汤500毫升。

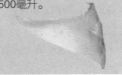

制作：❶ 把川贝母打粉；杏仁去皮、尖，打粉；大枣去核；鱼翅发透，撕条；姜切片，葱切花；菜胆洗净，切成4厘米长的段。
❷ 把鱼翅、料酒、葱、姜、川贝粉、杏仁粉、大枣放入炖杯内，加入鸡汤，再加入菜胆。
❸ 把炖杯置武火上烧沸，再用文火煮35分钟即成。

功效：祛痰止咳，润肺化饮，适用于肺心病身体虚弱者。

川贝沙参炖心肺
配方：川贝母10克，沙参20克，猪心、猪肺各1具，白萝卜100克，料酒10克，盐3克，味精2克，姜3克，葱6克，鸡油25克。

制作：❶ 将沙参润透，切成3厘米长的段；川贝母洗净，去杂质；猪心洗净，切成薄片；猪肺用水反复冲洗干净，切成2厘米宽、4厘米长的块；白萝卜洗净，去皮，切成块状；姜拍松，葱切段。
❷ 将川贝母、沙参、白萝卜、猪心、猪肺、姜、葱、料酒同放炖锅内，加清水2800毫升，置武火上烧沸，再用文火炖35分钟，加入盐、味精、鸡油，搅匀即成。

功效：润肺止咳，适用于肺心病咳喘患者。

川贝杏仁燕窝
配方：川贝母10克，杏仁10克，燕窝10克，冰糖15克。

制作：❶ 把川贝母、杏仁打粉；燕窝发透，用镊子除去燕毛；冰糖打碎。
❷ 把燕窝、川贝母、杏仁、冰糖同放炖杯内，加清水100毫升。
❸ 把炖杯置中火上烧沸，再用文火炖50分钟即成。

功效：滋阴润肺，祛痰止咳，适用于肺心病咳嗽患者。

附 **浙贝母**

浙贝母

浙贝母为百合科多年生草本植物浙贝母的鳞茎，主产于浙江宁波地区，江苏、安徽、湖南亦产，多系栽培。苦，寒，入肺、心经。功效清热化痰，散结解毒，用于风热或痰火咳嗽、瘰疬结核、疮痈肿毒、乳痈、肺痈等症。煎服6～10克，研末冲服每次1～2克。本品反乌头。

海藻

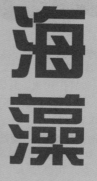

海藻为马尾藻科植物海蒿子或羊栖菜的干燥藻体，前者习称「大叶海藻」，后者习称「小叶海藻」，又名落首、海萝等。夏、秋二季采捞，除去杂质，洗净，切段晒干。生用。

【产地溯源】

主产于辽宁、山东、福建、浙江、广东等沿海地区。

【性味归经】

味咸，性寒。归肝、肾经。

【本草语录】

"主瘿瘤气，颈下核，破散结气，痈肿，癥瘕坚气，腹中上下鸣，下十二水肿。"——《神农本草经》

"疗疝气下坠疼痛，核肿。"——《药性论》

功效主治

本品性能、功效均与昆布类似，可消痰软坚，利水消肿，主要适用于如下病症：

瘰疬、瘿瘤

可与夏枯草、玄参等配伍。

脚气浮肿、水肿

常与茯苓、车前子等配伍，以利水渗湿。

睾丸肿痛

可与橘核、昆布、川楝子等疏肝行气、解郁散结之品同用。

现代研究

本品含藻胶酸、甘露醇、碘及多糖等成分，具有以下方面的生理作用：

❶ 抑制病毒、杆菌及真菌等。

❷ 抗凝，外用可止血。

❸ 抗甲状腺肿，抑制甲状腺功能亢进和基础代谢率增高。

❹ 降血脂，降血压。

❺ 抗肿瘤。

❻ 海藻及其制剂现代还用于治疗单纯性肥胖、颈淋巴结结核、甲状腺良性肿瘤等。

选购要点

以干燥、色黑褐、盐霜少、枝嫩、无泥沙等杂质者为佳。

贮藏方法

置干燥处，防潮。

用法用量

煎服，10～15克。

注意事项

1. 海藻反甘草。

2. 气虚、阴虚、脾胃虚寒者忌用。

 疗疾验方

治疗项下瘰疬

海藻酒：用海藻500克，装薄布袋中，以清酒2升浸泡，春季浸3日。每服20毫升，每日3次。药渣晒干，研为末，每服1匙。连服几剂，即消瘰疬。(《本草纲目》)

治疗蛇盘瘰疬，头项交接

海藻(荞面炒)、白僵蚕(炒)各等份，共研为末，加白梅汤调成丸，如梧桐子大。每服60丸，米汤送下。(《本草纲目》)

治疗水肿、睾丸肿痛等

海藻15克，水煎服，1日2次，或用海藻晒干研末为丸，每服5克，1日2次。(中医验方)

防治高血压、动脉硬化

海藻适量，水煎服。(中医验方)

治疗疝气

海藻30克，炒橘核12克，小茴香10克，水煎或制丸服。又方：海藻、海带各15克，小茴香30克，水煎服。(中医验方)

治疗淋巴结结核

海藻、生牡蛎各30克，玄参15克，夏枯草10克；或海藻、夏枯草、香附、浙贝母各10克，水煎服。(中医验方)

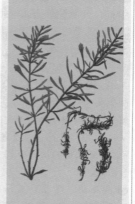

化痰药

中医入门一看就懂

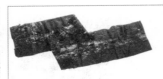

治疗甲状腺肿

海藻、昆布各15克，黄药子、柴胡各10克，夏枯草18克，生牡蛎30克，水煎服。（中医验方）

辅助治疗食道癌、直肠癌

海藻、黄药子各30克，水蛭6克，共研细末。每次6克，每日两次，料酒冲服。（中医验方）

 保健药膳

海藻粥

配方：海藻30克，大米100克。

制作：❶ 将海藻洗净，去泥沙。

❷ 大米淘洗干净，放入锅内，加入海藻，加水800毫升，置武火上烧沸，再用文火煮35分钟即成。

功效：软坚消痰，利水降压。适用于痰多咳嗽、肠胃不和、暑月吐泻、小便不畅、烦渴等症。

海藻煮冬瓜

配方：海藻30克，冬瓜300克，料酒10克，姜5克，葱10克盐3克，鸡精3克，鸡油30克。

制作：❶ 海藻洗净，去泥沙；冬瓜去皮，洗净，切2厘米宽、4厘米长的块；姜切片，葱切段。

❷ 将海藻、冬瓜、姜、葱、料酒同放锅内，加水1200毫升，置武火上烧沸，再用文火煮30分钟，加入盐、鸡精、鸡油即成。

功效：软坚消痰，利水降压，清热解毒，适用于慢性胃炎、肾炎、小便不利、中暑高烧昏迷等症。

淡菜海藻豆芽汤

配方：淡菜50克，海藻50克，黄豆芽200克，姜5克，葱10克，盐5克，植物油50克。

制作：❶ 淡菜洗净；海藻洗净；黄豆芽洗净，去须根；姜切片，葱切段。

❷ 把炒锅置武火上，加入植物油，烧至六成热时，加入姜、葱爆香，加清水1000毫升，用武火烧沸，文火煮45分钟即成。

功效：滋阴补肾，降低血压。适用于高血压属阴阳两虚者。

海藻浸酒

配方：海藻、赤茯苓、防风、独活、制附子、白术各90克，鬼箭羽、当归各60克，大黄（醋炒）120克，白酒3000毫升。

制作：❶ 将前9味捣碎，入布袋，置容器中，加入白酒，密封。

❷ 浸泡5～7日后，过滤去渣即成。

功效：补脾肾，祛风湿，活血散结，理气消肿，适用于风湿等症。

海鲜炖黑豆

配方：海藻50克，海带50克，海参50克，黑豆200克，盐5克。

制作：❶ 把海藻洗净；海带切丝；海参发透，顺切长条藻片；黑豆洗净，去泥沙。

❷ 把海藻、海带、海参、黑豆共置炖锅内，加入清水1000毫升。

❸ 把炖锅置武火上烧沸，再

用文火炖90分钟，加盐即可。

功效：补气血，降血压，为高血压患者常食菜肴。

百合海藻汤

配方：百合50克，海藻30克，海带15克，葱、姜丝适量，盐、味精各少许。

制作：❶ 百合用温水浸泡回软后，洗净切片；海藻用温水浸泡后洗净，用手撕成碎块。

❷ 海带洗净，入笼屉内用武火蒸约30分钟，再捞出放入水中浸泡4小时，洗净，切成小碎片。

❸ 锅内加入清水适量，倒入百合、海藻、海带，用武火烧沸，撇去浮沫，再改用文火煮30分钟，加盐、味精、葱、姜丝调味即成。

功效：清热解毒，明目，养颜，祛痘。

参藻乌鸡汤

配方：乌鸡肉450克，水发海参150克，海藻100克，猴头菇50克，绿豆100克，蜜枣4枚，香油、盐各适量。

制作：❶ 乌鸡宰杀干净后，斩成大块；海参洗净，切成中块，连同乌鸡肉一同用开水烫煮一下，漂洗干净。

❷ 猴头菇、海藻、绿豆、蜜枣分别用温水洗净。

❸ 煲内倒入3000毫升清水，烧至水开，将以上用料放入，至煲内水再开后用小火煲3小时即可。

❹ 煲好后，去除药渣，加入适量香油、盐即可服用。

功效：疏风清热，可疏通脑部血液、松弛肌肉、缓解压力，并可镇痛止疼。

注意：脾胃虚弱、腹泻患者不宜服用。

止咳平喘药

　　止咳平喘药，多为辛宣苦降之品，分别具有宣肺祛痰、润肺止咳、降气平喘等功效，主要用于外感内伤，肺失宣降，症见气喘咳嗽、呼吸困难的病症。

　　咳喘之证，有外感内伤之别，寒热虚实之异，病情复杂多变，临证时应审证求因，随证选用与配伍相应的药物。个别麻醉镇咳定喘药，因易成瘾，易恋邪，用之宜慎。

苦杏仁

苦杏仁为蔷薇科落叶小乔木杏或山杏等味苦的干燥种子，又名杏子、山杏仁、北杏仁、光杏仁、杏核仁、杏梅仁、木落子。夏季果实成熟时采摘，除去果肉及核壳，取种仁，晾干。生用或炒用，用时捣碎。

【产地溯源】

　　主产于我国东北、华北、西北以及长江流域。

【性味归经】

　　味苦，性微温。有小毒。归肺、大肠经。

【本草语录】

　　"止咳嗽，消痰润肺，润肠胃，消面粉积，下气。"——《滇南本草》

　　"主咳逆上气，雷鸣，喉痹，下气，产乳，金疮，寒心，奔豚。"——《神农本草经》

　　"除肺热，治上焦风燥，利胸膈气逆，润大肠气秘。"——《珍珠囊》

功效主治

本品止咳平喘，润肠通便，主要适用于如下病症：

各种原因引起的咳嗽

治风热咳嗽，多与菊花、桑叶同用；治风寒咳嗽，多与麻黄、甘草同用；治肺热咳嗽，多与石膏等同用；治燥热咳嗽，多与贝母、桑叶、沙参同用。

肠燥便秘

多与柏子仁、郁李仁等同用。

现代研究

本品主含苦杏仁苷、脂肪油、多种氨基酸及蛋白质成分，具有以下方面的生理作用：

❶ 苦杏仁在消化道可被胃酸或苦杏仁酶分解，生成少量氢氰酸，能抑制咳嗽中枢而起镇咳作用，但过量可导致死亡。

❷ 苦杏仁油可以抑制蛔虫、钩虫以及伤寒杆菌、副伤寒杆菌。

❸ 润滑通便、止痒等。

❹ 抗肿瘤。

选购要点

以颗粒均匀、饱满肥厚、味苦、不发油者为佳。

贮藏方法

贮于有盖容器内，防蛀，防泛油。

用法用量

煎服，4.5～9克。宜打碎入煎。苦杏仁炒用，可去小

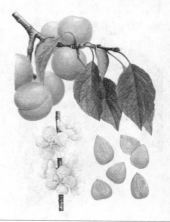

止咳平喘药

毒。制霜后（去油脂），无滑肠作用，且可破坏酶活性，便于贮存。

注意事项

1. 苦杏仁有小毒，内服用量不宜过大，否则容易引起中毒，成人服60克便可能致死。
2. 婴幼儿慎用。

 疗疾验方

治疗支气管炎
苦杏仁10克，大鸭梨1个，冰糖少许。先将苦杏仁去皮尖，打碎。鸭梨去核，切块，加适量水同煎。待熟入冰糖令溶，代茶饮用，不拘时。

治疗受寒所致咳嗽气喘
苦杏仁9克，麻黄3克，甘草6克。水煎服，每日1剂，分2次服。（中医验方）

治疗脓疱疮
苦杏仁（去皮、尖）60克，烧炭后研末，加香油调成稀糊，涂患处，每日2次。（中医验方）

治疗足癣
苦杏仁100克，陈醋300毫升。浓煎为150毫升。用药之前，将患处用温水洗净晾干，再涂药，每日3次。（中医验方）

治疗阴痒
苦杏仁100克，香油450毫升，桑叶150克。将苦杏仁炒干研成粉末，用香油调成稀糊状。用时先以桑叶加水煎冲洗外阴，阴道冲洗后用杏仁油涂搽，每日1次。或用带线棉球蘸杏仁油塞入阴道，24小时后取出，连用7日。忌食葱、姜、辣椒等刺激性食物。（中医验方）

桑白皮

桑白皮为桑科落叶小乔木桑树的根皮，又名桑皮、桑根白皮、桑根皮等。秋末叶落至次春发芽前采收。切丝生用或蜜炙用。

止咳平喘药

【**产地溯源**】
主产于安徽、河南、浙江等地。

【**性味归经**】
味甘，性寒。归肺经。

【**本草语录**】
"去肺中水气，唾血，热渴，水肿，腹满，胪胀，利水道，去寸白。"——《名医别录》
"治肺气喘满，水气浮肿。"——《药性论》

功效主治
本品泻肺平喘，利水消肿，主要适用于如下病症：

肺热喘咳
常与黄芩、地骨皮等同用。

痰热阻肺，喘息胸闷
宜与杏仁、葶苈子、栝楼等化痰、行气、止咳平喘之品同用。

咳喘痰鸣兼有风寒表证
宜与麻黄、杏仁、苏子等解表散寒、宣肺平喘药同用。

水肿
症见面目肌肤浮肿、上气喘急、小便不利等，常与茯苓、大腹皮等利水消肿药配伍。

现代研究
本品含多种黄酮衍生物、东莨菪素、挥发油、谷甾醇、果胶、软脂酸等成分，具有以下方面的生理作用：

❶ 利尿和导泻。
❷ 降压。
❸ 镇静，镇痛，安定，降温。
❹ 抗惊厥，抑菌，抗癌。
❺ 现代临床可用于支气管扩张、肺炎、糖尿病、慢性肾炎合并胸腔积液、鼻衄等。

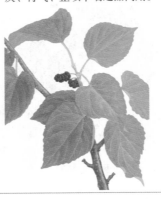

选购要点

以无栓皮、色白、皮肉厚、质柔韧、嚼之有黏性可成丝团者为佳。

贮藏方法

置通风干燥处，防潮，防蛀。

用法用量

煎服，5～15克。利水及清肺平喘宜生用；肺虚咳喘宜蜜炙用。

注意事项

1. 风寒咳嗽和水肿属寒者不宜用。
2. 小便清长频数者忌用。

疗疾验方

治疗哮喘

桑白皮、苦杏仁各15克，猪肺250克。先将猪肺切片，挤洗干净，与桑白皮、杏仁加水同炖至烂熟。饮汤食猪肺。（中医验方）

治疗流行性乙型脑炎

桑白皮15克，赤小豆50克。上药水煎，代茶饮。（中医验方）

治疗肾炎

桑白皮、桑葚、糯米各150克。将桑白皮切碎，以水2000毫升，煮汁1000毫升，入桑葚再煮，取500毫升，与糯米同酿酒。适量饮用。（《普济本事方》）

保健药膳

米花桑白皮

配方：桑白皮30克，糯米花50克。

制作：❶ 把糯米花放入烧杯内，加水300毫升；桑白皮洗净，也放入烧杯内。

❷ 把烧杯置武火上烧沸，再用文火煎煮25分钟即成。

功效：清肺止渴，适合上下消型糖尿病患者多尿期饮用。

【产地溯源】

主产于广东、江苏、浙江等地。

【性味归经】

味苦，性微寒。归肺、胃经。

【本草语录】

"和胃降气，清热解暑毒，疗脚气。"——《本草纲目》
"主咳逆不下食。"——《新修本草》
"治肺气热嗽及肺风疮，胸、面上疮。"——《食疗本草》

功效主治

本品清肺化痰止咳，降逆止呕，主要适用于如下病症：

各种咳喘

治肺热咳喘，多与桑叶、前胡等同用；治燥热咳喘，多与知母、沙参、桑白皮等同用；治肺虚久咳，多与阿胶、百合等养阴润肺药同用。

胃热呕吐

胃热口渴，呕哕，多与橘皮、竹茹等同用；湿热中阻之呕吐者，可与黄连等清热燥湿类药配伍；中寒呃逆者，宜与生姜、陈皮等温胃散寒药同用。

现代研究

本品主含皂苷、熊果酸、

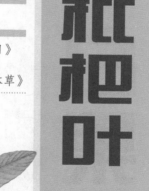

枇杷叶

枇杷叶为蔷薇科常绿小乔木枇杷的干燥叶，又名杷叶、巴叶、苏杷叶、广杷叶、芦橘叶、无忧扇。全年均可采收，晒干，刷去绒毛，切丝。生用，或蜜炙用。

止咳平喘药

苦杏仁苷、鞣质、维生素、山梨醇、挥发油等成分，有止咳平喘、祛痰等作用，具有以下方面的生理作用：

❶ 止咳，平喘，祛痰。

❷ 对革兰氏阳性球菌有抑制作用。

❸ 消炎，降血糖。

❹ 现代临床可用于百日咳、慢性支气管炎、痤疮、酒渣鼻等。

选购要点
以叶大、色灰绿、不破碎者为佳。

贮藏方法
贮于有盖容器内，防潮，防蛀。

用法用量
煎服，5～10克。止咳宜炙用；止呕宜生用。枇杷叶蜜炙之后，可以增强润肺止咳的作用。

注意事项
枇杷叶清泄苦降，故寒咳及胃寒呕逆者慎用。

疗疾验方

治疗粉刺
枇杷叶240克，黄芩120克，甘草30克，天花粉120克，共研为细末。每服用4.5克，饭后睡前用茶汤送下。忌食酒、煎炒等食品。（中医验方）

治疗酒渣鼻
枇杷叶去毛，焙后研末。每次3～6克，用茶送服，每日2次。（中医验方）

治疗痘疮溃烂
枇杷叶500克，煎汤，药液洗患处。每日数次。（中医验方）

治疗上呼吸道感染之感冒咳嗽
枇杷叶、车前子、甘草各500克，南天竹400克。加水6000毫升，煎取2000毫升。每次15毫升，小儿每次3～5毫升，每日3次。（中医验方）

治疗痤疮
枇杷叶、桑白皮、黄柏各9克，黄连、人参、甘草各6克，水煎服。每次20毫升，每日2次。（中医验方）

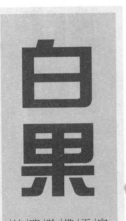

白果

止咳平喘药

白果为银杏科落叶大乔木银杏的干燥成熟种子，学名银杏，又名佛指甲。秋季种子成熟时采收，除去肉质外种皮，洗净，稍蒸或略煮后烘干。除去硬壳，生用或炒用，用时捣碎。

【产地溯源】
主产于广西、四川、河南等地。

【性味归经】
味甘、苦、涩，性平，有毒，归肺经。

【本草语录】
"清肺胃浊气，化痰定喘，止咳。"——《医学入门》

"熟食温肺益气，定喘嗽，缩小便，止白浊。生食降痰，消毒杀虫。"——《本草纲目》

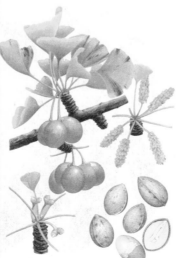

功效主治
本品敛肺定喘，止带缩尿，主要适用于如下病症：

咳喘痰多
可与麻黄、甘草等合用；若发热痰黄者，可加黄芩、桑白皮等药物治疗。

带下量多，小便白浊
带下清稀，可与莲子、芡实等合用；带下色黄，可与黄柏、车前子等合用。

小便频数，遗尿
多与熟地、山茱萸、覆盆子等同用。

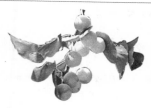

现代研究

本品含蛋白质、脂肪、淀粉、氰苷、维生素及多种氨基酸，具有以下方面的生理作用：

❶ 祛痰，平喘。

❷ 对多种革兰氏阴性菌及革兰氏阳性菌有抑制作用。

❸ 抗癌。

选购要点

以粒大、壳色黄白、种仁饱满、断面色淡黄者为佳。

贮藏方法

贮于有盖容器中，置于通风干燥处，防潮，防蛀。

用法用量

捣碎煎服，4.5～9克。炒用可降低其毒性，故宜炒用。

注意事项

本品有毒（含银杏毒），若服用过量，轻者出现消化道症状，重者致呼吸麻痹而死亡，故不可过量。小儿慎用。

 疗疾验方

治疗哮喘痰嗽

鸭掌散：白果5颗，麻黄7.5克，炙甘草6克。加水一杯半，煎取八分，临睡前服。《本草纲目》

治疗赤白带下

白果、莲肉、糯米各15克，胡椒4.5克。共研为末，以乌骨鸡1只，去肠填药，瓦器煮烂，空腹服下。《本草纲目》

治疗遗尿

白果煨熟后，去皮、心。每岁服1颗，最多不超过20颗。每晚1次，10日为1疗程。（中医验方）

治疗神经性头痛

带壳生白果60克，捣裂放入砂锅里，加水500毫升，文火煎至300毫升，取药液于1日内分2次服完。1剂可连煎3次，服3日。（中医验方）

治疗手足皲裂

将生白果嚼烂，每夜涂搽患处。《本草纲目》

治疗虫牙

取生白果每餐饭后嚼1～2个，有效。《本草纲目》

 保健药膳

白果绿豆煮猪肺

配方：白果15克，绿豆50克，猪肺1具，料酒10克，姜5克，葱10克，盐5克，上汤1500毫升。

制作：❶ 白果去壳及心；绿豆洗净去杂质；猪肺洗净，切成4厘米见方的小块；姜拍松，葱切段。

❷ 把猪肺放入炖锅内，加入上汤1500毫升，放入料酒、姜、葱、盐、白果、绿豆。

❸ 把炖锅置武火上烧沸，打去浮沫，再用文火煮1小时即成。

功效：敛肺气，定痰喘，化水饮，适用于肺心病饮邪恋肺患者。

白果炒鸡蛋

配方：白果15克，鸡蛋2个，盐3克，味精3克，植物油50克。

制作：❶ 将白果去壳，用温水浸泡一夜，捞起，除去白果心（因白果心含有毒物质），剁成细末。

❷ 鸡蛋打入碗内，放入白果末、味精、盐，搅匀。

❸ 将炒锅置武火上，下入植物油，烧至六成热时，改用中火，然后用筷子边搅动鸡蛋边徐徐往锅内倒入蛋液，待一面煎黄后，翻转过来，再将另一面煎黄即成。

功效：敛肺气，止带浊。适用于高血压、哮喘、痰嗽、白带、白浊、遗精、淋病、小便频数等症。

白果莲子羹

配方：白果30克，干莲子300克，京糕25克，桂花1克，碱2克，盐2克。

制作：❶ 在锅内放入碱，加开水少许，将莲子、白果倒入锅内，白果去心，用刷子将莲子刷净，见亮光为止，接着用清水冲洗2～3次，倒入碗中，加开水以淹过莲子、白果为宜，上屉蒸50分钟左右，取出后，再用开水冲洗2次，放凉后放入冰箱待用。

❷ 把炖锅置武火上，注入清水750克，水开后，放入盐；将莲子、白果倒入海碗；将京糕切成小丁，撒在莲子、白果上，加入桂花，再把盐水倒入海碗内即成。

功效：清心安神，降低血糖。适用于各型糖尿病患者。

附 银杏叶

银杏叶

银杏叶为银杏树的叶，性味苦、涩，平。功能敛肺平喘，活血止痛，用治肺虚咳喘，以及高血压、血脂异常、冠心病心绞痛、脑血管痉挛等。煎服，5～10克；或制成片剂。

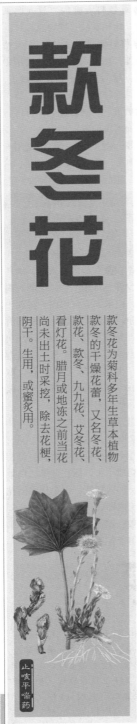

款冬花

款冬花为菊科多年生草本植物款冬的干燥花蕾，又名冬花、款花、款冬、九九花、艾冬花、看灯花。腊月或地冻之前当花尚未出土时采挖，除去花梗及泥土，阴干。生用，或蜜炙用。

止咳平喘药

功效主治

本品润肺止咳化痰，主要适用于如下病症：

各种咳喘

治寒咳，多与麻黄等同用；治肺热咳喘，多与桑白皮、栝楼同用；治肺气虚咳，多与黄芪、人参同用；治阴虚燥咳，多与麦冬、沙参同用；治喘咳日久、痰中带血，多与百合同用。

肺痈

症见咳吐脓痰，多与薏苡仁、桔梗等同用。

现代研究

本品主含黄酮类、生物碱类、三萜皂苷、挥发油及鞣质等成分，具有以下方面的生理作用：

❶ 止咳，祛痰，平喘。

❷ 升血压，抑制血小板聚集。

❸ 兴奋中枢神经，抑制胃肠平滑肌收缩及解痉。

❹ 款冬花及其制剂现代还用于治疗哮喘、慢性气管炎和慢性骨髓炎等。

选购要点

以朵大，2～3朵并连，色紫红，花梗短少者为佳。

贮藏方法

贮于有盖容器内，置于通风干燥处，防霉，防蛀。

用法用量

煎服，5～10克，外感暴咳宜生用，阴虚久嗽宜蜜炙用。

注意事项

阴虚阳亢、阴伤咯血者慎用。

疗疾验方

治疗痰嗽带血

款冬花、百合各等份，蒸、焙后共研为末，炼蜜为丸，如龙眼大。每天临睡时嚼服1丸，姜汤送下。（《本草纲目》）

治疗口中疳疮

款冬花、黄连各等份，共研为末，以唾液调成小饼子，用蛇床子煎汤漱口后将饼子敷于患处。（《本草纲目》）

治疗久咳不愈

早晨取款冬花一小团，拌蜜少许，放在瓦罐内点燃烧烟，瓦罐盖上留一小孔出烟，以口吸烟咽下。如此5日，至第6日，吃一餐羊肉包子。（《本草纲目》）

治疗慢性骨髓炎

款冬花适量，嚼成糊状，涂于消毒纱布上，敷于患处。每日换药1次，10日为1疗程。（中医验方）

第十四章

安神常用药

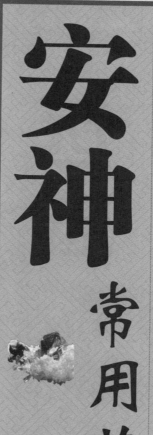

分类

养心安神药：以植物（尤其是植物种子）入药，质润滋养，有养心安神作用。

重镇安神药：以矿石、化石入药，质重沉降，有重镇安神作用。

功效

中医论点：心藏神，肝藏魂。人体神志的变化多与心、肝的功能活动有关，故安神药多入心、肝经，有宁心安神之功效，主治"心主神明"的功能活动受影响而引起的心神不宁之证。

现代药理：本类药物具有镇静、催眠、镇痛、抗惊等作用，与现代医学中的镇静药、抗焦虑药的作用大致相同，适用于心神不宁、惊悸、失眠、健忘、多梦及惊风、癫痫、癫狂等病证。

应用

1.应用本类药物时，应根据引起心神不安的病因病机选择相应的药物，并适当进行配伍。如心火亢盛或邪热内扰的躁动不安、惊悸失眠，应配伍清心降火药；痰热扰心者，应配伍清热、化痰药；肝阳上亢者，当配伍平肝潜阳药；惊风癫狂者，则多配化痰开窍或平肝息风药；阴血亏虚者，当配补血养阴药。

2.本类药物多为治标之品，应注意与消除病因的药物配伍使用。

3.安神药用以治疗失眠时，宜于睡前0.5～1小时服用。

禁忌

本类药物中的矿石类安神药，如做丸、散服，易伤脾胃，故不宜长期服用，并须酌情配伍养胃健脾之品；入煎剂服，应打碎煎、久煎；部分药物有毒性，更须慎用，以防中毒。

养心安神药

养心安神药均为植物药，且以种子、种仁等入药为多，有补益、滋养之长。故能滋养心肝，益阴补血，交通心肾，而收养心安神之功效。主要用于阴血不足，心失所养以及心脾两虚，心肾不交等引发的虚证，如心神不宁，心悸怔忡，虚烦不眠，多梦健忘，遗精盗汗等。

远志

远志为远志科植物远志或卵叶远志的根，又名小草、细草、棘菀等。春季出苗前或秋季地上部分枯萎后采集，除去须根和泥沙，晒干。生用或蜜炙用。

【产地溯源】

主产于河北、陕西、吉林等地。

【性味归经】

味苦、辛，性微温。归心、肾、肺经。

【本草语录】

"主咳逆，伤中，补不足，除邪气，利九窍，益智慧，耳目聪明，不忘，强志倍力。"——《神农本草经》

"凡痰涎沃心，壅塞心窍，致心气实热，为昏愦神呆，语言蹇涩，为睡卧不宁，为恍惚惊怖，为健忘，为梦魇，为小儿客忤，暂以此豁痰利窍，使心气开通，则神魄自宁也。"——《药品化义》

"治心神健忘，安魂魄，令人不迷。"——《药性论》

功效主治

本品宁心安神，祛痰开窍，消散痈肿，主要适用于如下病症：

心血不足、心肾不交

症见惊悸、失眠、健忘等。常与牡蛎、酸枣仁、茯苓、地黄等同用。

咳嗽痰多、稠黏不爽等

常与桔梗、杏仁等同用。

痰迷心窍

症见神昏、精神错乱、癫痫等，常与菖蒲、郁金、天竺黄等同用。

痈疽肿痛

本品无论内服、外敷，均有消散痈肿功效，单用或配伍清热解毒之品均可。

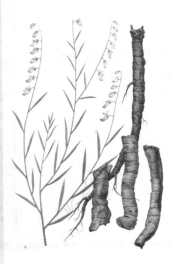

现代研究

本品含皂苷、脂肪油、树脂、生物碱、果糖等成分，具有以下方面的生理作用：

❶ 所含皂苷能刺激胃黏膜，反射性增加支气管分泌而有祛痰作用。

❷ 对痢疾杆菌、伤寒杆菌及结核杆菌均有显著抑制作用。

❸ 改善记忆障碍。

养心安神药

④ 镇静、催眠、抗惊厥、降压、利尿等。

⑤ 兴奋子宫，使已孕或未孕子宫收缩增强，肌张力增加。

选购要点

以皮厚、条粗者为佳。

贮藏方法

置于通风干燥处，防潮，防蛀。

用法用量

煎服，5～10克。治痈疽，单用研末，料酒送服，并外用适量调敷患处。远志用甘草汤浸泡炮制，可降低远志皂苷对胃黏膜的刺激，同时甘草可增强远志豁痰镇咳之效，用蜂蜜炙制可增强其润肺止咳作用。

注意事项

1. 本品易引起恶心，胃溃疡、胃炎患者慎用。

2. 心肾有火，阴虚阳亢者忌服。

疗疾验方

治疗各种痈疽
远志放入淘米水中浸洗，捶去心，研细。每服9克，以温酒一杯调末，澄清片刻，饮汁，药渣外敷患处。(《本草纲目》)

治疗喉痹作痛
远志肉研为末，吹入喉中，以涎出为度。(《本草纲目》)

治疗小便赤浊
远志（甘草水煮过）250克，茯神、益智仁各60克，共研为末，加酒、糊做成丸，如梧桐子大。每服50丸，空腹以

枣汤送服。(《本草纲目》)

治疗胃痛
远志汤：远志（去心）、菖蒲各30克，共研为末。每用6克，水煎去渣服。(《圣济总录》)

治疗健忘症
远志研为末，冲服。(《本草纲目》)

治疗胸痹心痛（气逆膈中，饮食不下）
小草丸：远志、肉桂、干姜、细辛、蜀椒（炒）各90克，附子0.6克（炮），一起捣细，加蜜和成丸，如梧桐子大。每服3丸，米汁送下。1日服3次。如不见效，可稍增加药量。忌食猪肉、冷水、生葱、生菜。(《本草纲目》)

治疗脑风头痛
把远志末吸入鼻中。(《本草纲目》)

治疗吹乳肿痛
远志焙干研细，酒冲服6克。药渣敷患处。(《本草纲目》)

保健药膳

锁阳远志炖乌鸡

配方：远志5克，锁阳20克，煅龙骨12克，煅牡蛎12克，党参25克，金樱子12克，砂仁6克，黄柏6克，生甘草6克，五味子6克，炙黄芪30克，乌鸡1只，料酒10克，盐5克，味精3克，胡椒粉3克，姜5克，葱10克，上汤2800毫升。

制作：❶ 将前11味药物洗净，放入纱布袋内，扎紧口；乌鸡宰杀后，去毛桩、内脏及爪；

姜拍松，葱切段。

❷ 将乌鸡、药包、姜、葱同放炖锅内，加入料酒、上汤，置武火上烧沸，再用文火炖35分钟，加入盐、味精、胡椒粉即成。

功效：滋阴，补肾，止遗精。适用于梦遗、滑精、失眠、头晕等症。

远志还丹酒

配方：远志、石菖蒲、补骨脂、熟地、地骨皮、牛膝各30克，白酒500毫升。

制作：将前6味药物共研细末，置容器中，加入白酒，密封，浸泡5日后即可饮用。每次空腹服10毫升，每日早、午各服1次。

功效：理气活血，聪耳明目，轻身延年，安神益智，适用于老年人五脏不足、精神恍惚、耳聋耳鸣、少寐多梦、食欲不振等症。

定志酒

配方：远志、石菖蒲各40克，人参30克，茯神、柏子仁各20克，朱砂10克，米酒1000毫升。

制作：❶ 将朱砂研成细末，其余药材加工成粗末，同装入细纱布袋，置于容器中，倒入米酒，密封。

❷ 经常晃动，浸泡14日后开封，将药袋绞取汁，混入药酒，过滤去渣，装瓶。每日早、晚各服1次，每次空腹服15毫升。

功效：补益心脾，安神定志，明目，适用于心悸健忘、体倦神疲。

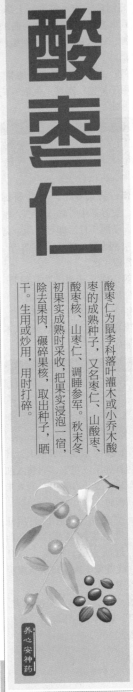

酸枣仁

养心安神药

酸枣仁为鼠李科落叶灌木或小乔木酸枣的成熟种子，又名枣仁、山酸枣、酸枣核、山枣仁、调睡参军。秋末冬初果实成熟时采收，把果实浸泡一宿，除去果肉，碾碎果核，取出种子，晒干。生用或炒用，用时打碎。

【产地溯源】

主产于河北、河南、北京、陕西、山西、山东、辽宁、甘肃等地。

【性味归经】

味甘、酸，性平。归心、肝、胆经。

【本草语录】

"主心腹寒热，邪结气聚，四肢酸痛，湿痹。久服安五脏，轻身延年。"——《神农本草经》

"（主）烦心不得眠……久泄，虚汗烦渴，补中，益肝气，坚筋骨，助阴气，令人肥健。"——《名医别录》

"其仁甘而润，故熟用疗胆虚不得眠，烦渴虚汗之证。"——《本草纲目》

功效主治

本品养心益肝，安神，敛汗，主要适用于如下病症：

失眠、惊悸、怔忡

一般可与当归、何首乌等合用。肝阴不足而虚烦不眠，可与知母、茯苓等合用；心肾不交而虚烦不眠、心悸，可与玄参、柏子仁等合用。

自汗、盗汗

表虚不固，自汗出者，宜与黄芪、白术等益气固表之品配伍；阴虚潮热盗汗者，宜与山茱萸、五味子等养阴敛汗之品配伍。

现代研究

本品含酸枣仁碱以及大量脂肪、蛋白质、维生素C等成分，具有以下方面的生理作用：

❶ 酸枣仁煎剂有镇静、催眠作用，能对抗咖啡因引起的兴奋状态。

❷ 抗心律失常，提高抗缺氧能力。

❸ 降血压，降血脂，防治动脉硬化。

❹ 抗烧伤，减轻烫伤局部的组织水肿。

❺ 镇痛、降温、抗惊厥、兴奋子宫等。

❻ 现代临床可用于神经衰弱、不射精症及半夜子时发病的多种虚证等。

选购要点

以粒大、饱满、有光泽、外皮红棕色、无核壳者为佳。

贮藏方法

贮于有盖容器中，防潮，防蛀。

用法用量

煎服，10～20克。研末吞服，每次1.5～3克。生用偏泻肝胆虚火，安神之力较强；炒用偏于养肝血，用于脾胃虚弱消化不良者。

注意事项

实邪郁火及素有滑泄症者慎服。

 ## 疗疾验方

治疗盗汗

酸枣仁、人参、茯苓各等份，共研细末。每用6克，米汤调服。（《普济方》）

治疗小儿夜啼

酸枣仁10～20克，水煎服（可加适量白糖）。或将酸枣仁研末，每次1.5～3克，睡前服。（中医验方）

治疗失眠

清晨8时前冲泡绿茶15克，8

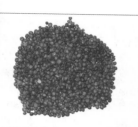

时后忌饮茶水，晚上就寝前冲服酸枣仁粉10克。（中医验方）

治疗不射精症

酸枣仁30克，细茶60克，共研末。以人参须6克煎汤送服6克，每日2次。（中医验方）

治疗神经衰弱

酸枣仁20粒，黄花菜20根。上2味炒至半熟，捣碎研成细末。温水冲服，睡前1次服完，连服10～15日。（中医验方）

治疗胆虚不眠（心多惊悸）

酸枣仁30克炒香，捣为散。每服6克，竹叶汤调下。又方：再加人参30克，朱砂15克，乳香7.5克，炼蜜为丸服。（《本草纲目》）

治疗振悸不眠

酸枣仁汤：酸枣仁400毫升，茯苓、白术、人参、甘草各60克，生姜180克，加水1600毫升，煮取三成。分次服。（《本草纲目》）

治疗虚烦不眠

酸枣仁汤：酸枣仁400毫升，知母、干姜、茯苓、川芎各60克，炙甘草30克，先以水2000毫升煮枣仁，得汁1400毫升，再放入其余各药同煮，最后得汁600毫升。分次服。（《本草纲目》）

治疗骨蒸不眠

酸枣仁30克，加水2碗，研绞取汁，下粳米40毫升煮粥。粥熟后，再下地黄汁20毫升，

煮匀食用。（《本草纲目》）

 保健药膳

酸枣仁炖金龟

配方：酸枣仁（炒）9克，生地20克，黄连6克，当归15克，人参10克，远志6克，茯苓15克，石莲肉10克，金龟1只（300克），甘草3克，料酒8克，姜4克，葱6克，盐4克，味精3克，胡椒粉3克，鸡油25克，上汤1800毫升。

制作：❶ 将以上药物洗净，装入纱布袋内，扎紧口；金龟宰杀后，去头、尾及肠杂，留龟壳及龟板；姜拍松，葱切段。

❷ 将金龟、药包、姜、葱、料酒同放炖锅内，加入鸡油、上汤，置武火上烧沸，再用文火炖35分钟，加入盐、味精、胡椒粉即成。

功效：滋阴，养心，固精。适用于火扰精泄之遗精症。

酸枣仁蒸牛心

配方：酸枣仁20克，牛心400克，料酒10克，盐5克，酱油10克，味精3克，姜5克，葱10克，五香粉5克，白糖15克，香菜30克。

制作：❶ 将酸枣仁炒香，研成细粉；牛心洗净血水，切成4厘米长的薄片；香菜洗净，切2厘米长的段；姜切片，葱切段。

❷ 将牛心片放入碗内，加入酸枣仁粉、姜、葱、料酒、盐、酱油、五香粉、白糖，抓匀，置武火大气蒸笼内，蒸35分钟，停火；取出蒸碗，撒上香菜即成。

功效：养肝，宁心，安神。适用于虚烦不眠、惊悸怔忡、烦

渴虚汗、更年期综合征等。

酸枣仁饮

配方：酸枣仁30克，绿茶60克，白糖30克。

制作：❶ 将酸枣仁炒香与茶叶共研成细末。

❷ 每次饮用时，取6克水泡，加入白糖或不加糖饮用。

功效：宁心，安神，补肾。适用于不射精症患者。

酸枣仁粥

配方：酸枣仁60克，大米400克。

制作：❶ 将酸枣仁炒熟，放入锅内，加水适量煎熬，取其药液。

❷ 将大米淘洗干净，放入锅内，再把药液倒入煎煮，米熟即成。每次食粥一小碗，每日3次。

功效：养阴，补心，安神，适用于心脾两虚的心烦不眠等症。

酸枣仁炒猪舌

配方：酸枣仁15克，猪舌1条，嫩竹笋50克，料酒15克，盐5克，味精3克，姜5克，葱10克，植物油50克。

制作：❶ 将酸枣仁放入锅内炒香，加100毫升清水煎煮10分钟，滤取汁液。

❷ 将猪舌用沸水煮至六成熟捞起，刮去舌苔，切成薄片；竹笋洗净，切成薄片；姜切片，葱切段。

❸ 将炒锅置武火上，下入植物油，烧至六成热时，下入姜、葱爆香，随即下入舌片、药液、竹笋片、料酒、盐、味精，炒熟即成。

功效：养肝，宁心，安神，敛汗。适用于虚烦不眠、惊悸怔忡、烦渴虚汗、更年期综合征等。

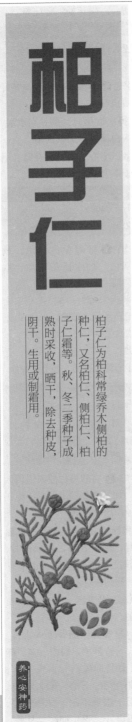

柏子仁

柏子仁为柏科常绿乔木侧柏的种仁，又名柏仁、侧柏仁、柏子仁霜等。秋、冬二季种子成熟时采收，晒干，除去种皮，阴干。生用或制霜用。

养心安神药

主产于山东、河南、河北，陕西、云南、湖北、甘肃等地亦产。

【性味归经】

味甘，性平。归心、肾、大肠经。

【本草语录】

"主惊悸，安五脏，益气，除风湿痹。"——《神农本草经》

"柏子仁性平而不寒不燥，味甘而补，辛而能润，其气清香，能透心肾，益脾胃。"——《本草纲目》

功效主治

本品养心安神，润肠通便，主要适用于如下病症：

阴血不足

症见虚烦失眠、心悸怔忡等，常与酸枣仁、生地等同用。

肠燥便秘

治老人、体虚者之肠燥便秘，常与郁李仁、杏仁等润肠通便药配伍。

现代研究

本品含脂肪油、挥发油、皂苷、植物甾醇、维生素A样物质及蛋白质等成分，具有以下方面的生理作用：

❶ 改善记忆，对损伤所致的记忆障碍有明显改善作用。

❷ 有良好的镇静作用。

❸ 因含大量脂肪油，故有润肠通便作用。

❹ 现代临床可用于病毒性心肌炎恢复期、习惯性流产、斑秃、口舌生疮等。

选购要点

以粒大、饱满、色黄白、油性大而不泛油、无皮壳杂质者为佳。

贮藏方法

置阴凉干燥处，防热，防蛀。

用法用量

煎服，3～9克。外用适量。便溏者制霜用。

注意事项

大便溏泄者不宜生用。

 疗疾验方

治疗老人体虚便秘

通便丸：柏子仁、麻子仁、松仁各等份，同研为末，制丸如梧桐子大。每服20～30丸，饭前服。（《本草衍义》）

治疗斑秃

柏子仁、当归各500克。共研细末，炼蜜为丸如黄豆粒大。每服9克，每日3次，饭后服。（中医验方）

治疗失眠

柏子仁10克，猪心1个。先将猪心用清水洗净血污，再把洗净的柏子仁放入猪心内，二者放入瓷碗中，加少量水上锅隔水蒸至肉熟。加食盐调味，每日分2次食完。（中医验方）

治疗肠风下血

柏子仁14粒。燃破，纱囊贮，以好酒三盏，煎至八成服之，初服反觉加多，再服立止。非饮酒而致斯疾，以艾叶煎汤服之。（《世医得效方》）

治疗劳欲过度所致心血亏损（精神恍惚，怔忡惊悸，健忘遗泄）

柏子养心丸：柏子仁（蒸晒去壳）120克，枸杞子（酒洗晒）90克，麦冬（去心）、当归（酒浸）、石菖蒲（去毛，洗净）、茯神（去皮、心）各30克，玄参、熟地（酒蒸）各60克，甘草（去粗皮）15克。先将柏子仁、熟地蒸过，石器内捣如泥，余药研末和匀，炼蜜为丸，如梧桐子大。每服四五十丸，早晚灯心汤或圆眼汤送下。常服能宁心定志，补肾滋阴。（《体仁汇编》）

治疗盗汗

柏子仁丸：新柏子仁（研）、半夏曲各60克，牡蛎（坩埚内火煅，用醋淬7次，焙）、人参（去芦）、白术、麻黄根（慢火炙，拭去汗）、五味子各30克，净麸15克（慢火炒）。上8味共研为末，枣肉为丸如梧桐子大。空心米饮下三五十丸，日2服。作散调亦可。（《普济本事方》）

 保健药膳

柏子仁蒸羊心

配方：柏子仁20克，羊心400克，料酒10克，酱油10克，盐5克，味精3克，白糖10克，五香粉5克，姜5克，葱10克，香菜30克。

制作：❶ 柏子仁洗净，研成细粉；羊心洗净，切3厘米长的薄片；香菜洗净，切2厘米长的段；姜切片，葱切段。

❷ 将羊心片放入碗内，加入盐、味精、料酒、酱油、白糖、五香粉、姜、葱，抓匀，腌渍35分钟。

❸ 将羊心片放入蒸碗内，加入柏子仁粉，拌匀，置武火大气蒸笼内，蒸35分钟，停火；取出蒸碗，撒上香菜即成。

功效：养心安神，适用于心悸、心烦、失眠、心脏病、更年期综合征等。

柏子仁猪心汤

配方：柏子仁10克，大枣10枚，山药10克，猪心1个，料酒10克，姜5克，葱10克，盐3克，鸡汤500毫升。

制作：❶ 柏子仁洗净；大枣去核；山药切片；猪心洗净，用沸水焯一下，捞起切片；姜拍松，葱切花。

❷ 把猪心片装入碗内，加入料酒、姜、葱、盐，腌渍30分钟。

❸ 把鸡汤放入锅内，置武火上烧沸，放入柏子仁、大枣、山药片，用文火煎煮25分钟，再放入猪心片，煮10分钟即成。

功效：滋补气血，养心安神。适用于心气不足型冠心病患者。

柏子仁蒸子鸡

配方：柏子仁10克，麦冬10克，党参15克，子鸡1只，料酒10克，酱油10克，姜5克，葱10克，盐3克，上汤300毫升。

制作：❶ 把子鸡宰杀后，去毛桩、内脏及爪；麦冬洗净去心；党参切片。

❷ 把鸡放入蒸盆内，加入料酒、酱油、盐、姜、葱、柏子仁、麦冬、党参，再加入上汤300毫升。

❸ 把蒸盆置武火大气蒸笼内，蒸50分钟即成。

功效：滋阴补气，宁心安神。适用于心气不足、阴亏肝郁型冠心病患者。

二仁茯神舌片

配方：柏子仁9克，酸枣仁9克，大枣6枚，茯神6克，猪舌1条，西芹200克，料酒10克，姜5克，葱10克，酱油10克，盐3克，植物油50克。

制作：❶ 把柏子仁、酸枣仁、大枣、茯神洗净；猪舌用沸水焯透，刮去舌的表皮（根部白

色一层）；姜切片，葱切段。

❷ 把猪舌同四味中药放入锅内，加入清水500毫升，用武火烧沸，再用文火煮35分钟，除去药渣，捞起猪舌，沥干水分，把猪舌切成薄片。

❸ 西芹洗净，切成4厘米长的段。

❹ 把炒锅置武火上，加入植物油，烧至六成热时，加入姜、葱爆香，放入猪舌片、料酒、酱油、盐和西芹，炒熟即成。

功效：补心气，宁心神，适用于心律不齐、气虚、失眠、心悸患者。

柏子仁粥

配方：柏子仁25克，粳米100克，蜂蜜15克。

制作：❶ 粳米淘洗干净，用冷水浸泡半小时，捞出，沥干水分。

❷ 将柏子仁拣净，拍碎。

❸ 取锅放入冷水、粳米、柏子仁，先用旺火煮沸，再改用小火熬煮至粥成，调入蜂蜜搅匀，再沸即可。

功效：改善睡眠，增强精力，调经止痛。

柏仁煮花生米

配方：柏子仁30克，花生米500克，盐、葱段、姜片、花椒、桂皮各适量。

制作：❶ 花生米去杂洗净，放入锅内。

❷ 柏子仁拣净，用净布包好，放锅内。

❸ 坐锅，放入柏子仁，加葱段、姜片、花椒、桂皮，再加入适量清水，旺火烧沸后，改为小火焖烧至熟，加入盐再烧片刻即可。

功效：镇静催眠，缓解紧张情绪。

重镇安神药

　　重镇安神药，多为矿石、化石类药物，具有质重沉降之性，服后能重镇安神、平惊定志、平肝潜阳，故有安神宁心等作用。用于心火炽盛、痰火扰心、惊吓等引起的心神不宁、心悸失眠及惊痫、癫狂、肝阳上亢等证。

朱砂

朱砂为硫化汞类矿物辰砂，主含硫化汞，又名丹砂、飞朱砂等。随时开采，采挖后，选取纯净者，用磁铁吸净含铁的杂质，再用水淘去杂石和泥沙，晒干。水飞，研成极细粉末用。

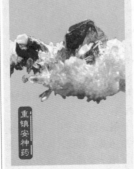

重镇安神药

【产地溯源】
　　主产于贵州、湖南、四川、云南等地。

【性味归经】
　　味甘，性微寒。有毒。归心经。

【本草语录】
　　"养精神，安魂魄，益气明目。"——《神农本草经》
　　"治惊痫，解胎毒痘毒，驱我疟。"——《本草纲目》
　　"泻心经邪热，镇心定惊……解毒，定癫狂。"——《本草从新》

功效主治
　　本品清心镇惊，安神，解毒，主要适用于如下病症：

心神不安，惊悸失眠
治心火亢盛所致的心神不宁、烦躁不眠，多配黄连等，以清心降火；治心血亏虚所致的心神不宁，配当归、地黄等；治阴血亏虚所致的惊悸失眠，配酸枣仁、柏子仁等；治癫痫、癫狂，配磁石、胆南星等。

疮疡肿痛
治一般疮疡，常配雄黄、山慈姑等；治咽喉肿痛、口舌生疮，配冰片、硼砂等。

现代研究
　　本品主要含硫化汞，具有以下方面的生理作用：
❶ 对中枢神经系统有抑制作用，有明显抗惊厥作用。
❷ 有解毒防腐作用。
❸ 外用能抑制或杀灭皮肤细菌和寄生虫。

❹ 可抑制多种酶的活性。
❺ 现代临床可用于治疗口腔炎、精神分裂症、小儿夜啼、面神经炎等。

选购要点
　　以色鲜红、有光泽、体重、质脆者为佳。

贮藏方法
　　置有盖容器内，密封防尘，防潮。

用法用量
　　内服，入丸、散剂或研末冲服，每次0.1～0.5克，还可与茯苓、麦冬等拌制后用，外用适量。

注意事项
1.本品有毒，内服不可过量或持续服用，以防汞中毒。
2.忌火煅，火煅则析出水银，有剧毒。
3.肝肾功能不正常者慎用。

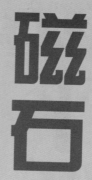

磁石

磁石为天然磁铁矿的矿石，因其能吸引铁，如慈母吸引孩子，故名磁石，又名吸铁石、活磁石、灵磁石、玄石等。原矿物形成于多种内力地质作用，与多种铁镁硅酸盐矿物及石英等氧化物并存。

【产地溯源】

主产于河北、山东、江苏、广东、安徽、福建、四川、云南等地。

【性味归经】

味咸，性寒。入心、肝、肾经。

【本草语录】

"主周痹，风湿，肢节中痛，不可持物……除大热，烦满及耳聋。"——《神农本草经》

"养肾藏，强骨气，益精，除烦，通关节，消痈肿，鼠瘘，颈核，喉痛，小儿惊痫。练水饮之，亦令人有子。"——《名医别录》

"能补男子肾虚风虚，身强，腰中不利，加而用之。"——《药性论》

"治眼昏，筋骨羸弱，补五劳七伤，除烦躁，消肿毒。"——《日华子本草》

"养益肾气，补填精髓，肾虚、耳聋、目昏皆用之。"——《本草衍义》

功效主治

本品镇惊安神，平肝潜阳，纳气平喘，主要适用于如下病症：

神志不安、心慌虚怯、失眠、癫痫等
常与朱砂、远志等同用。

肝肾阴虚、肝阳上亢而致眩晕、耳鸣、耳聋等
常与龙骨、牡蛎、生地、白芍等同用。

用于肾不纳气的虚喘
常与熟地、肉桂、山茱萸、五味子等同用。

现代研究

本品主要含四氧化三铁（Fe_3O_4），其中含氧化亚铁（FeO）31%、三氧化二铁（Fe_2O_3）69%。此外，有少数变种含氧化镁（MgO）和三氧化二铝（Al_2O_3）等，具有以下方面的生理作用：
❶ 镇静，抗惊厥。
❷ 强壮，补血。

选购要点

以色黑、有亮星、吸铁性强者为佳。

贮藏方法

置干燥处。

用法用量

生用或煅用。入煎剂用 10～30 克，应打碎后先煎。用于散剂，每次用 1～3 克。

注意事项

本品性重镇，难以消化，故体虚脾胃弱者慎用，用于丸散剂者，不宜久服。

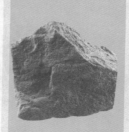

疗疾验方

治疗肾虚、气逆作喘
磁石、赭石各 15 克，核桃仁、熟地、五味子、山药、茯苓各 9 克，水煎服。（中医验方）

治疗耳鸣耳聋
磁石酒：磁石 15 克（捣碎），木通、菖蒲（用淘米水浸 1～2 日，切，焙）各 250 克，用袋盛后，酒 1000 毫升浸，寒天 7 日，暑天 3 日，取饮。（《圣济总录》）

重镇安神药

第十五章

平肝息风

常用药

含义

凡以平肝潜阳、息风止痉为主要作用，主治肝阳上亢或肝风内动病症的药物，均称「平肝息风药」，又称「平肝药」。

分类

平肝潜阳药：以平抑肝阳，治疗肝阳上亢为主的药物。
息风止痉药：以平息肝风止痉为主要作用，主治肝风内动以及痉挛抽搐的药物。

功效

中医论点：本类药物性味多咸、寒或凉，多为介类、昆虫等动物及矿物药，皆入肝经，具有平肝潜阳、息风止痉及镇静安神等功效。
现代药理：本类药物具有降压、镇静、催眠、抗癫痫、抗惊厥等药理作用，适用于头晕头痛、烦躁易怒、痉挛抽搐、癫痫等肝阳上亢或肝风内动所致的各种病证。

应用

应用平肝息风药时，应根据引起肝风内动或肝阳上亢的不同病因、病机和兼证，予以相应的配伍。如治疗肝肾阴虚所致的肝阳上亢，多配伍滋养肝肾之阴的药物，益阴以制阳；肝阳上亢兼肝热者，配清肝泻火药；肝阳上亢兼心悸、失眠者，配镇心安神或养血安神药；肝阳化风致肝风内动，应将息风止痉药与平肝潜阳药并用；热极生风者，配清热泻火药；因阴虚血亏，肝失濡养致筋惕者，配滋阴养血药；兼痰致癫痫者，又当配伍祛痰药。此外，肝风内动若兼窍闭神昏，当配伍开窍药。

禁忌

本类药物性有寒温之异，应注意区别使用。凡药性偏于寒凉者，肝经热盛者用之相宜，脾虚慢惊则不宜用；少数药物性偏于温燥，阴虚血亏者又当忌用。

平肝潜阳药

平肝潜阳药，多为质重之介类或矿石类药物，性味咸寒，具有平肝潜阳以及清肝热、安心神之功效，服后能使肝阳得平、肝火得清。用于肝阳上亢之眩晕目眩、头痛、耳鸣和肝火上攻之面红耳赤、头痛头昏、烦躁易怒等症。另外，常与息风止痉药配伍，治疗肝风内动痉挛抽搐；与安神药配伍，治疗浮阳上扰之烦躁不眠。

石决明

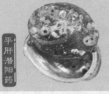

平肝潜阳药

石决明为鲍科动物杂色鲍（光底石决明）、羊鲍、澳洲鲍、耳鲍或白鲍的贝壳。夏、秋二季捕捉。去肉，洗净，除去附着的杂质，晒干。生用或煅用，用时打碎。

【产地溯源】

主产于广东、广西、福建、辽宁、山东等沿海地区。

【性味归经】

味咸，性寒。归肝经。

【本草语录】

"主目障翳痛，青盲，久服益精。"——《名医别录》

"味微咸，性微凉，为凉肝镇肝之要药。肝开窍于目，是以其性善明目。研细水飞作敷药，能除目外障；作丸、散内服，能消目内障。为其能凉肝，兼能镇肝，故善治脑中充血作疼眩晕，因此证多系肝气、肝火挟血上冲也。"——《医学衷中参西录》

功效主治

本品平肝潜阳，清肝明目，主要适用于如下病症：

头晕目眩
属肝阳上亢证，可加生地、牡蛎等治疗；属肝火上炎证，可加夏枯草、钩藤等治疗。

目疾
症见目赤肿痛、视物昏花、目生翳障等。属肝火上炎者，可加夏枯草、菊花等治疗；属风热上扰者，可加蝉蜕、菊花等治疗；属肝血亏虚者，可与熟地、枸杞子等同用。

现代研究

本品含碳酸钙90%以上，有机质约3.67%，尚含少量镁、铁、硅酸盐、磷酸盐、氯化物和极微量的碘，具有以下方面的生理作用：

❶ 镇静作用。

❷ 对金黄色葡萄球菌、大肠杆菌、绿脓杆菌的抑菌效力最强，还能抗流感病毒。

❸ 其酸性提取物有显著的抗凝血作用。

❹ 增强耐缺氧能力。

❺ 中和胃酸，并有保肝作用。

❻ 现代临床可治疗血管神经性头痛、高血压、角膜炎、鼻渊等。

选购要点

以壳厚，内表面彩光明亮，外表面洁净无苔藓、泥沙等杂质者为佳。

贮藏方法

置干燥处，防潮。

用法用量

煎服，3～15克。宜打碎先煎，清肝平肝宜生用，外用于眼疾宜煅用。

注意事项

脾胃虚寒者不宜服用。

 疗疾验方

治疗肝虚目翳
石决明（烧成灰）、木贼（焙）

各等份，共研为末。每取 6 克，与姜、枣同用水煎，连渣服下。每日 3 次。（《本草纲目》）

治疗痘后目翳
石决明火煅，研为末，加谷精草等份，共研细，烤猪肝蘸食。（《本草纲目》）

治疗淋症
石决明去粗皮，研为末，水飞过。每服 6 克，开水送下。每日 2 次。（《本草纲目》）

治疗畏光症
石决明、黄菊花、甘草各 3 克，水煎，冷却后饮服。（《本草纲目》）

治疗雀目（夜盲症）
石决明 30 克（烧存性）、苍术 90 克（去皮），共研为末。每取 9 克，放入切开的猪肝中，扎定，加水煎熟，趁热熏目，待转温后，食肝饮汁。（《本草纲目》）

牡蛎

牡蛎为牡蛎科软体动物长牡蛎、大连湾牡蛎或近江牡蛎等的贝壳，又名牡蛤、蛎蛤、古贲等。全年均可采收。去肉，洗净，晒干。生用或煅用，用时打碎。

平肝潜阳药

【产地溯源】
主产于广东、福建、山东等地。

【性味归经】
味咸、涩，性微寒。归肝、胆、肾经。

【本草语录】
"化痰软坚，清热除湿，止心脾气痛，痢下赤白浊，消疝瘕积块，瘰疾结核。"——《本草纲目》

"止汗，心痛气结，止渴，除老血，涩大小肠，止大小便，治泄精、喉痹、咳嗽、心胁下痞热。"——《名医别录》

"捣为粉，粉身，止大人小儿盗汗；和麻黄根、蛇床子、干姜为粉，去阴汗。"——《本草拾遗》

"牡蛎入足少阴，咸为软坚之剂，以柴胡引之，故能去胁下之硬；以茶引之，能消结核；以大黄引之，能除股间肿；以地黄为之使，能益精收涩，止小便。本肾经血分之药也。"——《汤液本草》

功效主治
本品平肝潜阳，软坚散结，收敛固涩，主要适用于如下病症：

肝肾阴虚，肝阳上亢
症见头晕、目眩、耳鸣、烦躁易怒、心悸失眠等，宜与龟板、龙骨等滋阴潜阳之品配伍。

热盛阴伤，虚风内动
症见虚烦脉弱，手足抽搐等。常与生地、鳖甲等滋阴药物配伍。

体虚
症见自汗、遗精、带下等，常与龙骨等同用。

瘰疬、瘿瘤等
常与玄参、贝母等同用。

现代研究
本品主含碳酸钙、磷酸钙、硫酸钙及少量镁、铁、钾、钠等微量元素，具有以下方面的生理作用：

❶ 镇静、解热、镇痛及收敛等。

❷ 抗菌、抗病毒，对脊髓灰质炎病毒和流感病毒有抑制作用。

❸ 抗酸，防止溃疡发生，促进溃疡愈合。

❹ 延长凝血时间，降低血清总胆固醇含量，降血糖。

❺ 现代临床可用于甲亢、肝脾肿大、肺结核盗汗、胃与十二指肠溃疡、前列腺增生等。

选购要点
以只大，整齐，内面光洁，无泥沙、杂质者为佳。

贮藏方法
置干燥处，防潮。

用法用量
煎服，10～30 克。入丸、

散剂，每次 1～3 克。平肝潜阳、软坚散结宜生用；收敛固涩宜煅用。

注意事项

本品性寒，寒证患者慎用，必要时应与其他药物配伍使用。

疗疾验方

治疗胃脘痛
乳蛎散：乳香（研细）15 克，牡蛎（火煅）30 克。上为末，和匀。每服 9 克，温酒或沸汤调下。（《经验良方》）

治疗气虚盗汗
牡蛎粉、杜仲各等份，共研为末。每次 1 匙，酒送下。（《本草纲目》）

治疗小便白浊
牡蛎散：厚朴（去皮，姜制）、牡蛎、白术各 15 克。共研细末。每服 6 克，每日 2～3 次，空心米饮调下。《鸡峰普济方》

治疗男子阴囊湿痒
牡蛎、干姜各 9 克。共研为末，以粉敷之，每日 2 次。（《医心方》）

治疗痈肿初起
用牡蛎粉末调水涂搽，药干即换。（《本草纲目》）

治疗梦遗便溏
牡蛎粉加醋做成丸，如梧桐子大。每服 30 丸，米汤送下。每日 2 次。（《本草纲目》）

治疗疟疾寒热
牡蛎粉、杜仲各等份，共研为末，炼蜜为丸，如梧桐子大。每服 50 丸，温水送下。（《本草纲目》）

治疗心脾气痛（气实有痰者）
牡蛎煅成粉，酒送服 6 克。

（《本草纲目》）

治疗产后盗汗
牡蛎粉、麦麸（炒黄）各等份，和匀。每服 3 克，猪肉汤调下。（《本草纲目》）

治疗消渴多饮
用黄泥封固牡蛎，煅赤，研为末。每服 3 克，活鲫鱼煎汤调下。（《本草纲目》）

治疗病后常流鼻血
牡蛎 30 克，石膏 15 克，共研为末。每服 1 匙，酒送下。亦可加蜜做丸服用，1 日 3 次。（《本草纲目》）

治疗小便淋闭（服止血药无效者）
牡蛎粉、黄柏（炒）各等份，共研为末。每服 3 克，小茴香汤送下。（《本草纲目》）

治疗阴囊水肿
牡蛎煅粉 60 克，干姜（炮）30 克，共研为末，冷水调糊敷于患处。不久，囊热如火，药干即换，至小便通畅则愈。小儿不用干姜。（《本草纲目》）

保健药膳

干姜牡蛎炖雄鸡

配方：牡蛎粉15克，雄鸡1只（1000克），干姜15克，料酒10克，盐4克，味精3克，胡椒粉3克，姜5克，葱10克，上汤2800毫升。

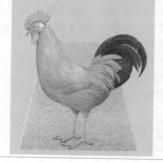

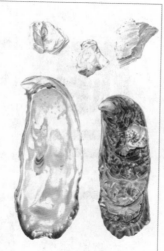

制作：❶ 将干姜洗净，切片；牡蛎煅后，研成粉；鸡宰杀后，去毛桩、内脏及爪；姜切片，葱切段。

❷ 将干姜、牡蛎粉、鸡、姜、葱、料酒、上汤同放炖锅内，置武火上烧沸，再用文火炖45分钟，加入盐、味精、胡椒粉即成。

功效：补肾壮阳，适用于阳虚、阳痿、精冷、阴冷等症。

牡蛎鲫鱼汤

配方：牡蛎粉12克，鲫鱼200克，豆腐200克，料酒10克，姜、葱各5克，鸡汤500毫升，酱油10克，青菜叶100克。

制作：❶ 把鲫鱼去鳞、腮、内脏，洗净；豆腐切4厘米长、3厘米宽的块；姜切片，葱切花；青菜叶洗净。

❷ 把酱油、盐、料酒抹在鲫鱼身上，将鲫鱼放入炖锅内，加入鸡汤，放入姜、葱和牡蛎粉，烧沸，加入豆腐，用文火煮30分钟后，下入青菜叶即成。

功效：平肝潜阳，降压止痛。

赭石

平肝潜阳药

赭石为三方晶系氧化物类矿物赤铁矿，又名代赭石、须丸、血师、土朱、铁朱等。从矿床或岩石中掘出，去泥土杂石。打碎生用或醋淬研粉用。

【产地溯源】

主产于山西、山东、河南等地。

【性味归经】

味苦，性寒。归肝、心经。

【本草语录】

"代赭入手少阴、足厥阴经，怯则气浮，重所以镇之。代赭之重以镇虚逆，故张仲景治伤寒吐下后心下痞鞕噫气不除者，旋覆代赭汤主之。"——《汤液本草》

"能生血兼能凉血，而其质重坠，又善镇逆气，降痰涎，止呕吐，通燥结，用之得当，能建奇效""治吐衄之证，当以降胃为主，而降胃之药，实以赭石为最效。"——《医学衷中参西录》

功效主治

本品平肝潜阳，重镇降逆，凉血止血，主要适用于如下病症：

肝阳上亢

症见头痛、眩晕、耳鸣等。常与龙骨、牡蛎、白芍、牛膝等同用。

气逆不降

症见嗳气、呕吐、呃逆等，常与旋覆花、半夏、生姜等同用。

气逆喘息

虚喘可与党参、山茱萸、山药等同用；实喘可与苏子等配伍。

血热妄行

症见吐血、衄血等，常与生地、茜草等同用。

现代研究

本品主含三氧化二铁（Fe_2O_3），亦含硅酸盐、铝化物、镁、锰、钙、钛等，尚含微量砷。具有以下方面的生理作用：

❶ 兴奋小肠功能，促进肠蠕动。

❷ 促进红细胞及血红蛋白生成。

❸ 收敛胃肠壁，保护黏膜面。

❹ 对中枢神经系统有镇静作用。

❺ 现代临床可用于牙痛、便秘、妊娠呕吐、脱发、耳源性眩晕等。

选购要点

以色棕红、断面显叠层状、每层有钉头者为佳。

贮藏方法

置干燥处，防潮。

用法用量

煎服，10～30克，宜打碎先煎。入丸、散剂，每次1～3克。赭石经火煅醋淬后，可增效减毒，因此以炮制后入药为佳。

注意事项

1. 因含微量砷，故不宜长期服用。
2. 本品苦寒重坠，寒证及孕妇忌用。

疗疾验方

治疗哮喘，睡卧不得

赭石研末，米醋调服，宜常服

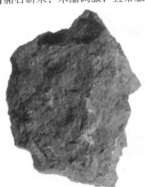

用。(《本草纲目》)

治疗伤寒无汗

赭石、干姜各等份，共研为末，热醋调匀搽在两手心上，然后紧握双拳夹在大腿间。盖被静卧，汗出病愈。(《本草纲目》)

治疗小肠疝气

将赭石（火煅、醋淬）研细，每服6克，白开水送下。(《本草纲目》)

治疗吐血、衄血

赭石30克，火煅，醋淬多次，研细。每服3克，开水送下。(《本草纲目》)

治疗呃逆

生赭石30克，沉香、法半夏各15克。上药共研细末，装瓶备用。用时取药末20克，以生姜汁调匀成膏，贴敷中脘、肚脐上，外以纱布盖上，胶布固定，每日换药1次。(中医验方)

治疗青年脱发

生赭石3克，研细末，白开水送服，每日2次。或装入胶囊服，连用2～3个月。(中医验方)

治疗急、慢惊风

赭石（火煅、醋淬10次）研细，水飞后晒干。每服1.5～3克，真金汤调下。连进三服，如脚胫上出现红斑，即是邪出病愈之征。(《本草纲目》)

治疗妇女血崩

赭石火煅醋淬7次，研细。每服6克，开水送下。(《本草纲目》)

治疗各种疮疖

赭石、铅丹、牛皮胶各等份，共研为末，冲入一碗好酒，澄清后，取酒服。沉渣敷患处，药干则换。(《本草纲目》)

治疗呕吐

桂圆干7个，干姜3克，煅赭石15克。将桂圆干连核放入炉中，煅炭存性，研为细末，分4次服，用干姜、煅赭石煎汤送下。(中医验方)

治肠风血痢久不愈

赭石60克（火烧、醋淬2次），柿饼1个（煮烂）。捣丸如梧桐子大。每早服6克，白汤送服。(《方脉正宗》)

 保健药膳

旋覆花赭石鱼肚

配方：赭石、旋覆花各15克，人参15克，半夏9克，炙甘草5克，姜10克，大枣6枚，鱼肚250克，葱10克，料酒10克，盐6克，味精3克。

制作：❶ 将赭石、旋覆花、人参、半夏、炙甘草、姜、葱装入纱布袋内；鱼肚洗净，发胀，切成4厘米长、2厘米宽的条。

❷ 将鱼肚、药包、葱、姜、料酒加入炖锅内，加水适量，置武火上烧沸，再用文火炖30分钟，加入盐搅匀，除去药袋即成。

功效：补脾胃，增食欲，消癌肿。对幽门癌患者尤佳。

赭石蘑菇汤

配方：生赭石20克，蘑菇200克，嫩鸡块100克，水发黑木耳25克，盐5克，熟猪油15克，香油6克，味精少许，胡椒粉2克，料酒20克，酱油10克。

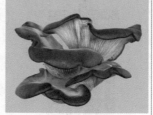

制作：❶ 生赭石打碎，加水1500毫升，煎至1000毫升时去渣留汁。

❷ 将蘑菇洗净切块，木耳水发，洗净撕块。

❸ 锅内放熟猪油烧热，用酱油炝锅，加赭石汁，沸后下入鸡块，用小火炖烂。

❹ 将蘑菇块、黑木耳下锅中煮3～5分钟，加入盐、味精、胡椒粉、料酒，淋上香油即成。

功效：平肝降逆，止呕止血。适用于肝胃气逆所致的呃逆、嗳气、呕吐、气喘等症。

息风止痉药

息风止痉药，主入肝经，有息肝风、止痉挛抽搐之功效，适用于温热病热极动风、肝阳化风及血虚生风等所致之眩晕欲仆、项强肢颤、痉挛抽搐，或风阳挟痰、痰热上扰之癫痫、惊风抽搐，或风毒侵袭引动内风之破伤风痉挛抽搐、角弓反张等。

另外，其中有些药物兼有平肝潜阳，或清泻肝火的作用，亦用于肝阳上亢所致头晕目眩及肝火目赤肿痛等。

天麻

天麻为兰科多年生寄生草本植物天麻的干燥块茎，又名冬麻、春麻、脚麻、赤箭、木浦、冬彭、贵天麻、山萝卜、定风草、白龙皮、水洋芋。冬、春季节采挖，除去地上茎和须根，洗净，蒸透，晒干、晾干或烘干。用时润透，切片。

【产地溯源】
我国南、北各地均有分布，主产于云南、贵州、四川等地。

【性味归经】
味甘，性平。归肝经。

【本草语录】
"治风虚眩晕头痛。"——《珍珠囊》
"主诸风湿痹，四肢拘挛，小儿风痫惊气，利腰膝，强筋力。"——《开宝本草》
"益气长阴，助阳强筋。"——《本草纲目》
"治冷气痛痹，瘫痪不遂，语多恍惚，多惊失志。"——《药性论》

功效主治

本品息风止痉，平抑肝阳，祛风通络，主要适用于如下病症：

头痛、眩晕
肝阳上亢之头痛、眩晕，多与钩藤、石决明、牛膝等同用；风痰上扰之头痛、眩晕，多与半夏、茯苓、白术等同用。

风湿痹痛
症见关节屈伸不利，多与羌活、秦艽、桑枝等祛风湿药同用。

破伤风
症见痉挛抽搐、角弓反张，多与白附子、防风、天南星等同用。

小儿惊风
治小儿急惊风，多与羚羊角、钩藤、全蝎等同用；治小儿脾虚慢惊风，多与人参、白术、白僵蚕等同用。

风中经络
症见手足不遂、肢体麻木、痉挛抽搐等，多与川芎同用。

现代研究
本品含香荚兰醇、香荚兰醛、黏液质、苷类、维生素A类物质、结晶性中性物质、微量生物碱及微量元素等成分，具有以下方面的生理作用：

❶ 降低外周血管和冠状血管阻力，降压，减慢心率。

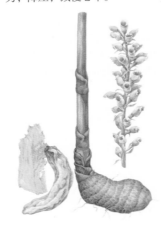

❷ 抑制癫痫发作。

❸ 促进胆汁分泌。

❹ 增强机体免疫功能，抗缺氧，延缓衰老。

❺ 镇静、镇痛、抗惊厥、降压等。

❻ 天麻及其制剂现代还用于治疗神经衰弱、脑外伤综合征、头痛、偏头痛和面部痉挛等。

选购要点

以肥厚体大、色黄白、质地坚实沉重、有鹦哥嘴、断面明亮、无空心者为佳。冬季茎枯时采挖之天麻，名"冬麻"，质量优良；春季发芽时采挖者，名"春麻"，质量较差。

贮藏方法

贮于有盖容器内，防潮，防蛀。

用法用量

煎服，3～9克。研末冲服，每次1～1.5克。

注意事项

本品性平，祛风而偏温燥，凡阴血虚少而虚风内生者不宜单用，应与养血药并用。

疗疾验方

治疗风痰眩晕、心悸怔忡等

天麻丸：天麻15克，川芎60克。共研为末，炼蜜为丸，如芡实大。每日饭后嚼1丸，茶酒任下。（《普济方》）

治疗阳痿

取天麻末，蜜和为丸，如梧桐子大，日服10丸。亦可捣取汁，酒送服。（《黑帝要略方》）

治疗妇女风痹，手足活动不遂

天麻酒：天麻（切）、牛膝、杜仲、附子各60克。共研细末，用生绢袋盛后放3000毫升酒内浸7日。每次温服1小盏。（《近时十便良方》）

保健药膳

天麻蒸鸡蛋

配方：天麻10克，鸡蛋1个，盐3克，香油5克，酱油10克，葱5克。

制作：❶ 把鸡蛋打入蒸盆内，葱切花，天麻烘干，打成细粉。

❷ 把葱花、天麻粉、盐、香油放入鸡蛋蒸盆内，拌匀，加适量清水。

❸ 把蒸盆置入武火大气蒸笼内蒸15分钟即成。

功效：补养肝肾，养心安神。

【产地溯源】

分布于长江中下游以南至福建、广东、广西等地。

【性味归经】

味甘，性微寒。归肝、心包经。

【本草语录】

"大人头旋目眩，平肝风，除心热，小儿内钓腹痛，发斑疹。"——《本草纲目》

"（主）小儿寒热，十二惊痫。"——《名医别录》

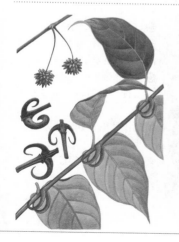

功效主治

本品息风止痉，清热平肝，主要适用于如下病症：

惊痫抽搐

癫痫抽搐，可加黄连、蝉蜕等；热极生风，可加龙胆草、菊花等；小儿惊风，可加天麻、全蝎；破伤风，可加南星、防风。

眩晕、头痛、目赤

属肝阳上亢者，可加天麻、石决明等；属肝火上炎者，可加夏枯草、黄芩等。

钩藤为茜草科多年生草本植物钩藤、大叶钩藤、毛钩藤、华钩藤或无柄果钩藤的干燥带钩茎枝，又名钓藤、钓丁、钩耳、倒挂刺、嫩钓钩、金钩藤等。秋、冬二季采收，去叶，切段，晒干。生用。

钩藤

息风止痉药

现代研究

钩藤含吲哚生物碱类，有钩藤碱、异钩藤碱、柯楠因碱、柯诺辛因碱、卡丹宾碱等，还含黄酮类化合物（如金丝桃苷）和鞣质等。具有以下方面的生理作用：

❶ 有中枢性降压作用，抑制血管运动中枢，扩张周围血管，使血压下降。

❷ 有明显的镇静作用，但无明显催眠作用，对顽固抑郁症有明显的改善效果。

❸ 有一定的解痉作用，平喘，制止癫痫发作。

❹ 减慢心率，抑制心肌收缩力，降低心肌耗氧量，抗心律失常。

❺ 有刺激免疫系统及保肝的作用。

❻ 钩藤及其制剂现代用于治疗高血压、偏头痛、百日咳及小儿夜啼等。

选购要点

以双钩齐、茎细、钩大而结实、光滑、色紫红、无枯枝钩者为佳。

贮藏方法

贮于有盖容器内，防潮，防蛀。

用法用量

煎服，3～12克。其有效成分钩藤碱加热后易被破坏，因此入汤剂宜后下且不宜久煎。

注意事项

无风热和实热证者慎用。

疗疾验方

治疗小儿惊热

延龄散：钩藤 30 克，芒硝 15 克，甘草（炙）0.3 克，共研为末。每服 1.5 克，温水服，每日 3 次。（《本草纲目》）

治疗斑疹

钩藤钩子、紫草茸各等份，共研为末。每服 1～1.5 克，温酒送下。（中医验方）

治疗外感风热证

钩藤、薄荷各 10 克，冲泡代茶饮。（中医验方）

治疗小儿惊风夜啼

钩藤、蝉蜕各 3 克，薄荷 1 克。水煎服，每日 1 剂。（中医验方）

治疗流行性感冒

钩藤、蜂蜜各 15 克，绿茶 1 克。钩藤加水 500 毫升，煮沸 3 分钟，去渣，加入蜂蜜与绿茶。日服 1 剂，分 3 次温服。（中医验方）

治疗风痰上扰之青光眼

钩藤 50 克，白术 30 克，冰糖 20 克。白术加水 300 毫升，文火煎煮半小时，加入钩藤（先用水泡透），煎煮 10 分钟，去渣取汁约 100 毫升，加入冰糖搅化，顿服。本方有凉肝息风、健脾化湿之功。（中医验方）

保健药膳

三藤祛风酒

配方：钩藤 7 克，常春藤、白风藤各 15 克，白酒 500 毫升。

制作：❶ 将前 3 味药物切碎，置容器中，加入白酒，密封。

❷ 浸泡 10～20 日后，过滤去渣即成。

功效：祛风止痉，适用于口眼㖞斜（面瘫）、风湿等症。

息风止痉酒

配方：钩藤、天麻各 15 克，羌活、防风各 10 克，黑小豆 30 克，料酒（或米酒）2000 毫升。

制作：❶ 将前 5 味药物研为粗末，置容器中，加入料酒，密封。

❷ 将容器置火上，候沸即止，过滤去渣，候温即成。

功效：息风止痉，适用于面瘫，并治中风口噤、四肢强直、角弓反张、肌肤麻木不仁、风湿等症。

金樱白凤汤

配方：钩藤 15 克，金樱子 15 克，鸡血藤 15 克，枸杞子 15 克，狗脊 9 克，松节 9 克，乌鸡 1 只（500 克），姜 15 克，葱 15 克，盐 15 克，料酒 15 克，花椒 3 克，胡椒粉 3 克。

制作：❶ 前 6 味中药用纱布袋装好，扎紧袋口；乌鸡宰杀后，去毛桩及内脏，洗净；姜切片，葱切段。

❷ 乌鸡肉放入炖锅内，放入药袋、姜、葱、盐、花椒、料酒，注入清水 1500 毫升。

❸ 将锅置旺火上烧沸，再用文火炖 1 小时，加入胡椒粉即成。

功效：滋阴补肾，补益气血。适用于性神经功能减退、阳痿、早泄、滑精等症。

第十六章

活血祛瘀 常用药

含义

凡以通畅血脉、促进血行、消散瘀血为主要作用的药物，称为『活血祛瘀药』，又称『活血化瘀药』。

分类

活血止痛药：以活血止痛为主要功效，常用以治疗多种瘀滞疼痛证的药物。

活血调经药：以活血调经为主要功效，常用以治疗妇科经产瘀滞证的药物。

功效

中医论点：活血祛瘀药多具有辛苦之性，主归肝、心经而入血分，善走散通行、消散瘀滞而活血化瘀，故有止痛、调经、破血消癥、疗伤消肿、活血消痈、通经利痹等作用。

现代药理：本类药物有扩张外周血管、增加器官血流量、改善微循环、抗血栓形成等作用。适用于血行失畅、瘀血阻滞之证。瘀血既是病理产物，又是多种疾病的致病因素，故本类药物主治范围极为较广。

应用

应用本类药物时，首先应根据病症的不同特点选用适当的药物；其次，应针对瘀血的不同病因病机进行合理配伍。如寒凝血瘀者，配温里散寒药；热灼营血，瘀血内阻者，配清热凉血药；风湿痹阻，经脉不通疼痛者，应配伍祛风湿药；癥瘕积聚，配软坚散结药；疮痈肿痛者，配伍清热解毒药；正气不足者，配伍相应的补虚药。根据人体气血的关系，气为血帅，气行则血行，气滞则血瘀，在使用活血化瘀药时，常配行气药，以增强活血化瘀的作用。

禁忌

活血化瘀药易耗血、动血，故月经过多，出血而无瘀血现象者忌用，孕妇尤当慎用或忌用。

活血止痛药

活血止痛药，既能活血化瘀，又有较好的止痛作用，可以主治多种瘀血证，尤其适宜于瘀血疼痛的病症，如瘀血所致的头痛、胸胁痛、心腹痛、痛经、产后腹痛、痹痛及跌打损伤等。

活血止痛药各有其特点，有的辛温，有的辛寒，并多兼有行气作用，在应用时应根据病情的不同，选择相应的药物，并做适当配伍。

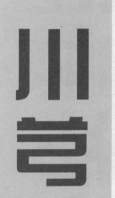

川芎

川芎为伞形科多年生草本植物川芎的根茎，又名香果、抚芎、西芎、胡芎、台芎、贯芎、杜芎、芎䓖、京芎、坎川芎、川芎䓖等。以小满后4～5日收采为佳，取根部，晒干或烘干，再去须根。用时切片。生用或酒炒。

【产地溯源】

主产四川、贵州、云南等地。川芎原名"芎䓖"，因四川为其道地药材产区，故自唐宋以来称其为川芎。

【性味归经】

味辛，性温。归肝、胆、心包经。

【本草语录】

"补五劳，壮筋骨，调众脉，养新血，长肉。"——《日华子本草》

"主中风入脑头痛，寒痹，筋挛缓急，金疮，妇人血闭无子。"——《神农本草经》

"芎䓖，血中气药也……辛以散之，故气郁者宜之。"——《本草纲目》

"芎䓖，上行头目，下调经水，中开郁结，血中气药……虽入血分，又能去一切风，调一切气。"——《本草汇言》

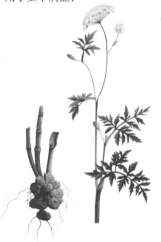

功效主治

本品活血行气，祛风止痛，为妇科活血调经之要药，此外也是治疗头痛之要药，主要适用于如下病症：

气滞血瘀

若胁肋疼痛，可与柴胡、郁金等配伍；经闭、经痛、月经不调，可与当归、香附等配伍；跌打损伤，可与乳香、红花等配伍；疮疡肿痛，可与白芷、金银花等配伍；胸痹胸痛，可与丹参、桂枝等配伍。

头痛

若为风寒头痛，可与防风、细辛等合用；若为风热头痛，可与石膏、菊花等合用；若为风湿头痛，可与羌活、防风等合用；若为血虚头痛，可与当归、生地等合用。

风湿痹痛

可与羌活、独活等合用。

现代研究

本品含挥发油，油中有

川芎内酯、藁本内酯等，并含生物碱（如川芎嗪）、阿魏酸等，具有以下方面的生理作用：

❶ 抑制血管平滑肌收缩，扩张冠状动脉，降低心肌耗氧量，抑制血小板聚集，预防血栓形成。

❷ 有解痉作用，能够抑制离体小肠、子宫收缩。

❸ 有镇静作用，对抗咖啡因的兴奋作用。

❹ 有降压、抑菌、调节免疫、抗维生素 E 缺乏等作用。

❺ 现代临床可用于冠心病、三叉神经痛、坐骨神经痛、慢性肾炎、骨质增生等。

选购要点
以质坚实、断面粪黄色、形成层有明显环状、有特异清香气者为佳。

贮藏方法
贮于有盖容器内，置于干燥处，防蛀。

用法用量
内服煎服，3～9 克；或入丸、散剂。外用研末撒或调敷。风寒头痛、经闭、难产等宜生用；血瘀头痛、偏头痛等宜酒制用。

注意事项
1. 本品温燥，阴虚火旺者慎用。
2. 孕妇忌用。
3. 妇女月经过多者慎用。

 疗疾验方

治疗痛经、闭经、月经不调
川芎 9 克，鸡蛋 2 个。加水同煮，蛋熟去壳，再煮片剂，吃蛋喝汤。（中医验方）

治疗头痛
川芎 15 克，白芷、细辛各 3 克。酒煮数沸，口服，一醉即愈。（中医验方）

治疗高血压眩晕
川芎、白芷、吴茱萸各等量，共研末，装瓶密封。每次取药末适量，以温开水调敷脐孔内，纱布覆盖，胶布固定，每日换药 1 次，10 次为 1 疗程。（中医验方）

治疗肾虚眩晕
川芎 30 克，远志、淫羊藿、当归各 25 克，鸡血藤 50 克，苍术 20 克。将诸药研末，装瓶密封。用时每次取 10 克药末，冲糖开水内服，每日 3 次。（中医验方）

治疗骨质增生
川芎末 9 克，以醋、少许凡士林调匀，涂敷患处，消毒纱布覆盖，胶布固定。2 日换药 1 次，10 次为 1 疗程。（中医验方）

治牙痛
川芎 30 克，鸡血藤 45 克，百里香 30 克。将诸药共研末，装瓶密封。取药末适量，每日多次抹搽于痛处。（中医验方）

治不孕症
川芎、知母各 6 克，鸡血藤 9 克，甘草、当归各 3 克，益母草 15 克，大枣 3 枚。将诸药共水煎，每日 1 剂，分 3 次温服。（中医验方）

 保健药膳

川芎当归粥
配方：川芎、当归、人参、茯苓、白术、白芍、桂枝各 5 克，粟米 50 克。

制作：❶ 将前 7 味药物洗净；粟米淘洗干净，放入锅内，加水适量。

❷ 将锅置武火上烧沸，再用文火煮 30 分钟，去渣即成。

功效：消炎止泻，对直肠溃疡患者有一定疗效。

川芎红花炖乳鸽
配方：川芎 10 克，红花 6 克，天冬 10 克，麦冬 10 克，大枣 10 枚，乳鸽 1 只，料酒 10 克，姜 5 克，葱 10 克，盐 3 克，鸡汤 600 毫升。

制作：❶ 川芎洗净切片；红花洗净；天冬切片；麦冬洗净，去心；大枣去核；姜切片，葱切段。

❷ 乳鸽宰杀后，去毛桩、内脏及爪，用沸水焯透，抹上盐和料酒，同中药一起放入炖锅内，加入鸡汤 600 毫升。

❸ 把炖锅置武火上烧沸，再用文火炖 45 分钟即成。

功效：祛瘀阻，补气血。适用于心律不齐，肝阴虚的心悸患者。

川芎当归炖子鸡
配方：川芎 6 克，当归 6 克，红花 6 克，子鸡 1 只，料酒 10 克，葱 10 克，姜 5 克，盐 3 克，上汤 2000 毫升。

制作：❶ 川芎切片；红花洗净；当归切片；子鸡宰杀后，去毛桩、内脏及爪。

❷ 把子鸡放入炖锅内，加入料酒、盐、葱、姜和上汤，再放入当归、川芎、红花。

❸ 把炖锅置武火上烧沸，再用文火炖 1 小时即成。

功效：活血化瘀，滋补气血，适用于心肌梗死患者。

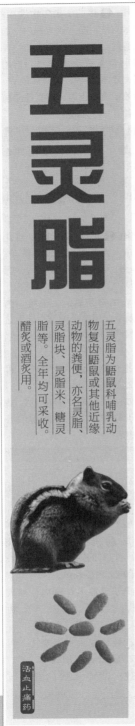

五灵脂

五灵脂为鼯鼠科哺乳动物复齿鼯鼠或其他近缘动物的粪便，亦名灵脂、灵脂块、灵脂米、糖灵脂等。全年均可采收。醋炙或酒炙用。

活血止痛药

【产地溯源】

主产于河北、山西、甘肃等地。

【性味归经】

味苦、咸、甘，性温。归肝经。

【本草语录】

"主心腹冷气，小儿五疳，辟疫，治肠风，通利气脉，女子月闭。"——《开宝本草》

"止妇人经水过多，赤带不绝，胎前产后血气诸痛；男女一切心腹、胁肋、少腹诸痛，疝痛、血痢、肠风腹痛；身体血痹刺痛。"——《本草纲目》

"凡血崩过多者，半炒半生，酒服，能行血止血，治血气刺痛等证。"——《本草衍义补遗》

功效主治

本品活血止痛，化瘀止血，主要适用于如下病症：

瘀血阻滞引起的多种疼痛

治疗瘀血所致的闭经、痛经、产后腹痛，常配蒲黄；治疗胸痹心痛，配栝楼、薤白等；治疗脘腹疼痛，常配延胡索、川楝子等；治跌打损伤，瘀血肿痛，或骨折伤痛，配乳香、没药等。

瘀血内阻，血不循经的出血证

症见月经过多、崩漏、腹痛。可单味炒后，研末服，即五灵脂散；或配当归、蒲黄等。

蛇、蝎、蜈蚣咬伤

单用内服或外敷，或配雄黄。

现代研究

本品含多种氨基酸、五灵脂酸、原儿茶酸、尿素、尿酸、维生素A类物质等，具有以下方面的生理作用：

❶ 改善微循环，抑制血小板聚集，促进纤维蛋白溶解活性。

❷ 缓解平滑肌痉挛，有解痉作用。

❸ 抑制皮肤真菌和结核杆菌。

❹ 抗溃疡、消炎、镇静、催眠、增强免疫力等。

❺ 现代还用于治疗冠心病心绞痛、胃炎、胃溃疡和产后子宫复位不全等。

选购要点

以呈块状、黑棕色、有光泽、油润而无杂质者为佳。

贮藏方法

贮于通风阴凉干燥处。

用法用量

内服水煎，3～10克，包煎；或入丸、散剂。外用适量，研末调敷。

注意事项

1. 孕妇及血虚无瘀者慎用。
2. 不宜与人参配伍。

 疗疾验方

治疗体内疼痛

灵脂散：五灵脂（研细，炒至烟尽）研末，每服3克，温酒调服，适用于男子瘀滞诸痛，女子血崩诸痛。（中医验方）

治疗舌下腺囊肿

五灵脂30克（研末），用米醋一大碗煎，渐噙漱口。（《胜金方》）

治疗蛇咬伤

五灵脂30克，飞雄黄15克，共研为细末，装瓶备用。每服6克，每日3次，用料酒冲服，可同时用此药外敷伤口。

活血调经药

活血调经药具有活血祛淤之功，又善调妇女经血，以影响月经的周期、经量及色质等，并具有行血而不峻猛，通月经而不伤正的特点，适宜于妇人月经不调、经闭、痛经、产后恶露不尽、产后淤阻腹痛等经产疾患，亦可用于血淤所致胸腹疼痛、癥瘕积聚、跌打损伤、痈疮肿痛等。

活血调经药各有特点，如有的兼能凉血，有的兼能养血，有的兼能补肝肾，有的兼能止痛等。在应用时应根据病情的不同选择相应的药物，并做适当配伍。

丹参

丹参为唇形科多年生草本植物丹参的根和根茎，又名赤参、红参、山参、紫丹参、红根、逐马、血参根、活血根、五凤花、紫党参、夏丹参、四方梗、靠山红等。春、秋二季采挖，洗净，润透，晒干。生用或酒炙用。

【产地溯源】

全国大部分地区均产，主产于江苏、安徽、四川、山西、河北、福建等地。

【性味归经】

味苦，性微寒。归心、肝经。

【本草语录】

"主心腹邪气……破癥除瘕，止烦满。"——《神农本草经》

"养神定志，通利关脉……止血崩带下，调妇人经脉不匀，血邪心烦，恶疮疥癣，瘿赘肿毒，丹毒。"——《日华子本草》

"丹参，降而行血，血热而滞者宜之，故为调经产后要药。"——《重庆堂随笔》

功效主治

本品活血调经，凉血消痈，安神，主要适用于如下病症：

血瘀证

妇科诸疾，兼有血瘀时，常配合当归、益母草等药物治疗；胃脘疼痛，心腹疼痛，可与砂仁、檀香等配伍；跌打损伤，瘀滞疼痛，可与红花、乳香等配伍；关节红肿痹痛，可与秦艽、赤芍等配伍。

失眠，烦躁，心悸

若属血分有热者，可与玄参、丹皮等合用；若属心血不足者，可与柏子仁、酸枣仁等合用。

痈肿疮疡

可与乳香、金银花等配伍。

现代研究

本品主要含丹参酮、隐丹参酮、丹参素、丹参酸甲、丹参酸乙、丹参酸丙、苷类、氨基酸等，具有以下方面的生理作用：

❶ 扩张冠状动脉，增加冠脉血流量，改善心肌缺血，调整心律，改善微循环。

❷ 抗凝，抑制血小板聚集，抑制血栓形成。

❸ 降血脂，降血糖，降血液黏稠度，抑制冠脉粥样斑块形成。

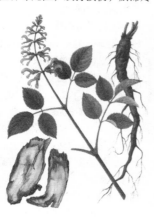

活血调经药

中医入门一看就懂

❹增加肝血液，保护肝细胞，促进肝细胞再生，抗纤维化。

❺促进组织修复，加速骨折愈合。

❻对中枢神经有抑制作用，镇痛，抗溃疡。

❼抗菌，抗炎，抗肿瘤，增强免疫力等。

选购要点
以紫红、条粗、质坚实、无断碎条者为佳。

贮藏方法
置于通风干燥处，防潮，防蛀。

用法用量
煎服，5～15克，或入丸、散剂。生品清心除烦之力强，酒炙后寒凉之性有所缓和，能增强活血祛瘀调经之力。

注意事项
1. 孕妇慎用。
2. 不宜与藜芦配伍。
3. 丹参不宜与牛奶、黄豆以及西药细胞色素同用，以免降低药效。

 疗疾验方

治疗月经不调
丹参散：丹参洗净，切片，晒干，研细。每服6克，温酒调下。本方对产前胎动，产后恶血不下以及腰脊痛、骨节烦痛等症均有效。（《本草纲目》）

治疗寒疝腹痛（小腹和阴部牵引痛）
丹参30克，研细，每次用热酒调服6克。（《本草纲目》）

治疗神经衰弱、失眠
丹参30克，水煎服。每日1剂，分早、晚2次服，30日

为1疗程。（中医验方）

治疗乳痈
丹参、白芷、芍药各6克，用口咬细，醋淹一夜，再加猪油500克，微火煎成膏。去渣，取浓汁敷乳上。（《本草纲目》）

治疗热油烫伤、火烧伤
丹参240克，锉碎，加水稍稍调拌，放入羊油1000克中煎过，取出涂搽伤处。（《本草纲目》）

 保健药膳

丹参蒸龟肉
配方：丹参15克，龟1只，料酒10克，姜5克，葱10克、盐、鸡精、鸡油、上汤各适量。

制作：❶将丹参润透，切成3厘米长的段；龟宰杀后，去头、尾、内脏及爪；姜切片，葱切段。

❷将丹参、龟放在蒸盘内，加入料酒、姜、葱、盐、鸡精、鸡油、上汤少许，置武火大气蒸笼里蒸40分钟即成。

功效：活血化瘀，滋阴补血，降低血脂。适用于血虚体弱、久咳咯血、久病肠风下血等症。

丹参赤豆鲤鱼
配方：丹参10克，赤小豆50克，陈皮6克，鲤鱼1条（1000克），花椒6克，苹果6克，胡椒3克，姜、葱、食盐各适量，菜叶少许。

制作：❶将鲤鱼去鳞、鳃、内脏，洗净。

❷将丹参、赤小豆、陈皮、花椒、苹果洗净后，塞入鱼腹内，再将鲤鱼放入盘子中，用姜、葱、胡椒粉、食盐调好味，灌入鸡汤，上笼蒸制。

❸蒸制约1.5小时，待鲤鱼熟后，出笼另加姜丝、菜叶略烫后，投入汤中即成。

功效：活血化瘀，利水消肿。适用于消渴水肿、黄疸、脚气、小便频数、脑血管病等症。

丹参枸杞煮鸽蛋
配方：丹参10克，枸杞子20克，鸽蛋10个，冰糖10克。

制作：❶把丹参润透，切片；枸杞子洗净，去杂质；冰糖打碎成屑。

❷把锅置中火上，加清水200毫升，放入丹参片、枸杞子，烧沸，用文火煮25分钟后，把鸽蛋一个一个地打入沸水中煮熟，加入冰糖屑，搅匀即成。

功效：补肝肾，填精髓，益气血。适用于心律失常属肾阴不足的患者。

丹参蒸鳝段
配方：丹参10克，当归5克，鳝鱼250克，火腿50克，味精2克，盐6克，料酒20克，胡椒粉2克，姜、葱各10克，鸡汤200毫升。

制作：❶将鳝鱼剖腹后，除去内脏，用清水洗净血污，放入沸水锅内稍烫后捞出，剁去头尾，再把鳝鱼剁成6厘米长的段；火腿切成大片；姜、葱洗净后，姜切片，葱切段。

❷鳝鱼段放入汤盘内，上面放火腿片、丹参、当归、姜、葱、料酒、胡椒粉、盐，灌入鸡汤，盖上盖子，用湿棉纸封口，上笼蒸约1小时，取出后启封，拣去姜、葱，加味精调好味即成。

功效：活血化瘀，补血祛湿，适用于湿痹、脑血管病等症。

红花

红花为菊科一年生草本植物红花的干燥管状花，又名红蓝、黄蓝、红花草、红花菜、红蓝花、草红花、刺红花、云红花。夏季花由黄变红时采摘，除去茎叶、蒂头，阴干或晒干。生用。

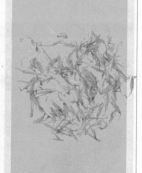

活血调经药

【产地溯源】

全国各地多有栽培，主产于河南、四川、浙江、江苏等地。

【性味归经】

味辛，性温。归心、肝经。

【本草语录】

"治口噤不语，血结，产后诸疾。"——《新修本草》

"活血润燥，止痛，散肿，通经。"——《本草纲目》

"（红花）破留血，养血。多用则破血，少用则养血。"——《本草衍义补遗》

功效主治

本品活血通络，祛瘀止痛，主要适用于如下病症：

血瘀证

经闭、痛经，可与桃仁、川芎等配伍；癥瘕积聚，可与三棱、莪术等配伍；胸痹胸痛，可与丹参、川芎等配伍。

跌打损伤，瘀血疼痛

可与乳香、没药等合用。

关节酸痛

可与川乌、草乌等合用。

热郁血瘀，斑疹色暗

常配紫草、大青叶、牛蒡子等凉血解毒之品同用。

现代研究

本品含红花醌苷、新红花苷和红花苷等苷类，又含红花黄色素、脂肪酸类、β－谷甾醇等。具有以下方面的生理作用：

❶ 兴奋心脏，增加冠脉血流量，减轻心肌缺血，减慢心率。

❷ 抑制血小板聚集，增加纤溶。

❸ 降压、降脂、抗炎、镇痛等。

❹ 兴奋子宫。

❺ 现代临床可用于冠心病心绞痛、脑血栓、胃及十二指肠溃疡、神经性皮炎、扁平疣等。

选购要点

以花瓣长、色红黄、鲜艳、质柔软者为佳。

贮藏方法

置于通风干燥处，防潮，防蛀。

用法用量

内服水煎，3～9克；或入散剂或浸酒，鲜者捣汁。外用适量，研末撒。

注意事项

1. 孕妇忌服。

2. 有出血倾向者不宜多用。

疗疾验方

治疗痛经

红蓝花酒：单味红花适量，加酒煎服。（《金匮要略》）

治疗鸡眼

金莲稳步膏：地骨皮、红花各等份，共研细末，香油调敷。若已割者敷之，次日即痂落。（《疡医大全》）

治疗产后腹痛，伴纳呆、便秘

单味红花10克，以米酒1碗煎减余半，分2次温服。（中医验方）

治疗扁平疣

单味红花9克，沸水冲泡。饮用红色汁水，汁水饮完后可再次冲服，至红色极淡为止，1日内服完。次日重新冲泡，连续10日为1疗程。（中医验方）

治疗一切肿块

红花5克，隔水蒸10分钟，捣汁服用，每日1次。（中医验方）

保健药膳

红花蒸羊肝

配方：红花10克，羊肝400克，料酒10克，盐5克，味精3克，酱油10克，五香粉5克，白糖15克，姜5克，葱10克，香菜30克。

制作：❶ 将红花洗净，去杂质；羊肝洗净，切3厘米长的薄片；香菜洗净，切3厘米的段；姜切片，葱切段。

❷ 将羊肝片放入碗内，加入盐、味精、酱油、白糖、五香粉、姜、葱，抓匀，腌渍40分钟。

❸ 将羊肝片捞起，放入蒸碗内，加入红花，置武火大气蒸笼内，蒸35分钟，停火，取出蒸碗，撒上香菜即成。

功效：活血祛瘀，通经活络。适用于经闭、痛经、恶露不行、腹部肿块、跌打损伤、更年期综合征等。

红花西芹炒鱿鱼

配方：红花6克，西芹50克，鲜鱿鱼300克，料酒6克，盐3克，味精2克，姜4克，葱6克，植物油35克。

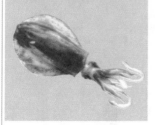

制作：❶ 将红花洗净，去杂质；西芹洗净，切成3厘米长的段；鱿鱼切成花片；姜切

片，葱切段。

❷ 炒锅置武火上，加入植物油，烧至六成热时，下入姜、葱爆香，再加入鲜鱿鱼、料酒、西芹、红花、盐、味精，炒熟即成。

功效：活血化瘀，适用于心肌梗死患者。

红花鱼头豆腐汤

配方：红花6克，鱼头（肥大者）1个，豆腐200克，白菜200克，料酒10克，盐3克，姜5克，葱10克，鸡汤1000毫升。

制作：❶ 把鱼头洗净，去鳃；红花洗净；豆腐切成4厘米见方的块；白菜洗净，切成4厘米长的段；姜拍松，葱切段。

❷ 把鱼头放炖锅内，加入红花、豆腐、白菜、料酒、盐、葱、姜，加入鸡汤。

❸ 把炖锅置武火上烧沸，再用文火炖50分钟即成。

功效：化瘀，通络，补气血，适用于瘀阻心络型冠心病患者。

红花里脊

配方：红花6克，猪里脊肉300克，酱油15克，花椒水5克，料酒10克，盐0.5克，味精1克，姜1克，清汤50毫升，豆油50克。

制作：❶ 将猪里脊肉切成食指粗的长条，再切成三角块，放点酱油拌匀；姜切末。

❷ 将酱油、花椒油、料酒、清汤、盐、味精放碗内，兑成汁水。

❸ 放姜炝锅，放里脊片滑散后，放红花，接着把兑好的汁水也倒入锅内，翻炒均匀即成。

功效：活血通经，消肿止痛，适用于经闭、痛经、产后瘀阻腹痛、痈肿、跌仆损伤、更年期综合征等。

红花瘦肉粥

配方：红花10克，猪瘦肉50克，大米100克，料酒10克，盐3克，葱6克。

制作：❶ 红花洗净；猪瘦肉洗净，切3厘米见方的块；大米淘洗干净；姜切片，葱切段。

❷ 将大米、姜、葱、猪瘦肉、料酒、红花、盐同放锅内，加水1200毫升，置武火上烧沸，再用文火煮35分钟即成。

功效：活血化瘀，通经止痛。

甘蔗梢红花汤

配方：甘蔗梢1把，红花5克，料酒适量。

制作：❶ 将甘蔗梢洗净切碎，与红花一起放入锅内，加水以文火熬汤。

❷ 汤成后去药渣留汤，将料酒调入汤即可。

功效：滋阴凉血，调经祛瘀，防治贫血。

红花酒

配方：红花100克，白酒500毫升，红糖适量。

制作：❶ 将红花和红糖装入纱布袋内，扎紧口，放入酒罐。

❷ 将白酒倒入酒罐，盖好盖，浸泡7日后即可饮用。

功效：滋阴壮阳，养气补气，养血补血。

附 番红花

番红花

番红花为鸢尾科多年生草本植物番红花的花柱头，又称藏红花。味甘，性微寒，归心、肝经。功效同红花，且力量较强，又兼有凉血解毒之功，专治温热病热入血分之发斑，热郁血瘀，斑色不红活者。

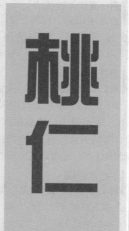

桃仁

桃仁为蔷薇科落叶小乔木桃或山桃的干燥成熟种子，又名大仁、桃核仁、山桃仁、毛桃仁、单桃仁。初夏果实成熟后收集果核，取出种子，去皮，晒干。

生用或炒用。

【产地溯源】

全国大部分地区均产，主产于四川、云南、山西、陕西、山东、河北、河南等地。

【性味归经】

味苦、甘，性平。有小毒。归心、肝、大肠经。

【本草语录】

"止咳逆上气，消心下坚，除卒暴击血，破癥瘕，通月水，止痛。"——《名医别录》

"治血结、血秘、血燥，通润大便，破蓄血。"——《珍珠囊》

功效主治

本品活血祛瘀，润肠通便，主要适用于如下病症：

▎血瘀证

妇科病症属瘀血阻滞者，如经闭、痛经、产后瘀痛等，可与红花、当归等合用；跌打损伤，瘀滞肿痛，可与红花、穿山甲等合用；肠痈、肺痈而有瘀滞者，可与大黄、丹皮或苇茎、薏苡仁等合用。

▎肠燥便秘

可与火麻仁、郁李仁等合用。

现代研究

本品含苦杏仁苷、苦杏仁酶、挥发油、脂肪油、氨基酸、蛋白质、甲基肝及糖类等，具有以下方面的生理作用：

❶ 抑制血小板聚集，延长出凝血时间，抗血栓形成，降低血管阻力，改善微循环。

❷ 镇咳，平喘，镇静。

❸ 润肠缓下，抗菌，驱虫。

❹ 抗炎，调节免疫。

❺ 现代临床亦可用于妊娠高血压、慢性咽炎、急性肾衰、面部黄褐斑等。

选购要点

以颗粒饱满、完整、外皮红棕色、内仁白色者为佳。

贮藏方法

置于通风干燥处，防潮，防蛀。

用法用量

煎服，5～10克，宜捣碎入煎。

注意事项

1. 本品有小毒，所含苦杏仁苷在体内分解生成的氢氰酸可麻痹延髓呼吸中枢，大量服用易引起中毒，故临床应用不可过量。

2. 孕妇忌用。

3. 便溏者慎用。

 ## 疗疾验方

▎治疗上气喘急

双仁丸：桃仁、杏仁（两药并去双仁、皮、尖，炒）各15克。共研为细末，水调生面少许为丸，如梧桐子大。每服10丸，生姜汤送下。（《圣济总录》）

▎治疗风虫牙痛

将桃仁烧出烟，安放在痛齿上咬住。如此五六次即愈。（《本草纲目》）

▎治疗关节扭伤

桃仁10克，栀子30克。共研细末，以70%酒精调糊，外敷患处，包扎，每日换药1～2次。（中医验方）

▎治疗胃脘痛

生桃仁连皮细嚼，以生韭菜捣自然汁1盏送下。（《万病回春》）

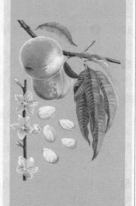

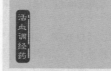
活血调经药

治疗魔寐（做噩梦）

治人多魔寐，用桃仁21个，去皮研如泥，以白汤调服。（《本草汇言》）

治疗半身不遂

桃仁2700枚，去皮、尖及双仁，放好酒2600毫升中浸21日，取出晒干，捣细做成丸，如梧桐子大。每服20丸，以原酒送下。（《本草纲目》）

治疗肺结核

桃仁50枚，研成泥，加水煮取800毫升，服后取吐。（《本草纲目》）

治疗便秘，里急后重

桃仁90克（去皮），吴茱萸60克，盐30克。同炒熟，去吴茱萸、盐，单取桃仁几粒细嚼。（《本草纲目》）

 保健药膳

桃仁芝麻兔

配方：桃仁10克，黑芝麻30克，子兔1只，姜、葱各10克，花椒5克，香油3克，味精3克，盐、卤汁各适量。

制作：❶ 将桃仁、黑芝麻淘去泥沙，放锅内炒香。

❷ 子兔去皮、内脏及爪，洗净，放入沸水锅中氽去血水，撇去浮沫后，加入姜、葱、花椒、盐。将兔肉煮熟后捞出，再入卤汁锅中，文火卤1小时，捞出放凉，切成2厘米见方的块。

❸ 将味精用香油调匀，淋在兔肉上，边淋边用手拌和，同时撒入黑芝麻和熟桃仁，装盘即成。

功效： 活血祛瘀，补中益气。适用肝肾不足，消渴羸瘦、须发早白、便秘等症。

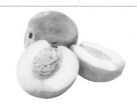

桃仁墨鱼煲

配方：桃仁6克，红花6克，墨鱼500克，鸡精5克，味精5克，料酒5克，盐5克，姜5克，葱5克，棒子骨汤2500毫升。

制作：❶ 将墨鱼洗净，切4厘米宽的块；桃仁用沸水浸泡去皮；红花洗净，同放入煲内，加入调料和棒子骨汤。

❷ 将煲置武火上烧沸，待墨鱼熟，调味，上桌，既可烫其他菜食用，又可直接佐餐。

功效： 通经活血。

桃仁红枣粥

配方：桃仁6克，红枣6枚，粳米100克。

制作：❶ 桃仁去皮尖；红枣去核；粳米淘洗干净。

❷ 把粳米、红枣、桃仁同放锅内，加清水1000毫升，置武火上烧沸，再用文火煮45分钟即成。

功效： 补气血，通瘀阻。

枸杞桃仁鸡丁

配方：枸杞子30克，桃仁20克，鸡肉200克，鸡蛋2个，盐10克，味精2克，白糖10克，胡椒粉4克，鸡汤150毫升，香油20克，淀粉50克，料酒20克，猪油30克，姜、葱、蒜各10克。

制作：❶ 将鸡肉切成1厘米见方的丁；枸杞子洗净；桃仁用温水泡后，去皮；姜、蒜切指甲片，葱切斜刀。

❷ 把鸡丁用盐、料酒、味精、胡椒粉、鸡蛋清、淀粉调匀；盐、味精、白糖、胡椒粉、鸡油、香油、水淀粉兑成汤汁。

❸ 将去皮的桃仁用温油炸透，倒入枸杞子即起锅沥油。

❹ 锅烧热注入猪油，烧至五成热时投入鸡丁，快速划散，沥去油，锅再置火上，放入热油，投入姜、葱、蒜、鸡丁，烹浓汁，随即投入桃仁、枸杞子，炒匀起锅即成。

功效： 补肾强腰，明目益颜，活血祛瘀。

桃仁丹参煮鲫鱼

配方：桃仁6克，丹参6克，鲫鱼300克，料酒10克，盐3克，味精2克，姜4克，葱8克，胡椒粉3克，鸡油25克，醋3克，酱油5克。

制作：❶ 将桃仁去皮、尖，洗净；丹参润透，切成薄片；鲫鱼宰杀后，去鳃、鳞、肠杂，洗净；姜切片，葱切段。

❷ 将桃仁、丹参放入锅内，加清水300毫升，用中火煮25分钟，停火，去药渣，留药液。

❸ 将药液倒入锅内，加入鲫鱼、料酒、盐、味精、鸡油、醋、酱油、胡椒粉，煮熟即成。

功效： 化瘀阻，补气血。

附　桃叶

桃叶

桃叶为蔷薇科落叶小乔木桃或山桃的叶，味苦，性平，入脾、肾二经。有祛风湿、清热、杀虫等功效，治头风、头痛、风痹、疟疾、湿疹、疮疡、癣疮等症。外用煎水洗或捣敷，内服煎汤。

牛膝

牛膝为苋科多年生草本植物怀牛膝或川牛膝的根，又名百倍、鸡胶骨等。于冬季茎叶枯萎时采挖，去净须根、泥土，晒至干皱，用硫黄熏数次，然后将顶端切齐，晒干。

【产地溯源】

怀牛膝主产于河南焦作地区；川牛膝主产于四川及云南、贵州等地。

【性味归经】

味苦、酸，性平。归肝、肾经。

【本草语录】

"主寒湿痿痹，四肢拘挛，膝痛不可屈伸，逐血气，伤热火烂，堕胎。"——《神农本草经》

"治久疟寒热、五淋尿血、茎中痛，下痢，喉痹，口疮，齿痛，痈肿恶疮，伤折。"——《本草纲目》

"牛膝性走而下行，血虚而热，则发白。虚羸劳顿，则伤绝。肝藏血，肾藏精，峻补肝肾，则血足而精满，诸症自瘳矣。"——《本草经疏》

"疗伤中气，男肾阴消……妇人月水不通，血结，益精，利阴气，止发白。"——《名医别录》

"补中续绝，益阴壮阳，填髓，除腰膝酸痛，滋须发乌黑。"——《本草蒙荃》

功效主治

本品活血通经，补肝肾，强筋骨，利水通淋，主要适用于如下病症：

血瘀证
症见经闭、痛经、产后瘀滞腹痛、跌仆伤痛等，常与当归、桃仁、红花等同用。

肝肾不足
症见腰膝酸痛、软弱无力等，常与杜仲、桑寄生、续断等同用。

阴虚火旺之牙龈肿痛
常与生地、石膏等同用。

上部血热妄行
症见吐血、衄血等，常配伍侧柏叶、小蓟、旱莲草等。

现代研究

本品含蜕皮甾酮、牛膝甾酮、紫茎牛膝甾酮、三萜皂苷、多糖、生物碱、香豆素类等成分，具有以下方面的生理作用：

❶ 扩张血管，降低血液黏稠度，改善血液循环。

❷ 抗炎，促进炎性肿胀消退。

❸ 兴奋子宫，抗生育。

❹ 对心脏有抑制作用。

❺ 降压，利尿，促蛋白质合成等。

❻ 现代临床可用于扩张宫颈，治疗功能性子宫出血、偏头痛等。

选购要点

以根粗长、皮细坚实、色淡黄者为佳。

贮藏方法

置阴凉干燥处，防潮。

用法用量

煎服，4.5～9克。引血下行、利尿通淋多生用；酒炙后，增强活血祛瘀、通经止痛作用；盐炙后，增强补肝肾、强筋骨之效。

注意事项

1. 气虚下陷者忌用。
2. 月经过多者及孕妇忌用。

疗疾验方

治疗牙齿疼痛
牛膝研末含漱，也可将牛膝烧灰敷于患处。（《本草纲目》）

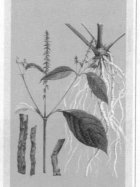

治疗偏正头风

川牛膝9克，白芷6克。共研为末，取黄牛脑子1个，和药在牛脑子内，加酒炖熟。趁热和酒食之，以微醉为度。（《汇编验方类要》）

治疗脱发

牛膝60克，木瓜20克，木香、巴戟天、小茴香（炒）各30克，肉桂15克。上药（除木瓜）共研为末，与木瓜共捣，制丸如梧桐子大。每次20丸，饭前空腹温酒吞服，每日3次。（中医验方）

治疗手术后肠粘连

牛膝、木瓜各50克。上药浸泡于500毫升白酒中，7日后饮用。每次量根据个人酒量而定，以能耐受为度。上述药量可连续浸泡3次，用药1～6个月。（中医验方）

治疗小儿幽门痉挛呕吐

牛膝、赭石各10克。上药研成极细末，等分成24包。每次1包，每日2～3次口服。一般情况下，呕吐停止2～3日即可停服。（中医验方）

治疗产后尿血

用川牛膝水煎常服。（《本草纲目》）

保健药膳

牛膝鳝鱼煲

配方：牛膝10克，鳝鱼500克，料酒5克，鸡精5克，味精5克，棒子骨汤2500毫升，姜5克，葱5克，盐5克。

制作：❶ 将牛膝洗净，切成3厘米长的节；鳝鱼剔去骨头，除去内脏、头及尾，洗净，切成4厘米长的节。

❷ 将鳝鱼、牛膝、调料同放煲内，加入棒子骨汤，置武火上烧沸，用文火煲熟，上桌既可烫其他菜食用，又可直接佐餐。

功效：补虚，补血，消肿，强筋骨。适用于气血虚弱、腰膝疼痛、肠风下血、脾胃虚弱、更年期综合征等。

核桃牛膝炖驴筋

配方：核桃仁30克，牛膝20克，驴筋（油发）300克，莴苣200克，料酒10克，姜5克，葱10克，盐3克，鸡精2克，鸡油30克。

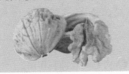

制作：❶ 将核桃仁去杂质，洗净；牛膝洗净，切3厘米长的段；驴筋切3厘米长的段；莴苣去皮，切3厘米见方的块；姜拍松，葱切段。

❷ 将核桃仁、牛膝、莴苣、驴筋、姜、葱、料酒同放炖锅内，加水2500毫升，置武火上烧沸，再用文火炖50分钟，加入盐、鸡精、鸡油，搅匀即成。

功效：壮筋骨，益智力，润肠通便，适用于筋骨疼痛、便秘、智力低下、反应迟钝等症。

牛膝炒蚕蛹

配方：牛膝20克，蚕蛹300克，料酒10克，姜5克，葱10克盐3克，鸡精2克，植物油35克。

制作：❶ 将牛膝洗净，润透，切3厘米长的段；蚕蛹洗净，去杂质；姜切片，葱切段。

❷ 将炒锅置武火上，加入植物油，烧至六成热时，下入姜、葱爆香，再下入蚕蛹、料酒，炒熟，加入盐、鸡精即成。

功效：补肝肾，补虚劳，降血压。适用于消渴、肝肾虚弱、高血压等症。

牛膝炒苦瓜

配方：牛膝20克，苦瓜300克，鸡蛋1个，料酒10克，姜5克，葱10克，盐2克，鸡精2克，植物油35克。

制作：❶ 将牛膝洗净，润透，切3厘米见方的段；苦瓜去瓤，洗净，切3厘米见方的薄片；鸡蛋打入碗中，划散；姜切片，葱切段。

❷ 将炒锅置武火上，加入植物油，烧至六成热时，下入姜、葱爆锅，立即下入鸡蛋，炒成金黄色，下入苦瓜、牛膝，炒熟，加入盐、鸡精即成。

功效：补肝肾，降血压。

牛膝拌海蜇

配方：牛膝20克，海蜇300克，料酒10克，姜5克，葱10克，盐3克，白糖10克，鸡精3克，香油25克，醋10克。

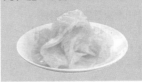

制作：❶ 将海蜇煮熟，切4厘米长的段；牛膝洗净，润透，切3厘米长的段；姜切丝，葱切丝。

❷ 将海蜇放入碗内，加入姜、葱、白糖、鸡精、醋、料酒、牛膝、盐，拌匀即成。

功效：补肝肾，降血压。

益母草

活血调经药

益母草为唇形科一年生或二年生草本植物益母草的干燥地上部分，又名益母、益明、茺蔚、坤草、茺蔚茎、益母蒿、益母艾、鸡母草、月母草、郁臭草、四棱草、三角胡麻。通常在夏季茎叶茂盛，花未开或初开时采割，切段，晒干。生用或熬膏用。

【产地溯源】
全国各地均产。

【性味归经】
味苦、辛，性微寒。归肝、心、膀胱经。

【本草语录】
"茎，主瘾疹痒。可作浴汤。"——《神农本草经》

"主浮肿，下水，兼恶毒肿。"——《本草拾遗》

"活血，破血，调经，解毒。"——《本草纲目》

功效主治
本品活血调经，利水消肿，为妇科经产之要药，主要适用于如下病症：

妇科疾病
如血滞经闭、痛经、经行不畅，产后瘀滞腹痛、恶露不尽等，单用益母草熬膏服；或与当归、川芎、赤芍等同用。

水瘀互阻
症见水肿、小便不利。单用，或与白茅根、泽兰等同用。

现代研究
本品含生物碱（益母草碱、水苏碱等）、黄酮类（洋芹素、槲皮素等），并含二萜类、挥发油、脂肪酸等，具有以下方面的生理作用：

❶ 兴奋子宫，促进子宫收缩。

❷ 增加冠脉血流量，减慢心率，改善微循环，防治心肌梗死，抑制血栓形成。

❸ 扩张外周血管及降低血压。

❹ 利尿、抑菌、兴奋呼吸中枢、抑制神经系统等。

❺ 现代临床可治疗急性肾炎浮肿、冠心病、产后出血等。

选购要点
以质嫩、叶多、色灰绿者为佳。

贮藏方法
置于通风干燥处，防潮，防蛀。

用法用量
煎服，9～30克；或熬膏；或入丸剂。外用适量，捣敷或煎水外洗。

注意事项
1. 孕妇忌服。
2. 阴虚血少及血虚无瘀者慎用。

疗疾验方

治疗赤白带下，恶露不止
益母散：单用益母草（开花时采），研为细末。每服6克，空心温酒下，每日3次。（《证治准绳》）

治疗赤白下痢
二灵散：益母草（晒干）、陈盐梅（烧存性）各等份，共研为末。每服9克，白痢以干姜汤、赤痢以甘草汤送服。（《本草纲目》）

治疗月经不调
每日取益母草15～20克，水煎服。（中医验方）

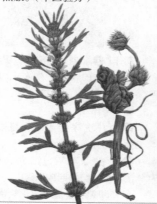

治疗荨麻疹
益母草膏，每次 30 克，开水冲服，每日 2 次。（中医验方）

治疗疮痈
益母草茎叶适量，捣烂，敷患处，每日 3 次。（中医验方）

治疗喉痹肿痛
益母草捣烂，加新汲水 1 碗，绞出浓汁，一次饮下。冬天用益母草根。（《本草纲目》）

治疗腹痛、骨质疏松等症
益母草、生山楂各 50 克，红糖 100 克。山楂去核，切片，加水 500 毫升，与益母草同煎，煎取 400 毫升，入红糖，搅匀，浓缩收膏。每服 20 毫升，每日 2 次。（中医验方）

治疗产妇诸疾及内脏受伤瘀血等
益母膏：将益母草全草洗净晒干，用竹刀（忌铁刀）切为小段，放入锅中，用水浸泡后煎煮至水减三分之二，去草取汁，得 50 ～ 60 升。澄清半日后，滤去药渣，以清汁在慢火上煎取 10 升，收存瓶中。每取 1 杯，和酒内服，1 日 2 次。（《本草纲目》）

治疗尿血
用益母草捣汁，每服 200 毫升。（《本草纲目》）

治疗小儿疳痢
用益母草嫩叶同米煮粥吃，病愈为止，常服嫩叶汁亦可。（《本草纲目》）

治疗痔疮下血
用益母草叶捣汁服。（《本草纲目》）

治疗各种疔疮
益母草捣烂封疮，另取益母草绞汁内服。又方：四月，益母草连花采收，晒干，烧存性。先用刀划破疔根，挤出血，

然后挑药入疗内，疔深者，用捻子把药送入底部。待污血流出，拭净，再次上药，直到血色鲜红为止。一二日后，根烂出，以针挑去，再敷药，不久，合口自愈，此间忌风寒、房事、酒肉及一切毒物。（《本草纲目》）

保健药膳

益母草炖墨鱼
配方：益母草 10 克，墨鱼 300 克，料酒 10 克，葱 10 克，姜 5 克，盐 3 克，味精 2 克，香油少许。

制作：❶ 墨鱼发好去骨，洗净，切成 3 厘米见方的块。
❷ 益母草洗净，用纱布袋装好，扎紧袋口；姜切片，葱切段。
❸ 将益母草袋、墨鱼、姜片、葱段、料酒同放炖锅内，加水 1800 毫升，置旺火上烧沸，再用小火炖 45 分钟，加入盐、味精、香油即成。

功效：养血补肾，健胃理气。

西芹益母草汤
配方：益母草 10 克，西芹 300 克，料酒 10 克，盐 3 克，味精 2 克，生姜 5 克，葱 10 克，香油少许。

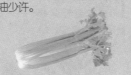

制作：❶ 将益母草洗净，切成 3 厘米长的段，放入锅内，加水 500 毫升，煮 25 分钟，过滤，留汁液。
❷ 西芹洗净切段；葱切段，生姜切片。
❸ 将益母草液、西芹、生姜、葱、料酒同放炖锅内，加水 1500 毫升，置旺火上烧沸，

再用小火煮 25 分钟，加入盐、味精、香油即成。

功效：降压，利尿，减肥。

益母草红花糖水
配方：益母草 15 克，红花 3 克，红糖 20 克。

制作：将益母草、红花洗净，水煎，去渣，取汁 50 毫升，加入红糖。每日 1 剂，连服 6 ～ 7 日。

功效：化瘀止血，适用于产妇恶露不尽。

益母草山楂降脂
配方：益母草 10 克，山楂 30 克，茶叶 5 克。

制作：将所有茶材放入壶中，注入开水，冲泡成茶饮，可回冲数次至味道渐淡。

功效：降压降脂。

黑木耳益母汁茶
配方：益母草 50 克，白糖 50 克，黑木耳 10 克。

制作：❶ 黑木耳泡发；益母草洗净。
❷ 将益母草、黑木耳、白糖加水煎煮熟透。
❸ 每次 1 汤匙，用水冲服。

功效：化瘀止血，适用于产妇恶露不尽、体弱多病。

益母草粥
配方：鲜益母草 120 克（干品 60 克），粳米 50 克，红糖适量。

制作：❶ 将益母草洗净，去根，切碎，放锅内加水煎煮，去渣取浓汁；粳米淘洗干净。
❷ 将粳米放进益母草汁锅内，再加适量水，煮至米烂，加红糖，拌匀即可。每日 2 次，早晚服用。

功效：调经止痛，暖腹，适用于产后腹痛。

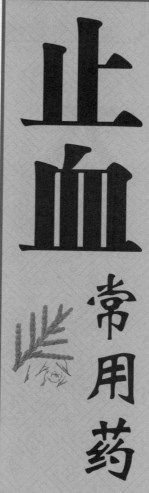

第十七章

止血常用药

含义 凡以制止体内外出血为主要作用的药物，称为『止血药』。

分类

凉血止血药：既能清热凉血，针对血热妄行的病因而间接止血，又能直接止血的药物。

化瘀止血药：既可止血，又能活血化瘀的药物。

收敛止血药：以止血为主要功效，兼能收涩的药物。

温经止血药：既可止血，又能温里散寒的药物。

功效

中医论点：止血药均有止血功效，主要适用于各种内外出血病证，如咯血、咳血、衄血、吐血、便血、尿血、崩漏以及外伤出血等。一般而言，咳血、咯血、鼻衄，多为肺络损伤，亦与肝火犯肺或虚火上炎有关；吐血多为胃络损伤，可与肝木犯胃有关；便血多发生于胃与大肠，尿血多责之于肾与膀胱；崩漏则可因肝肾阴虚、肝火内盛或脾失统摄引起。再结合其出血的色质辨证，可分别其脏腑和寒热虚实，进行合理治疗。

现代药理：止血药能促进凝血过程，缩短凝血时间，促进局部血管收缩及抑制纤维蛋白溶酶活性。

应用

1.临床应用止血药时，须根据出血的不同病因和具体证候选择相应的止血药，并选择适当的药物进行配伍。如血热妄行者，应用凉血止血药，并配以清热泻火，清热凉血之品；阴虚火旺者，宜配滋阴降火药；若瘀血内阻，血不循常道而出血者，应选化瘀止血药，配以行气活血药；若出血过多，气随血脱者，须急投大补元气之药以益气固脱；便血、崩漏，应适当配以升举之品；吐血、衄血，则可配以降气之品。

2.止血药多炒炭用。一般而言，止血药炒炭后增加了苦涩之性，使止血作用加强。

禁忌

在使用止血药时，除大量出血需急救止血外，对实热方盛或瘀血内阻的出血证，不宜过早使用收敛止血药，以免留邪。

凉血止血药

凉血止血药，性味甘苦寒凉，多数专入血分，能清泻血分之热而有止血之功。适用于血热妄行所致的各种出血病症，症见血色鲜红，伴烦躁、口渴、面赤、舌红、脉滑或数等。

本类药物一般不宜用于虚寒性出血证。

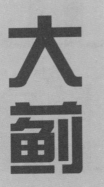

大蓟为菊科多年生草本植物蓟的地上部分或根，又名大蓟草、虎蓟、马蓟、刺蓟、山牛蒡、鸡项草、千针草、野红花等。夏、秋二季花开时割取地上部分，或秋末挖根，除去杂质，晒干。生用或炒炭用。

【产地溯源】
全国大部分地区均产。

【性味归经】
味苦、甘，性凉。归心、肝经。

【本草语录】
"主女子赤白沃，安胎，止吐血，鼻衄。"——《名医别录》

"止崩中血下，生取根捣绞汁，服半升许，多立定。"——《药性论》

"大蓟根，最能凉血，血热解则诸证自愈也。"——《本草经疏》

功效主治
本品凉血止血，散瘀解毒消痈，主要适用于如下病症：

血热所致的吐血、咯血、衄血、尿血、崩漏等
可单用或配伍小蓟、侧柏叶等同类止血药使用。

热毒疮痈
可单用捣敷或配伍其他清热解毒药内服，尤以鲜品为佳。

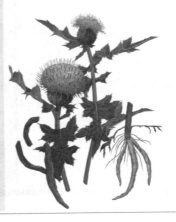

现代研究
本品含β-谷甾醇、乙酰蒲公英甾醇等三萜、甾醇类，并含有生物碱、黄酮及挥发油、多糖等成分。具有以下方面的生理作用：

❶缩短出血时间，有止血作用。炒炭后缩短出血时间的作用更明显。

❷对金黄色葡萄球菌、伤寒及副伤寒杆菌、大肠杆菌、痢疾杆菌等均有抑制作用。

❸降血压、消炎、利尿等。

❹现代临床可用于肝炎、高血压、肺结核、乳腺炎、荨麻疹等。

选购要点
全草以色灰绿、无杂质者为佳；块根以粗壮、无须根、芦头者为佳。

贮藏方法
置于干燥处，防潮。

用法用量
内服水煎，9～15克；外用适量，捣敷患处。本品炒炭后可增强收涩止血作用。

注意事项

脾胃虚寒而无瘀滞者忌用。

疗疾验方

治疗各种出血证

鲜大蓟500克。洗净捣烂，用纱布包好，榨取药汁（如无鲜品，可用干品50克，研成细末代），加白糖适量，冷开水送服。适用于咳血、吐血、衄血、尿血、便血等症。轻者1剂，重者数剂。孕妇忌用。（中医验方）

治疗疔疮恶肿

大蓟120克，乳香30克，明矾15克。共研为末，每服6克，酒送下，以出汗为见效。（《本草纲目》）

治疗烧烫伤

新鲜大蓟3根，植物油适量。大蓟洗净切细，捣烂取汁与植物油按比例调成糊状，涂抹患处。（中医验方）

治疗肺结核

干大蓟根100克，猪肺30克。水煎，每日1剂，早晚服用，连服3个月为1疗程。有效而未愈者可继续服第2个疗程，2个疗程未愈者停药，服药期间停用西药抗结核药。（中医验方）

治疗崩中下血

用大、小蓟根200毫升，泡在2000毫升酒中，经过5日，取酒常饮。亦可用酒煎蓟根服或用生蓟捣汁温服。（《本草纲目》）

治疗小便热淋

用大蓟根捣汁饮服。（《本草纲目》）

 保健药膳

大蓟粥

配方：大蓟15克（鲜品60克），大米100克，白糖20克。

制作：❶将大蓟洗净，置锅内加水适量煮25分钟，停火，滤去药渣。

❷大米淘洗干净，放入锅内，加入大蓟药汁和清水适量，置武火上烧沸，再用文火煮30分钟即成。

功效：凉血，止血，消肿。对大肠溃疡便血患者尤佳。

【产地溯源】

主产于江苏、安徽、福建、河北、浙江等地。

【性味归经】

味苦、酸、涩，性微寒。归肝、胃、大肠经。

【本草语录】

"止吐血，鼻洪，月经不止，血崩，产前后诸血疾，赤白痢并水泻，浓煎止肠风。"——《日华子本草》

"调敷烫火伤，疮疡溃烂。"——《药物图考》

"月经不止，血崩，漏下赤白，煎醋服。"——《本草纲目》

"止冷热痢、疳痢，极效。"——《开宝本草》

功效主治

本品凉血止血，解毒敛疮，主要适用于如下病症：

血热所致各种出血证

尤以下部出血，如便血、痔疮出血等更为常用，常与茜草、槐花等同用。

烫火伤

单用或与生大黄等同用，研末，香油调敷。

疮痈溃破、流水

单用或与黄连、黄柏等同用，研末，掺于患处。

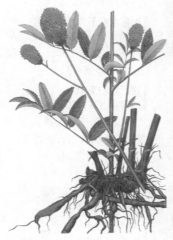

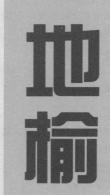

地榆

地榆为蔷薇科多年生草本植物地榆或长叶地榆的干燥根，又名白地榆、枣儿红、水槟榔等。春季发芽前或秋季苗枯后采挖，除去残茎及须根，洗净晒干。

凉血止血药

湿疹

以本品浓煎，纱布浸药汁外敷；亦可配煅石膏、枯矾研末外搐。

现代研究

本品主要含有三萜及地榆糖苷，并含没食子酸类鞣质及缩合鞣质、没食子酸、鞣花酸等，具有以下方面的生理作用：

❶ 缩短出凝血时间，并能收缩血管，故有止血作用。

❷ 广谱抗菌作用，但高压消毒处理后抗菌能力显著降低。

❸ 对浅度烧伤，特别对中小面积、污染轻的烧伤效果佳，可促进新皮生长。

❹ 抗炎、镇静、止呕等。

❺ 现代临床可用于胃及十二指肠出血、慢性胃炎、急性菌痢等。

选购要点

以条粗、质坚、断面粉红色者为佳。

贮藏方法

置通风干燥处，防潮，防蛀。

用法用量

煎服，9～15克；外用适量。生地榆凉血解毒止

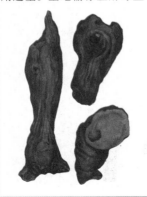

血力强，炒炭后以收敛止血为主。

注意事项

1. 虚寒血证及兼有瘀血者忌用。

2. 烧伤不宜使用地榆制剂大面积外涂，否则可能引起药物性肝炎。

疗疾验方

治疗吐血

地榆90克，加米醋1升，煮沸十余次，去渣滓，饭前热服100毫升。（《本草纲目》）

治疗湿疹

地榆30克，加水500毫升，煎成100毫升，过滤，用纱布蘸药液湿敷。（中医验方）

治疗浅度烧烫伤

地榆根炒炭并磨成粉，用香油调成50%软膏，涂于创面，每日数次。（中医验方）

治疗血痢不止

地榆晒干，研细。每服6克，掺在羊血上炙熟食下。或者单用地榆煎汤，每服300毫升。（《本草纲目》）

治疗大便下血长期不愈

地榆、鼠尾草各60克，加水2升，煮取1升，一次服完。（《本草纲目》）

治疗赤白下痢

地榆480克，加水600毫升，煮取300毫升，去渣，熬成膏。每服60毫升，空腹服，1日2次。（《本草纲目》）

治疗小儿疳痢

地榆煮汁，熬如饴糖，服之有效。（《本草纲目》）

治疗小儿湿疮

地榆煎成浓汁洗疮，1日2

次。（《本草纲目》）

治疗小儿面疮，红肿热痛

地榆240克，加水2升，煎取1升，温洗患处。（《本草纲目》）

治疗痔疮出血

地榆30克，荸荠（洗净，打碎）500克，加红糖150克，水煎约1小时。每日分2次服。（《中医验方》）

保健药膳

地榆羊肚汤

配方： 地榆15克，制半夏25克，羊肚1个，料酒6克，姜、葱各6克，盐4克，胡椒粉3克，味精3克。

制作： ❶ 羊肚洗净；地榆、半夏放入羊肚内，扎紧口；姜切片，葱切段。

❷ 将羊肚放入炖锅内，加水适量，放入生姜、葱、料酒、胡椒粉。置武火上烧沸，再用文火炖50分钟，将羊肚捞起，除去药物，将羊肚切成4厘米长、2厘米宽的条状，再放入锅内烧沸，加入味精即成。

功效： 补脾胃，止痛，对胃痛、呕吐、吐血、胃癌患者尤佳。

地榆三七花汤

配方： 地榆200克，干三七花10克，清汤、盐、味精各适量。

制作： ❶ 地榆洗净，沥干水，干三七花洗净。

❷ 干三七花入锅，加入清汤、盐烧沸2分钟后，放入地榆，烧沸至熟，起锅放味精即成。

功效： 清热解毒，平肝降压，凉血止血。

【产地溯源】

全国大部分地区有产。

【性味归经】

味苦、涩，性微寒。归肺、肝、大肠经。

【本草语录】

"主吐血，衄血，痢血，崩中赤白……祛湿痹，生肌。"
——《名医别录》

"泄肺逆，泻心火，平肝热，清血分之热。"——《医林纂要》

"凉血行气，祛风，利小便，散瘀。"——《岭南采药录》

"治冻疮，烧取汁，黑润鬓发。"——《日华子本草》

功效主治

本品凉血止血，化痰止咳，主要适用于如下病症：

出血证

如吐血、咯血、便血、尿血、崩漏等，尤多用于血热妄行的出血证，可与生地、小蓟等配伍；若为虚寒出血，可与炮姜、艾叶等配伍。

咳嗽痰多

可配合黄芩、桔梗等治疗。

现代研究

侧柏叶的化学成分主要为挥发油，其中含侧柏烯、侧柏酮、小茴香酮、蒎烯、石竹烯等，并含有黄酮类化合物、有机酸、树脂、鞣质等，具有以下方面的生理作用：

❶ 止血作用，明显缩短出凝血时间。

❷ 镇咳，祛痰，平喘。

❸ 抑菌，抗结核。

❹ 镇静及轻度降压作用。

❺ 现代临床可用于胃及十二指肠溃疡、慢性支气管炎、百日咳、脂溢性脱发等。

选购要点

以叶嫩、青绿色、无碎末者为佳。

贮藏方法

置干燥处，防潮。

用法用量

煎服，6～12克。生品清热凉血、止咳祛痰力胜，炒炭后寒凉之性趋于平和，专于收敛止血。

注意事项

不可久服、多服，否则易损伤脾胃。

疗疾验方

治疗流行性腮腺炎

鲜侧柏叶、鸡蛋清各适量。鲜侧柏叶洗净捣烂，加鸡蛋清调成泥状外敷患处，每日换药2次。（中医验方）

防治流行性感冒

侧柏叶15克，花椒50粒，白酒50毫升。前2味捣碎，同白酒一起入瓶浸半月，在呼吸道及消化道传染病流行季节，每晨空腹温服5～10毫升。（中医验方）

治疗秃发

用鲜侧柏叶浸泡于60%乙醇中，7日后过滤，取药液，涂擦毛发脱落部位，每日3次。（中医验方）

治疗牛皮癣

侧柏叶、椿桃叶各250克。上药加水5000毫升，煮沸20分钟，适温洗浴。每周2～3次。（中医验方）

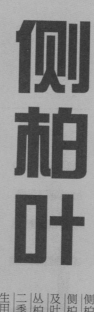

侧柏叶

侧柏叶为柏科常绿乔木侧柏的干燥或新鲜枝梢及叶，又名柏叶、扁柏叶、丛柏叶等。多在夏、秋二季采收，阴干，切段。生用或炒炭用。

凉血止血药

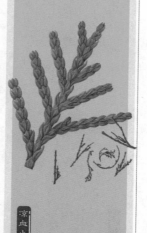

化瘀止血药

化瘀止血药，性味多苦、辛、甘、平，具有止血而不留瘀的特点。部分药物兼有消肿定痛之效，其既能化瘀，又能止血，适用于出血而兼瘀血内阻致血不循经之证，症见反复出血不止，血色紫暗，或有瘀块，面色黧黑，伴局部疼痛，痛处不移等症。

出血而无瘀者，忌用该类药物。

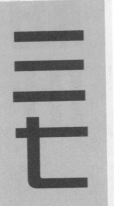

三七

三七为五加科多年生草本植物三七的干燥根，又名田七、血参、山漆、田漆、三七、参三七、金不换等。夏末秋初花开前采者称「春三七」，秋冬果熟后采者为「冬三七」，以前者为佳。挖取根部，去净泥土，晒干。研细粉生用。

【产地溯源】

主产于云南、广西等地。四川、贵州、湖北、江西等地亦产。

【性味归经】

味甘、微苦，性温。归肝、胃经。

【本草语录】

"止血、散血、定痛，金刀箭伤、跌仆杖疮血出……亦主吐血、衄血、下血、血痢、崩中、经水不止、产后恶血不下、血晕、血痛、赤目痈肿、虎咬蛇伤诸病。"——《本草纲目》

"主清血散瘀、瘟毒、鼠疫、血燥、产后热。"——《药物图考》

"善化瘀血，又善止血妄行，为吐衄要药。"——《医学衷中参西录》

"止血而兼补。"——《本草新编》

功效主治

本品化瘀止血，活血定痛，主要适用于如下病症：

出血证（尤以有瘀者为宜）

如咳血、吐血、便血、尿血、崩漏以及外伤出血等，单用本品内服或外用；或与血余炭、花蕊石同用。

跌打损伤，瘀滞疼痛

单味内服或外敷，或与活血行气药同用。

现代研究

本品含三七皂苷、五加皂苷、槲皮苷、槲皮素、β-谷甾醇等。具有以下方面的生理作用：

❶ 止血，缩短凝血时间。

❷ 抑制血小板聚集，促进纤溶，降低全血黏度。

❸ 增加冠脉血流量，降低心肌耗氧量，抗心律失常。

❹ 消炎、镇痛、消除运动性疲劳、增强脑力等。

❺ 现代尚可用于治疗冠心病心绞痛、脑出血后遗症、血瘀性慢性肝炎、子宫脱垂等。

选购要点

以个大坚实、体重皮细、断面棕黑色、无裂痕者为佳。

贮藏方法

贮于有盖容器内，防潮、防蛀；三七粉末需密封保存。

用法用量

多研末服，每次 1.5～3 克；亦可入煎剂，3～12 克。外用适量。

注意事项

1. 孕妇忌用。

2. 出血见阴虚口干者，须配伍后使用。

化瘀止血药

疗疾验方

治疗吐血、衄血（鼻出血）不止

三七3克，口嚼以米汤送下。（《本草纲目》）

治疗无名痈肿，疼痛不止

用三七根磨米醋调涂即散；如痈已破，则用三七研细干涂。（《本草纲目》）

治疗寻常疣、瘢痕疙瘩

三七粉10～15克。每次1～1.5克，白开水送服，每日2次。（中医验方）

治疗大肠下血、妇女血崩

三七研细，淡白酒调1～6克服。（《本草纲目》）

治疗重度赤眼

三七根磨汁涂在眼睛周围，极效。（《本草纲目》）

 保健药膳

三七蒸白鸭

配方： 三七15克，白鸭1只，料酒15克，姜5克，葱10克，胡椒粉3克，盐3克，鸡精3克，鸡油30克。

制作： ❶ 将三七润透、切片；白鸭宰杀后，去毛桩、内脏及爪；姜切片，葱切段。

❷ 将三七、白鸭肉、料酒、姜、葱、胡椒粉同放蒸盘内，置武火大气蒸笼内蒸35分钟即成。

功效： 活血化瘀，止痛，适用于劳热骨蒸、咳嗽、水肿等症。

三七蛋羹

配方： 三七粉5克，鸡蛋1个，鲜藕1段，盐3克，猪油15克。

制作： ❶ 将藕洗净，切碎，用纱布绞汁1小杯，加水250毫升，煮沸。

❷ 将三七粉与鸡蛋液调匀，倒入藕汁锅中，加入食盐，猪油调匀即成。

功效： 益胃止血，对胃酸过多的胃出血患者尤佳。

山药三七粥

配方： 三七粉10克，山药粉100克，桂圆肉10克，炮姜炭6克，红糖适量。

制作： 桂圆、炮姜先煮30分钟，去姜渣，加入山药粉、三七粉，用文火共煮粥，调入红糖。每日1剂，分2～3次温服。

功效： 温中健脾，止血，适用于脾胃虚寒之大便下血、骨质疏松等症，便血因热或湿热者不宜。

鲜藕三七饮

配方： 三七粉6克，鲜藕汁100克，鸡蛋1个，白糖20克。

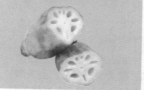

制作： ❶ 鸡蛋打入碗中，加入鲜藕汁、三七粉、水适量，搅匀，调成羹。

❷ 将锅置武火上烧沸，再用文火将鸡蛋蒸熟即成。

功效： 活血，养血，止血，对胃溃疡出血患者尤佳。

三七炖鸡

配方： 三七10克，鸡肉500克，料酒10克，胡椒粉2克，盐3克，姜6克。

制作： ❶ 将鸡肉切成2厘米见方的块状，生姜切片，三七打

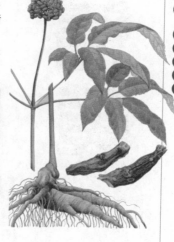

成细粉。

❷ 将鸡块、三七、料酒、生姜放入锅内，加水适量，置武火上烧沸，再用文火炖50分钟，加入胡椒粉、味精搅匀即成。

功效： 化瘀止血，活血止痛，对大肠溃疡患者有一定疗效。

三七炖猪肚

配方： 三七15克，白胡椒5克，猪肚1只（1000克），料酒10克，姜5克，葱10克，盐4克，鸡精3克。

制作： ❶ 将三七、白胡椒打成细粉。

❷ 将猪肚洗净；把白胡椒、三七粉放入猪肚内，略加清水，然后将猪肚两头用线扎紧，放入锅内，加水3500毫升，再放入姜、葱、料酒，用武火烧沸，再用文火炖55分钟，加入盐、鸡精即成。

功效： 温胃止痛，祛瘀止血，调节血糖，适用于三消型糖尿病、胃痛出血患者食用。

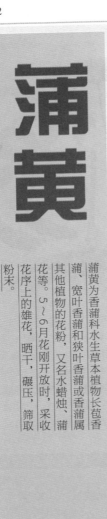

蒲黄

蒲黄为香蒲科水生草本植物长苞香蒲、宽叶香蒲和狭叶香蒲或香蒲属其他植物的花粉，又名水蜡烛、蒲花等。5～6月花刚开放时，采收花序上的雄花，晒干，碾压，筛取粉末。

化瘀止血药

主产于江苏、浙江、安徽、山东、湖北等地。

【性味归经】

味甘，性平。归肝、心经。

【本草语录】

"主心腹膀胱寒热，利小便，止血，消瘀血。"——《神农本草经》

"凉血活血，止心腹诸痛。"——《本草纲目》

"去热燥，利小便。"——《日用本草》

"蒲黄，性凉而利，能洁膀胱之源，清小肠之气，故小便不通，前人所必用也……凡生用则性凉，行血而兼消；炒用则味涩，调血而且止也。"——《本草汇言》

功效主治

本品化瘀，止血，利尿，主要适用于如下病症：

各种出血证
尤长于治疗出血兼有瘀滞者，可与仙鹤草、侧柏叶等配伍。

瘀血疼痛
症见脘腹疼痛、产后瘀痛、痛经等，常配合五灵脂、红花等治疗。

淋证
多用于血淋，症见小便淋涩疼痛而有尿血者，常与小蓟、栀子等药同用。

现代研究

本品含异鼠李素、甾类、烷类、酸类、挥发油、氨基酸、脂肪油以及多种糖，具有以下方面的生理作用：

❶ 止血，促进凝血。

❷ 降血压，降血脂，防治动脉粥样硬化，降低血小板聚集。

❸ 增强心肌收缩力，增加冠脉血流量，改善微循环。

❹ 抑菌，调节免疫功能，大剂量可增强巨噬细胞的吞噬功能。

❺ 兴奋子宫、增强肠蠕动等。

❻ 现代临床可用于冠心病、血脂异常、溃疡性结肠炎等。

选购要点

以色鲜黄、光滑、纯净者为佳。

贮藏方法

置通风干燥处，防潮，防蛀。

用法用量

5～9克，纱布包煎。外用适量，研末撒或调敷，止血多炒用，散瘀止痛多生用。

注意事项

本品能收缩子宫，故孕妇慎用。

疗疾验方

治疗跌打损伤，瘀血作痛
失笑散：蒲黄9克，五灵脂15克。上药研末，先用醋煮透，再加水煮沸服之，每日1次，一般3～5日即愈。（《太平惠民和剂局方》）

治疗功能性子宫出血、月经过多
蒲黄（炒）、大蓟全草、小蓟、茜草各9克，女贞子、旱莲草各12克。水煎服，每日1剂。（中医验方）

治疗妇女月经过多，或淋沥不断
蒲黄丸：蒲黄（微炒）90克，龙骨75克，艾叶30克，研细后，炼蜜为丸，如梧桐子大。每服20丸，米汤送下。（《圣济总录》）

收敛止血药

　　收敛止血药，味多苦涩，性属平凉。或炒炭以增其收涩之性，或质黏而助其收敛之功，均以收敛为其特长，主要用于出血不止，虚损不足，神疲乏力，舌淡脉细或外伤出血等。

白及

白及为兰科多年生草本植物白及的干燥块茎，又名白芨、白根、白给、甘根、羊角七、一兜棕、地螺丝、千年棕、皲口药。夏、秋二季采挖，除去残茎和须根，洗净，置沸水中煮或蒸至无白心，除去外皮，晒干，切薄片。生用。

【产地溯源】

　　主产于贵州、四川、云南、湖南、湖北、浙江、江苏、安徽、江西等地。

【性味归经】

　　味苦、甘、涩，性微寒。归肺、胃、肝经。

【本草语录】

　　"主痈肿、恶疮、败疽，伤阴死肌，胃中邪气。"——《神农本草经》

　　"白及，敛气、渗痰、止血、消痈之药也。此药质极黏腻，性极收涩，味苦气寒，善入肺经。"——《本草汇言》

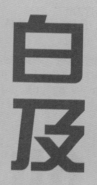

功效主治

　　本品收敛止血，消肿生肌，主要适用于如下病症：

体内外多种出血证

如肺阴不足，干咳少痰，咯血，常配以阿胶、生地等治疗；呕血黑便，可与血余炭、乌贼骨等配伍；对于外伤出血，可以白及研细末（鲜品则捣烂）外擦（或外敷）。

疮疡肿毒

可与银花、贝母等配伍。

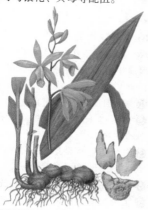

现代研究

　　本品含二氢菲并吡喃等菲衍生物，并含蒽醌衍生物、有机酸、白及胶、淀粉、葡萄糖、挥发油、黏液质等，具有以下方面的生理作用：

❶ 缩短凝血时间及抑制纤溶，有良好的局部止血作用。

❷ 抗感染，抗结核杆菌。

❸ 预防肠粘连、抗溃疡、抗休克、抗肿瘤等。

❹ 现代临床可用于肺结核、胃及十二指肠溃疡、鼻出血、过敏性紫癜等。

选购要点

以个大坚实、根茎肥厚、色白明亮、无须根者为佳。

贮藏方法

置于通风干燥处，防潮，防蛀。

用法用量

煎服，6～15克；研末服，每次3～5克。外用适量。

收敛止血药

注意事项

1. 不宜与乌头配伍。
2. 外感咯血慎用。

 疗疾验方

治疗鼻衄不止

用唾液调白及末涂鼻根处（名"山根"），另取白及末3克，水冲服。（《本草纲目》）

治疗刀伤

白及、煅石膏各等份，共研为末，掺伤口上。（《本草纲目》）

治疗胃及十二指肠溃疡出血

每次用白及粉0.3～0.6克，每日3～4克，口服。（中医验方）

治疗冬季手足皲裂

用白及粉加水调匀，填入裂口。患处切勿沾水。（《本草纲目》）

治疗肺痿

白及肺：白叶猪肺1具，白及片30克。猪肺挑去气筋、血膜，洗净，同白及入瓦罐，加酒，淡煮熟，食肺饮汤。（《喉科心法》）

保健药膳

白及粥

配方：白及10克，大米100克。

制作：❶ 将白及洗净，切成2厘米见方的小块；大米淘洗干净。

❷ 将大米、白及放入锅内，加水适量，置武火上烧沸，再用文火煮30分钟即成。

功效：养胃，止血，消肿。对大肠溃疡便血患者尤佳。

白及牛奶饮

配方：白及20克，牛奶250克，蜂蜜30克。

制作：❶ 将白及洗净，切片，以水100毫升煎煮25分钟，除去白及，留药液。

❷ 将白及药液和牛奶同放奶锅内烧沸，加入蜂蜜即成。

功效：养阴，补虚，生肌。胃及十二指肠溃疡患者食用尤佳。

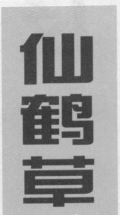

仙鹤草

 收敛止血药

去杂质，干燥。

茎叶茂盛时采割，除分，又名草龙牙、狼龙芽的干燥地上部仙鹤草为蔷薇科植物

牙草等。夏、秋二季

【产地溯源】

主产于贵州、四川、湖北、河南、安徽、浙江、云南等地。

【性味归经】

味苦、涩，性平。归肺、肝、脾经。

【本草语录】

"治妇人月经或前或后，赤白带下，面寒腹痛，日久赤白血痢。"——《滇南本草》

"消宿食，散中满，下气，疗吐血各病，反胃噎膈，疟疾，喉痹，闪挫，肠风下血，崩痢。"——《本草纲目拾遗》

"理跌打伤，止血，散疮毒。"——《生草药性备要》

功效主治

本品收敛止血，补虚，消积，止痢，杀虫，主要适用于如下病症：

各种出血证

无论寒热虚实，均可配伍应用。如血热妄行，可与生地，侧柏叶，大、小蓟等同用；虚寒性出血，可与炮姜炭、灶心土、黄芪等同用。

腹泻，痢疾

尤多用于久泻、久痢，可与凤尾草、白槿花等配伍。

痈疽疮毒

可单用本品熬膏调蜜外涂，或同时内服。

现代研究

本品含仙鹤草素、仙鹤草酚、仙鹤草内酯、仙鹤草醇、鞣质、黄酮类、有机酸类、挥发油及维生素C、维生素K等，具有以下方面的生理作用：

❶ 缩短凝血时间，促进止血。

❷ 升高血压，强心，缓解骨骼肌的疲劳。

❸ 对金黄色葡萄球菌、结核杆菌、伤寒杆菌等有抑制作用。

❹ 杀灭阴道滴虫、绦虫、血吸虫。

❺ 消炎，降血压，降血糖，抗

疟，抗癌等。

⑥ 现代临床还用于肺结核咯血、复发性口疮、胃及十二指肠溃疡出血和支气管扩张出血等。

选购要点

以梗紫红色、枝嫩、叶完整者为佳。

贮藏方法

置通风干燥处，防潮，防霉。

用法用量

煎服，6～12克，大剂量可用至30～60克。止血亦可炒炭用。

注意事项

本品收敛，所以对出血而有瘀血者，应与活血化瘀药并用。

🍵 疗疾验方

治疗鼻出血、便血

仙鹤草、蒲黄、白茅根、大蓟各15克，水煎服。（《四川中药志》）

治疗眩晕

仙鹤草30克，鸡蛋2个，水煮服。每日1剂，3周为1疗程。

治疗皮肤结毒、瘙痒不适

鲜仙鹤草120克，地瓜酒250克，冲开水，炖，每次20毫升，饭后服，每日2次。病发初起服3～4日能化脓，连服十余日，能消炎止痛。（中医验方）

治疗肺痨咯血

鲜仙鹤草30克（干者18

克），白糖30克。把仙鹤草捣烂，加冷开水一小碗，搅拌，榨取液汁，加入白糖，一次服用。（《贵州民间方药集》）

🫖 保健药膳

仙菊茶

配方：仙鹤草30克，菊花15克，金银花15克，甘草6克，白石英12克，紫石英12克，白糖30克。

制作：**①** 将前6味药物洗净，置锅内，加水适量。

② 将锅置武火上烧沸，再用文火煮20分钟，滤去渣，在药汁内加入白糖搅匀即成。

功效：清热解毒，消肿散瘀。适用于胃癌患者。

仙鹤草萝卜鹌鹑汤

配方：仙鹤草50克，白萝卜500克，鹌鹑4只，蜜枣4枚，陈皮1/4片，猪瘦肉150克，姜、盐各适量。

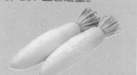

制作：**①** 仙鹤草、蜜枣、陈皮分别洗净，蜜枣去核，陈皮去瓤，均用清水浸泡。

② 白萝卜洗净，削皮，切厚块；鹌鹑去内脏，收拾干净；猪瘦肉洗净，切块。

③ 仙鹤草装入药袋，放入锅内，加清水2500毫升，武火煲沸20分钟，弃去仙鹤草，再加入其余材料，用武火煲

沸，改文火煲一个半小时，加盐即可。

功效：清热养阴，生津降火。适用于咽喉肿痛，声音嘶哑，口气臭秽，牙龈肿胀、出血等。

二草粥

配方：仙鹤草60克，败酱草80克，大米100克，白糖20克。

制作：**①** 将仙鹤草、败酱草洗干净，放入锅内，加水适量，煮沸25分钟，滤去渣，留药液。

② 将大米淘洗干净，放入锅内，加入药液，置武火上烧沸，再用文火煮30分钟，加入白糖即成。

功效：养胃，消肿，散瘀。适用于胃癌患者。

温经止血药

温经止血药，味多苦辛，性多温涩，以温脾固冲，温经止血作用为主，兼有温中散寒、止泻止痛等功效。主要用于脾不统血，冲脉失固之虚寒性出血证，尤多用于下部出血证，例如便血、崩漏后紫癜等，证见出血日久，血色暗淡，面色萎黄，乏力，畏寒肢冷，舌淡，脉细或迟等。

热盛火旺之出血证忌用该类药物。

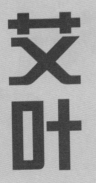

艾叶

艾叶为菊科多年生草本植物艾的干燥叶，又名艾蒿、蕲艾、灸草、黄草、医草、家艾、甜艾。春、夏间花未开时采摘，晒干或阴干。生用、捣绒或制炭用。

【产地溯源】
全国大部分地区有产，习惯认为湖北蕲州产者品质最优，习称"蕲艾"。

【性味归经】
味苦、辛，性温，归肝、脾、肾经。

【本草语录】
"利阴气，生肌肉，辟风寒，使人有子。"——《名医别录》
"止崩血，安胎，止腹痛……止赤白痢及五脏痔泻血。"——《药性论》
"温中，逐冷，除湿。"——《本草纲目》

功效主治

本品温经止血，散寒调经，安胎，主要适用于如下病症：

出血证
多用于虚寒出血，如崩漏、产后下血等，可与阿胶、当归等合用。

虚寒疼痛
如脘腹疼痛、经行腹痛等，可与炮姜、吴茱萸等合用。

皮肤湿疹瘙痒
单味艾叶煎汤外洗。

现代研究

本品主要含有挥发油、黄酮、鞣质、多糖等，具有以下方面的生理作用：

❶ 止血，缩短凝血时间。
❷ 明显的镇咳、祛痰及抗过敏作用。
❸ 抑菌，抗过敏，调节体液免疫。
❹ 强心，增加冠脉血流量。
❺ 兴奋子宫、利胆、利尿、抗衰老等。
❻ 现代临床可用于慢性支气管炎、习惯性流产、顽固性呃逆等。

选购要点

以背面灰白色、香气浓郁、质柔软、叶厚色青者为佳。

贮藏方法

置于通风干燥处，防潮，防蛀。

用法用量

煎服，3～9克；外用适量。温经止血宜炒炭用；余则生用。艾叶捣绒为艾绒，是灸法的主要用料。

注意事项
阴虚血热者慎用。

 疗疾验方

治疗荨麻疹
生艾叶10克，白酒100毫升。

上2味共煎至药酒剩50克毫升，顿服。每日1次，连服3日。（中医验方）

治疗呃逆
艾叶10克，硫黄5克，生姜1片，料酒适量。硫黄、艾叶用酒煎沸。令患者含生姜片，用煎药的蒸气熏鼻。每日1次，连用3日。（中医验方）

治疗皮炎
陈茶叶（1年以上）、陈艾叶各25克，老姜（捣碎）50克，紫皮大蒜2个（捣碎）。上药水煎，加食盐少许，分2次外洗。（中医验方）

治疗慢性气管炎
艾叶100克，红糖25克。水煎成100毫升，分3～4次服，1周为1疗程。（中医验方）

治疗妊娠伤寒（身大热，发斑其色由红变黑，尿血）
取艾叶一团，如鸡蛋大，加酒600毫升，煮取500毫升，分两次服。（《本草纲目》）

治疗吐血
熟艾三团，加水1000毫升，煮取400毫升饮服。又方：熟艾烧灰，取6克，水送服。（《本草纲目》）

治疗咽喉肿痛
嫩艾捣汁，细细咽下。又方：艾叶一把，同醋捣烂，敷于喉部。（《本草纲目》）

治疗小儿脐风撮口
艾叶烧灰，填满脐中，外用布缚定。或用蒜盖脐部，隔蒜用艾绒灸之。（《本草纲目》）

治疗头风面疮（痒且流黄水）
艾叶60克，加醋200毫升，煎成浓汁，摊在纸上敷贴疮。1日换2～3次。（《本草纲目》）

治疗久痢
艾叶、陈皮各等份，煎服。也可将这两味药共研为末，加酒煮烂制成丸。每服20丸，盐汤送下。（《本草纲目》）

治疗痔疮
先用槐枝、柳枝煎汤洗过，再以艾灸7壮。血秽泻后即愈。（《本草纲目》）

治疗妊娠下血
胶艾汤：艾叶90克，川芎、甘草各60克，当归、地黄各90克，芍药120克，加水1000毫升、清酒1000毫升，煮取600毫升，再加阿胶60克令化尽。每服200毫升，日服3次。（《本草纲目》）

治疗妇女崩中，血出不止
熟艾一团，如鸡蛋大，阿胶（炒为末）15克，干姜3克，水五碗，同煎服（先煮艾、姜至二碗半，倒出药汁，加阿胶化开，分3次服，1日服尽）。（《本草纲目》）

治疗产后下血
干艾叶、老生姜各15克，煎浓汤服。（《本草纲目》）

 保健药膳

艾叶汁
配方：鲜艾叶500克，白糖10克。

制作：❶将生艾叶洗净，捣碎。

❷将碎艾叶装入纱布袋内，绞出汁液，加入白糖即成。

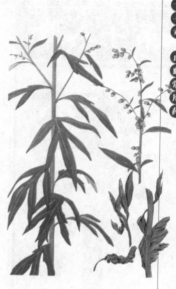

功效：健脾胃。胃弛缓患者坚持服用，效果显著。

艾叶煮鸡蛋
配方：艾叶20克，鸡蛋2个，白糖6克。

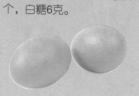

制作：❶艾叶洗净，切碎，鸡蛋煮熟去壳。

❷将艾叶、鸡蛋同放锅内，加水适量，置武火上烧沸，再用文火炖煮15分钟，滤去药渣，加入白糖搅匀即成。

功效：健脾胃，止痛。对胃弛缓患者尤佳。

第十八章

泻下

常用药

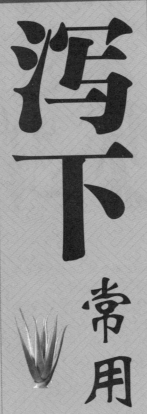

含义

凡能引起腹泻，或润滑大肠，促进排便的药物，称为『泻下药』。

分类

攻下药：通便作用较强，并具苦寒之性，常用以治疗热结便秘证的药物。

润下药：以润肠通便为主要功效，用以治疗肠燥便秘证的药物。

峻下逐水药：泻下作用峻猛，能引起剧烈腹泻的药物。

功效

中医论点：泻下药的主要作用是通利大便，排出胃肠积滞及其他有害物质，并可清热泻火，逐水消肿。主要适用于大便秘结，肠胃积滞，或实热内结，或冷积便秘，或水肿停饮等里实证。

现代药理：本类药具有泻下、利尿、抗菌、抗病毒及抗炎等作用。

应用

1.在应用泻下药时，常与理气药配伍，以提高疗效。若里实兼有表邪者，应先解表后攻里，当表里俱重时，泻下药应配伍解表药同用，以表里双解；若里实而正虚，应配伍补虚药同用，以攻补兼施，使泻而不伤正。

2.应用药性峻猛而有毒的泻下药时，一定要严格掌握炮制法度，控制药物用量，避免中毒，确保用药安全。

禁忌

1.泻下药易伤胃气，当奏效即止，慎勿使用过量。

2.泻下作用峻烈者，易伤正气，久病体弱、妇女胎前产后及月经期应慎用或忌用。

攻下药

攻下药，性味大多苦寒，具有较强的泻下作用，既能通便，又能泻火，主要适用于实热积滞、燥屎坚结者。若配行气药，可加强泻下及消除胀满作用。部分药物配伍温里药，亦可用于寒积便秘。

本类药物还可用于外感热病，高热神昏，谵语发狂；或火热上炎所致的头痛目赤，咽喉及牙龈肿痛，吐血，衄血等证。

大黄

大黄为蓼科多年生草本植物掌叶大黄、唐古特大黄或药用大黄的根茎，又名将军、黄良、川军、锦军、火参、肤如、雅黄、锦纹大黄等。9～10月间选择生长3年以上的植株，挖取根茎，切除茎叶、支根，风干、烘干或切片晒干。

【产地溯源】

主产于甘肃、四川、青海、西藏、云南、贵州等地。

【性味归经】

味苦，性寒。归脾、胃、大肠、肝、心经。

【本草语录】

"主治下痢赤白，里急腹痛，小便淋沥，实热燥结，潮热谵语，黄疸，诸火疮。"——《本草纲目》

"下瘀血，血闭，寒热，破癥瘕积聚，留饮，宿食，荡涤肠胃，推陈致新，通利水道，调中化食，安和五脏。"——《神农本草经》

"平胃，下气，除痰实，肠间结热，心腹胀满，女子寒血闭胀，小腹痛，诸老血留结。"——《名医别录》

功效主治

本品泻下攻积，清热泻火，止血，解毒，活血祛瘀，主要适用于如下病症：

肠胃实热积滞
症见热结便秘、壮热口渴、腹胀腹痛、苔黄脉实等，常与芒硝、厚朴、枳实同用；热结泻痢，里急后重，常配黄连、芍药等。

湿热黄疸
常与茵陈、栀子等同用。

出血证
用于血热妄行之吐血、衄血等，常与黄连、黄芩等同用。

血瘀证
用于血瘀经闭，常与当归、红花、益母草同用；跌打损伤、瘀血肿痛，常与桃仁、延胡索、乳香等同用；肠痈，可配伍丹皮、冬瓜仁、桃仁等。

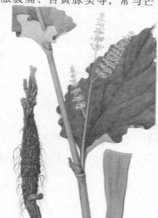

现代研究

大黄含有大黄素、大黄酚、芦荟大黄素、大黄酸、大黄素甲醚等蒽醌类衍生物及大黄多糖、没食子酸、大黄四聚素、脂肪酸等有效成分，具有以下方面的生理作用：

攻下药

❶ 泻下。

❷ 止血活血，扩张小血管，改善毛细血管通透性，促进骨髓生成血小板。

❸ 抗细菌、真菌、病毒、阿米巴及滴虫。

❹ 保肝，解痉利胆，促进胆汁分泌，降胆固醇和利胰。

❺ 健胃，增强肠蠕动及抗溃疡。

❻ 抗炎、解热、镇痛、降血糖、抗肿瘤等。

选购要点

以外表黄棕色、锦纹及星点明显、体重、质坚实、有油性、气清香、味苦而不涩、嚼之发黏者为佳。

贮藏方法

贮于有盖容器内，置于阴凉干燥处，防潮，防蛀。

用法用量

煎服，3～10克，外用适量。入煎剂煎煮时间过久，其泻下成分被破坏，作用减弱，故欲攻下者应后下，或用沸水泡服。

注意事项

1. 大黄苦寒，易伤胃气，故脾胃虚弱者慎用。

2. 孕妇、妇女月经期及哺乳期忌用。

3. 年老体弱者慎用。

疗疾验方

治疗肠燥便秘

大黄、皂角子各适量，共研为末。用时取药末适量，以蜂蜜调敷脐孔，胶布固定。每日换药1次，数次自愈。（中医验方）

治疗血尿

大黄3克，研末，装入鸡蛋内，湿纸封口，蒸熟食。每日1次，连服3次。（中医验方）

治疗习惯性便秘

大黄6克，甘草3克。水煎服。（中医验方）

治疗面疱

川大黄50克，研为细末，水调和，每晚睡前涂患处，次日晨起洗净。（中医验方）

治疗痈疖初起

大黄适量，捣烂过筛，用酒调和敷患处，药干即换，贴敷3次，即可见效。（中医验方）

治疗烧烫伤

大黄末适量。先用白酒洗净患处，然后用鸡蛋黄油调大黄末外搽。（中医验方）

治疗跌伤

大黄30克研末，葱白3根，生姜汁适量，3味药调和捣烂，涂敷患处。（中医验方）

保健药膳

大黄粥

配方：大黄3克，粳米150克，冰糖20克。

制作：❶ 大黄研成细粉，粳米淘洗干净，冰糖打碎成屑。

❷ 将大黄粉、粳米同放锅内，加水500毫升，置武火上烧沸，再用文火煮35分钟，加入冰糖即成。

功效：泻下攻积，清热泻火，解毒，活血祛瘀，适用于大便秘结，血热妄行之吐血，衄血，腹痛胀满，热毒疮疡及烧伤，妇女经闭，肝炎黄疸，目赤口疮等症。

大黄饮

配方：大黄5克，白芍10克，甘草5克，大枣4枚，生姜6克，桂枝5克，白糖30克。

制作：❶ 将大黄、白芍、甘草、大枣、生姜、桂枝放入炖锅内，加水适量。

❷ 将炖锅置武火上烧沸，再用文火煎煮25分钟，去渣留汁，加入白糖搅匀即成。

功效：消炎，止痛，止泻。对下痢次数较多、量少的腹痛肠炎患者尤佳。

大黄黄豆粥

配方：大黄3克，黄豆50克，粳米150克，冰糖25克。

制作：❶ 将黄豆、粳米去泥沙，淘洗干净；大黄研成细粉；冰糖打碎成屑。

❷ 将粳米、黄豆同放炖锅内，加水500毫升，置武火上烧沸，再用文火煮35分钟，加入大黄粉、冰糖即成。

功效：清热解毒，宽中下气，润肠通便。适用于胃中积热、腹水肿毒、小便不利、便秘等症。

芦荟

芦荟为百合科多年生草本植物库拉索芦荟、好望角芦荟或斑纹芦荟叶中的液汁经浓缩的干燥品，又名卢会、纳会、象胆、奴会、劳伟等。全年可采，割取植物的叶片，收集流出的液汁，置锅内熬成稠膏，倾入容器，冷却凝固后即得。入丸剂用。

攻下药

功效主治

本品泻下，清肝，杀虫，主要适用于如下病症：

热结便秘
兼见心肝火旺，烦躁失眠等。配朱砂，以清热通便、泻火安神。

肝经实火
症见便秘、头痛、烦躁，甚则惊痫抽搐等。常配龙胆草、栀子、青黛等。

小儿疳积
治小儿虫疳，可配使君子等份为末，米汤调服；治小儿脾虚疳积，可配人参、白术等，以健脾扶正。

疥癣、皮肤瘙痒
取其杀虫之效，可外用施治。

现代研究

芦荟的化学成分包括芦荟大黄素苷、香豆酸酯、α-葡萄糖、戊醛、蛋白质及草酸钙结晶。有的还包含芦荟大黄素苷及异大黄素苷，具有以下方面的生理作用：

❶ 泻下。

❷ 抗细菌和真菌，抗溃疡，抗辐射，调节免疫功能。

❸ 止痛，止痒，消炎，护肤美容。

❹ 镇咳祛痰、镇静安神、降血糖、抗肿瘤等。

❺ 芦荟现代还用于治疗烧烫伤、青年痤疮、黄褐斑和银屑病等。

选购要点
以气味浓、溶于水中无杂质者为佳。

贮藏方法
置阴凉干燥处，防热，防潮。

用法用量
入丸、散服，每次2~5克。本品有特异臭气，味极苦，不宜入汤煎服。外用适量。

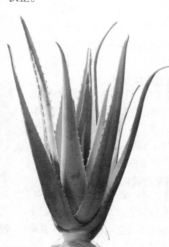

注意事项

1. 寒证及孕妇忌用。

2. 妇女月经期和哺乳期慎用。

3. 在攻下药中，芦荟的刺激性最强，用量过大可引起腹痛、盆腔充血，甚至引起肾炎。

疗疾验方

治疗湿癣

芦荟30克，炙甘草15克，共研为末。先以温浆水洗癣，擦干后敷上药末，有奇效。（《本草纲目》）

治疗小儿脾疳

芦荟、使君子各等份，共研为末。每服1～6克，米汤送下。（《本草纲目》）

治疗头痒、脱发

芦荟、川楝子各3克，共研为末。吹入鼻内，每日数次。（中医验方）

治疗足癣

芦荟500克，切碎，水煎。

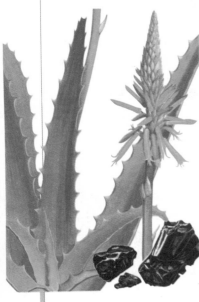

连药渣一起泡脚，每次20分钟，每周2次。（中医验方）

消除瘢痕、斑点

芦荟250克，煎汁，加入湿润剂、清洁剂、去臭剂、洗头剂等中使用。（中医验方）

治疗高血压

取芦荟鲜叶1～3厘米长，去刺生食。每日3次，饭前30分钟服用。注意：不可突然停止正在服用的降压药，应随着病情的好转，待血管逐步恢复弹性，血压稳定后再慢慢减少降压药的用量。（中医验方）

治疗便秘

饭后生食芦荟鲜叶3～5克，每日3次。也可根据个人爱好煎服、泡茶、榨汁兑饮料，泡酒也可。（中医验方）

治疗脚气

每晚洗完脚后，用芦荟叶揉搓叶汁往脚上挤抹，自然风干，每次一只脚用一叶，一般三五次即可见效。（中医验方）

治疗鸡眼

将芦荟果冻状的部分切成适当大小，塞在鸡眼处，再用纱布包起来，每日更换一次，不久鸡眼即自行脱落。（中医验方）

治疗牛皮癣

用泡过的茶叶捣烂敷患处，使角质层软化，再用小刀削去角质层，用芦荟和甘草（研末）调醋外搽；或大蒜、韭菜合捣烂敷患处。（中医验方）

治疗黄褐斑

芦荟300克，绿豆150克，分别研末。每日1次，取适量粉末以鸡蛋清调成糊状（夏季用西瓜汁调），覆盖于面部或

患处。每日1次，1个月为1疗程。（中医验方）

治疗乳腺炎

鲜芦荟叶适量，洗净捣碎，敷在患处，外面用纱布盖住，用胶带贴牢。日换1次，2～3日后见效。（中医验方）

治疗雀斑

新鲜芦荟叶30～50克。将鲜芦荟叶捣烂，加水适量煮沸，取沉淀后的澄清液涂抹患处。（中医验方）

保健药膳

芦荟炒芹菜

配方： 鲜芦荟叶15克，芹菜300克，花生油10克，姜、葱各5克，盐3克，鸡精2克。

制作： ❶ 将鲜芦荟叶片洗净，去皮，切成0.5厘米见方的小丁；芹菜洗净，去叶，切成3厘米长的段；葱洗净，切成细丝。

❷ 将炒锅置武火上烧热，加入花生油，烧至六成热时，放入姜、葱爆香，再放入芦荟、芹菜、盐，煸炒，熟后点鸡精即可。

功效： 清热利湿，润肠通便，适用于习惯性便秘及热结便秘等症。

芦荟粥

配方： 芦荟15克，粳米150克，白糖15克。

制作： ❶ 将芦荟洗净，切成2厘米见方的块；粳米淘洗干净，放入锅内，加水500毫升，置武火上烧沸，再用文火煮35分钟。

❷ 在粳米粥中加入白糖，搅匀即成。

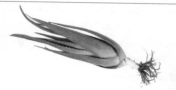

功效：泻热通便，杀虫。适用于习惯性便秘及热结便秘、小儿疳积等症。

芦荟海参粥

配方：芦荟15克，海参60克，粳米150克，料酒10克，姜3克，葱6克，盐2克，鸡精2克，香油25克。

制作：❶ 将芦荟洗净，切成2厘米见方的块；海参去肠杂，洗净，切成丁；姜切粒，葱切花；粳米淘洗干净。

❷ 将粳米、芦荟、海参、姜、葱、料酒同放锅内，加入清水500毫升，置武火上烧沸，再用文火煮35分钟，加入盐、鸡精、香油即成。

功效：润肠通便，养阴润燥。适用于精血亏损、身体虚弱、阳痿遗精、消瘦乏力、小便频数、肠燥便难等症。

芦荟菠萝苹果汁

配方：芦荟1段，菠萝半个，苹果1个，胡萝卜1根，白糖10克，凉开水50毫升。

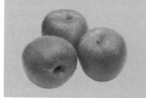

制作：❶ 芦荟、菠萝均切成小块；苹果洗净后去核去皮，切成小块；胡萝卜洗净，切成条。

❷ 将上述用料一起放进榨汁机中，榨取汁液。

❸ 将蔬果汁倒入杯中，冲入凉开水，加入白糖调匀即可。

功效：润肠通便，排毒养颜，祛除青春痘。

芦荟牛奶粥

配方：芦荟15克，牛奶100克，粳米150克。

制作：❶ 将芦荟洗净，切成2厘米见方的块；粳米淘洗干净。

❷ 将粳米、芦荟同放锅内，加水500毫升，置武火上烧沸，再用文火煮30分钟，加入牛奶，煮熟即成。

功效：润肠通便，适用于虚劳羸瘦、反胃噎嗝、消渴、便秘等症。

芦荟猪蹄汤

配方：芦荟300克，猪蹄600克，蜜枣3枚，盐3克。

制作：❶ 将芦荟去皮，洗净，切段。

❷ 将猪蹄斩件，洗净，飞水。热锅，将猪蹄干爆5分钟。

❸ 将清水2000毫升放入瓦煲内，煮沸后放入前3种用料，武火煲滚后改用文火煲3小时，加盐调味即可。

功效：清热润肠通便，适用于肠热引起的大便不畅或大便秘结者。

注意：肠胃虚弱、气虚便秘者慎用。

芦荟蜜汁

配方：新鲜芦荟200克，蜂蜜20克，冷水适量。

制作：❶ 将新鲜芦荟洗净，去除绿色部分的叶皮，取透明的叶肉切小丁。

❷ 将芦荟丁放入炖锅中，加入冷水煮沸，放凉后滤取芦荟汁。

❸ 在芦荟汁中加入蜂蜜，搅拌均匀即可。

功效：排毒养颜，抑制皮脂分泌，祛除青春痘。

卷心菜芦荟汁

配方：芦荟1段，卷心菜50克，苹果1个，菠萝1/4个，蜂蜜15克，凉开水80毫升。

制作：❶ 芦荟洗净后切成小块，卷心菜洗净后切成小片，苹果去皮去核后切块，菠萝切小块。

❷ 将芦荟、卷心菜、水果放入榨汁机中，搅打成汁。

❸ 将果菜汁倒入杯中，冲入凉开水，加入蜂蜜调匀即可。

功效：润肠通便，排毒养颜，祛除青春痘。

青苹果芦荟汤

配方：芦荟100克，青苹果2个，冰糖20克。

制作：❶ 将苹果削皮，切成小块。

❷ 将芦荟洗净，切成小段。

❸ 将苹果、芦荟一齐入锅，加适量水，煎煮15分钟，调入冰糖即可。

功效：润肠通便，防治肥胖症。

芦荟罗汉果粥

配方：芦荟15克，罗汉果15克，粳米150克。

制作：❶ 将罗汉果捶破，留壳和子同用；粳米淘洗干净；芦荟洗净，切成2厘米见方的块。

❷ 将粳米、罗汉果、芦荟同放锅内，加水500毫升，置武火上烧沸，再用文火煮35分钟即成。

功效：润肠通便，清肺润肠，消暑润喉，适用于肺燥咳嗽、便秘、支气管炎、扁桃体炎、喉痛声嘶等症。

芒硝

芒硝为含硫酸钠的天然矿物经过精制而成的晶体。

主要含有含水硫酸钠，将天然产品用热水溶解，过滤，放冷析出结晶，通称「皮硝」；再取萝卜洗净切片，置锅内加水与皮硝共煮，取上层液，放冷析出结晶，即「芒硝」。芒硝经风化失去结晶水而成的白色粉末称「玄明粉（元明粉）」。

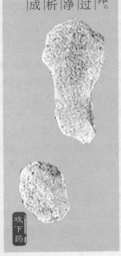

攻下药

【产地溯源】
主产于河北、河南、江苏、安徽、山东等地的碱土地区。

【性味归经】
味咸、苦，性寒。归大肠、胃经。

【本草语录】
"主五脏积聚，久热胃闭，除邪气，破留血，腹中痰实结搏，通经脉，利大小便及月水，破五淋，推陈致新。"——《名医别录》

"涤三焦肠胃湿热，推陈致新，伤寒疫痢，积聚结癖，停痰淋闭，瘰疬疮肿，目赤障翳，通经堕胎。"——《本草再新》

"通女子月闭癥瘕，下瘰疬，黄疸病，主堕胎；患漆疮，汁敷之；主时疾热壅，能散恶血。"——《药性论》

功效主治

本品泻下软坚，清热泻火，主要适用于如下病症：

里热燥结

胃肠内湿热积滞，腹满胀痛，大便燥结，可与大黄、甘草等配伍。

口舌生疮，咽喉肿痛，目赤肿痛，疮疡

可与硼砂或大黄等同用，外敷或外洗。

现代研究

本品主要含结晶硫酸钠（$Na_2SO_4 \cdot 10H_2O$），并含钙、镁、锶等多种元素，常夹杂极少量的氯化钠、硫酸镁、硫酸钙等，具有以下方面的生理作用：

❶ 泻下。

❷ 利胆。

❸ 外用有消肿、止痛作用。

❹ 现代临床可用于慢性肾功能衰竭、眼疾、急性胰腺炎、小儿食积、皮肤感染、痔疮等。

选购要点

以无色、透明、呈结晶块者为佳。

贮藏方法

贮于有盖容器中，置于通风干燥处。

用法用量

内服，6～12克，宜溶入药汁，或以水化服，不宜煎煮。外用适量。

注意事项

1. 虚证及孕妇忌用。

2. 不宜与三棱配伍。

疗疾验方

治疗膀胱结热，小便不通

芒硝散：芒硝（别研）15克，赤茯苓（去黑皮，研末）30克。混合，每服6克，熟蜜水调下；心烦燥热者，以冷蜜水调下。（《圣济总录》）

治疗早期肝硬化

芒硝30克，生牛肉150克。上药文火炖烂，饮汤食肉。每周1剂，连用4次。（中医验方）

治疗外痔

芒硝150克，明矾15克。打碎置面盆中，以开水2000毫升冲化后，坐面盆上，使热气熏蒸肛门，待水温渐降，先洗涤患处，再坐浸药液中，直至水凉为止。每日坐浴2～3次。（中医验方）

治疗前列腺炎合并急性尿潴留

芒硝20～40克。上药装布袋或以纱布包好敷脐，再用热水袋放上热敷，热度以能耐受为宜，至排尿后为止。之后每日用药1～3次巩固疗效，5日为1疗程。（中医验方）

润下药

　　润下药，以甘平为主，多归脾、大肠经。多为植物种仁类，富含油脂。作用以润燥滑肠为主，使大便软化，易于排出。适用于年老津枯、产后血虚、热病伤津及失血等所致的肠燥便秘。

火麻仁

火麻仁为桑科一年生草本植物大麻的成熟种子，又名麻仁、大麻子、白麻子、冬麻子、线麻子、大麻仁、麻子仁。秋季果实成熟时采收，除去杂质，晒干。生用或炒用，用时打碎。

【产地溯源】

　　全国各地均有栽培，主产于山东、浙江、江苏、河北以及我国东北、西南等地。

【性味归经】

　　味甘，性平。归脾、胃、大肠经。

【本草语录】

　　"利女人经脉，调大肠下痢；涂诸疮癞，杀虫；取汁煮粥食，止呕逆。"——《本草纲目》

　　"主中风汗出，逐水，利小便，破积血，复血脉，乳妇产后余疾。"——《名医别录》

　　"取汁煮粥，去五脏风，润肺，治关节不通、发落，通血脉。"——《食疗本草》

功效主治

　　本品润肠通便，主要适用于如下病症：

肠燥便秘

属津亏燥热者，可与生地、玄参、麦冬等清热生津润燥药配伍；属精血不足者，可与当归、肉苁蓉、生首乌等补精血药配伍；若兼燥热而便秘较甚者，亦可与大黄、厚朴等清热泻下、行气药同用。

现代研究

　　本品主含脂肪油，并含大麻素A、甾体、大麻烯、生物碱、大麻酚等，具有以下方面的生理作用：

❶ 脂肪油对肠壁和粪便起润滑作用，软化大便，使易于排出，作用缓和，无肠绞痛的副作用。

❷ 降血压及阻止血清胆固醇上升。

❸ 麻醉及致幻。

❹ 现代临床可用于治疗跌打损伤、口眼㖞斜、术后大便干燥、习惯性便秘等。

选购要点

以色黄、粒大均匀、种仁饱满者为佳。

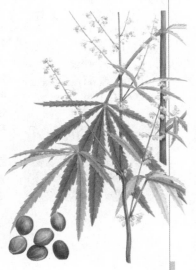

中医入门一看就懂

贮藏方法

贮于有盖容器中，防泛油、虫蛀。

用法用量

煎服，9～15克，临煎时打碎。入丸剂，其润肠之力较佳，每次3～6克。

注意事项

本品不宜长期、大量服用。据临床报道，一次内服60～120克，可致中毒，出现呕吐、腹泻、四肢麻木甚至昏睡等。

疗疾验方

治疗老人虚秘
火麻仁、柏子仁、松仁各等份，同研为末，加蜜、蜡做成丸，如梧桐子大。每服20～30丸，饭前服用。每日2次。（《本草纲目》）

治疗血痢不止
用火麻仁汁煮绿豆空腹吃，极效。（《本草纲目》）

治疗一切跌打损伤
火麻仁200克煅炭，兑料酒服。（中医验方）

治疗小儿头疮
火麻仁5升，研细，水绞取汁，以蜂蜜调和涂搽在疮上。（《本草纲目》）

保健药膳

火麻仁牛奶粥

配方：火麻仁10克，牛奶100克，粳米100克。

制作：❶将火麻仁研成粉，去壳；粳米淘洗干净。

❷将火麻仁、粳米同放锅内，加水500毫升，置武火上烧沸，再用文火煮30分钟，加入牛奶，煮熟即成。

功效：润肠通便，生津润肠。适用于便秘、虚弱劳损、消渴等症。

火麻仁香蕉粥

配方：火麻仁10克，香蕉100克，粳米100克。

制作：❶将火麻仁研成粉，去壳；香蕉去皮，切2厘米长的段；粳米淘洗干净。

❷将火麻仁、粳米、香蕉同放锅内，加水500毫升，置武火上烧沸，再用文火煮35分钟即成。

功效：润肠通便，清热解毒。适用于大便秘结、热病烦渴、痔疮等症。

火麻仁海参粥

配方：火麻仁10克，海参60克，粳米100克，料酒10克，姜3克，葱6克，盐2克，鸡精2克，香油25克。

制作：❶将火麻仁研成粉，去壳；粳米淘洗干净；海参发好，去肠杂，切成2厘米见方的块；姜切粒，葱切花。

❷将粳米、火麻仁、海参、料酒、姜、葱同放锅内，加入清水500毫升，置武火上烧沸，再用文火煮35分钟，放入盐、鸡精、香油即成。

功效：润肠通便，养血润燥。

适用于便秘、精血亏损、身体虚弱、阳痿遗精、消瘦乏力、小便频数等症。

火麻仁海带粥

配方：火麻仁10克，海带50克，粳米100克。

制作：❶将火麻仁研粉，去壳；粳米淘洗干净；海带发好，洗去泥沙，切成丁状。

❷将火麻仁、粳米、海带同放锅内，加水500毫升，置武火上烧沸，再用文火煮35分钟即成。

功效：润肠通便，利水，适用于便秘、瘰疬、瘿瘤、疝气下堕、痈肿、小便不畅等症。

火麻仁荸荠粥

配方：火麻仁10克，荸荠（马蹄）6克，粳米100克。

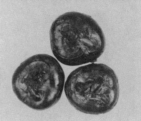

制作：❶将粳米淘洗干净；火麻仁研成粉，去壳；荸荠去皮，切成丁。

❷将粳米、火麻仁、荸荠同放锅内，加水500毫升，置武火上烧沸，再用文火煮35分钟即成。

功效：温中益气，润肠通便，消除痹热，适用于大便不通、咽喉肿痛、大便下血、高血压、全身浮肿、小便不利等症。

郁李仁

郁李仁为蔷薇科落叶灌木欧李、郁李或长柄扁桃的成熟种子，前二者习称「小李仁」，后一种习称「大李仁」，又名郁子、郁里仁、李仁肉等。夏、秋二季果实成熟时采摘。除去果肉，去壳取仁，晒干。生用，用时去皮捣碎。

【产地溯源】

主产于河北、辽宁、内蒙古等地。

【性味归经】

味辛、苦、甘，性平。归脾、大肠、小肠经。

【本草语录】

"主大腹水肿，面目、四肢浮肿，利小便水道。"——《神农本草经》

"郁李仁甘苦而润，其性降，故能下气利水。"——《本草纲目》

"通泄五脏，膀胱急痛，宣腰胯冷脓，消宿食，下气。"——《日华子本草》

功效主治

本品润肠通便，利水消肿，主要适用于如下病症：

肠燥便秘

肠燥便秘较轻，常与柏子仁、松仁等润下药同用；大肠燥热较重，便秘腹胀、食少者，可配伍芒硝、生地等清热泻下、养阴润燥之品。

水肿、小便不利

可与桑白皮、陈皮等利水退肿药和行气药同用。

现代研究

本品含脂肪油、苦杏仁苷、挥发性有机酸、皂苷、粗蛋白质、植物甾醇、维生素 B_1 等成分，具有以下方面的生理作用：

❶ 促进肠蠕动，明显缩短排便时间。

❷ 润滑缓泻和利尿。

❸ 消炎、镇痛、镇静等。

选购要点

以粒饱满、完整、色黄白者为佳。

贮藏方法

贮于有盖容器中，防泛油、虫蛀。

用法用量

煎服，6～9克。

注意事项

孕妇慎用。

疗疾验方

治疗失眠

郁李仁 10 克，甜酒 250 毫升，白酒 50～100 毫升。将郁李仁研碎，入甜酒，文火煮沸，约 15 分钟后取下，盖焖 10 分钟。加入白酒（视患者酒量大小而定），白糖少许，搅匀，趁微温饮下。孕妇忌服。（中医验方）

治疗老年津枯便秘

火麻仁 60 克，郁李仁 30 克，

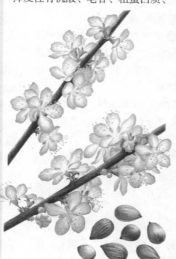

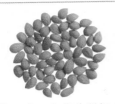

大黄 15 克。上药共研细末，文火炼稠，和诸药，待冷却后搓成条状，如筷子般粗细，长约 3 厘米。用时取 1 粒塞肛门内，每日 2 次。(《中国民间疗法》)

治疗小儿惊热痰实，二便不通

郁李仁（去皮，研为末）、大黄（酒浸后炒过）各 3 克，滑石末 30 克，一起捣和成丸，如黍米大。2 岁小儿服 3 丸，其他儿童根据情况加减，开水送下。(《本草纲目》)

治疗肿满气急，睡卧不得

郁李仁 20 毫升量，捣成末，和面做饼吃，食后便通，气泄出后即愈。(《本草纲目》)

脚气浮肿（心腹胀满，二便不通，气急喘息）

郁李仁 3.6 克，捣烂，加水研磨取汁，另取薏苡仁 60 毫升，捣如粟大，一同煮粥食用。(《本草纲目》)

治疗皮肤血汗

郁李仁（去皮，研细）3 克，鸭梨捣汁调下。(《本草纲目》)

治疗便秘

郁李仁 20 克，打碎，水煎去渣，加白糖适量，顿服，每日 1 剂。(中医验方)

 保健药膳

郁李仁苦瓜粥

配方： 郁李仁 15 克，苦瓜 50 克，粳米 150 克。

制作： ❶ 将郁李仁研成细粉；粳米淘洗干净；苦瓜去瓤，洗净，切成丁。

❷ 将粳米、郁李仁、苦瓜同放锅内，加水 500 毫升，置武火煮沸，再用文火煮 35 分钟即成。

功效： 润肠通便，利水消肿，泻热清心，明目解毒，适用于便秘、水肿、小便不畅等症。

郁李仁荸荠粥

配方： 郁李仁 15 克，荸荠 100 克，粳米 150 克。

制作： ❶ 将粳米淘洗干净，郁李仁研成粉，荸荠去皮，切片。

❷ 将粳米、荸荠、郁李仁同放锅内，加水 500 毫升，置武火上烧沸，再用文火煮 35 分钟即成。

功效： 润肠通便，消除痹热。适用于便秘、大便下血、小便不利、全身浮肿等症。

郁李仁松仁粥

配方： 郁李仁 15 克，松仁 30 克，粳米 150 克。

制作： ❶ 将郁李仁研成粉，粳米洗净，松仁洗净。

❷ 将郁李仁、松仁、粳米同放锅内，加水 500 毫升，置武火上烧沸，再用文火煮 35 分钟即成。

功效： 润肠通便，润肺滑肠。适用于便秘、风痹、头眩、燥咳、吐血等症。

郁李仁田螺粥

配方： 郁李仁 15 克，田螺肉 100 克，粳米 150 克，盐 2 克，鸡精 2 克，葱 10 克，香油 15 克，料酒适量。

制作： ❶ 将郁李仁研成粉；田螺肉洗净，切片；粳米淘洗干净；葱切花。

❷ 将郁李仁、田螺肉、粳米、料酒同放锅内，加入清水 500 毫升，置武火上烧沸，再用文火煮 35 分钟，加入盐、鸡精、香油、葱花即成。

功效： 润肠通便，清热利水。适用于大、小便不畅，黄疸，脚气，水肿，消渴，痔疮，便血，目赤，肿痛等症。

郁李仁桑葚粥

配方： 郁李仁 15 克，桑葚 50 克，粳米 150 克。

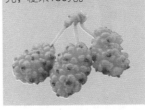

制作： ❶ 将郁李仁研成粉，桑葚洗净，粳米淘洗干净。

❷ 将粳米、桑葚、郁李仁同放锅内，加入清水 500 毫升，置武火上烧沸，再用文火煮 35 分钟即成。

功效： 润肠通便，厚肠胃，补肝肾。

郁李仁姜蜜粥

配方： 郁李仁 15 克，粳米 100 克，姜汁 20 克，蜂蜜 30 克，冷水适量。

制作： ❶ 将粳米淘洗干净，用冷水浸泡半小时，捞出，沥干水分。

❷ 将郁李仁去皮，捣烂。

❸ 锅中加入约 1000 毫升冷水，将粳米放入，先用旺火烧沸，再改用小火熬煮，待粥将熟时加入郁李仁、蜂蜜、姜汁，略煮即成。

功效： 主治津枯肠燥，大便坚难，老年及产后血虚便秘。

峻下逐水药

　　峻下逐水药大多苦寒有毒，泻下作用峻猛，能引起剧烈腹泻，可使体内潴留的水液从大便排出。部分药物还兼有利尿作用，使体内潴留的水液随小便排出，适用于水肿、臌胀、胸胁停饮等邪盛而正气未衰之证。

　　本类药有毒而力峻，易伤正气，使用时当中病即止，不宜久服，并应掌握其炮制、配伍、剂量、用法及禁忌等，以确保用药安全。

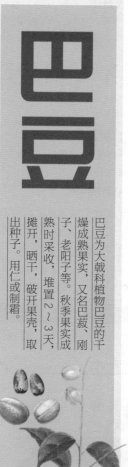

巴豆

巴豆为大戟科植物巴豆的干燥成熟果实，又名巴菽、刚子、老阳子等。秋季果实成熟时采收，堆置2～3天，摊开，晒干，破开果壳，取出种子。用仁或制霜。

峻下逐水药

【产地溯源】

　　主产于四川、广西、云南、贵州等地。

【性味归经】

　　味辛，性热，有大毒。归胃、大肠、肺经。

【本草语录】

　　"主伤寒温疟寒热，破癥瘕结聚坚积，留饮痰癖，大腹水胀。荡涤五脏六腑，开通闭塞，利水谷道。去恶肉。"——《神农本草经》

　　"主症癖，疰气，痞满，腹内积聚，冷气血块，宿食不消，痰饮吐水。"——《本草拾遗》

　　"治泻痢，惊痫，心腹痛，疝气，风㖞，耳聋，喉痹，牙痛，通利关窍。"——《本草纲目》

功效主治

　　本品峻下冷积，逐水退肿，祛痰利咽，蚀疮，主要适用于如下病症：

寒积便秘急症，食积不化

治寒邪食积便秘、脘腹胀满、气血尚足者，可单用巴豆霜装入胶囊服，或配大黄、干姜等份为丸服；治小儿乳食停积，甚则痰多惊悸者，配神曲、天南星等同服。

注意事项

1. 虚证、体弱及妇女妊娠、哺乳、月经期忌用。
2. 不宜与牵牛子配伍。
3. 巴豆中所含毒性成分，以巴豆油为最强，对胃肠道黏膜具有强烈的刺激、腐蚀性，可引起恶心、呕吐与腹痛，导致出血性胃肠炎。

腹水臌胀

可配杏仁炙黄为丸服。

痈肿成脓未溃及疥癣恶疮

治疗痈肿成脓未溃者，可配乳香、没药、木鳖子等，外敷患处，以促其破溃排脓；若治疥癣恶疮，单用本品榨油，以油调雄黄、轻粉末，外涂疮面。

现代研究

　　本品主含巴豆油，并含巴豆毒素等有毒蛋白质、巴豆苷、生物碱、β-谷甾醇、氨基酸和酶等，具有以下方面的生理作用：

❶ 泻下。
❷ 抗菌，抗病毒，抗寄生虫。
❸ 抑制蛋白质合成，抗肿瘤和白血病。
❹ 强大的血小板凝集作用。
❺ 镇痛。

❻ 现代临床可用于支气管哮喘、疟疾、牙痛、关节炎、面神经麻痹等。

选购要点
以粒大饱满、种仁黄白色者为佳。粒较空、种仁泛油变色者质次。

贮藏方法
置阴凉干燥处，防热，防潮。

用法用量
巴豆霜入丸、散，每次 0.1 ～ 0.3 克。生品外用，适量研末涂患处，或捣烂以纱布包擦患处。

牵牛子

牵牛子为旋花科植物裂叶牵牛或圆叶牵牛的干燥成熟种子，表面灰黑色者称黑丑，淡黄色者称白丑，同等使用，又名草金铃、盆甑草、狗耳草等。秋季果实成熟，果壳未开裂时采割植株，晒干。打下种子，除去杂质。生用或炒用。

峻下逐水药

【产地溯源】
全国大部分地区均产。

【性味归经】
味苦，性寒，有毒。归肺、肾、大肠经。

【本草语录】
"治痃癖气块，利大小便，除水气，虚肿，落胎。"——《药性论》

"逐痰消饮，通大肠气秘风秘，杀虫。"——《本草纲目》

"主下气，疗脚满水肿，除风毒，利小便。"——《名医别录》

功效主治
本品泻下，逐水，去积，杀虫，主要适用于如下病症：

水肿腹水、二便不利
常与甘遂、大黄等同用。

肠胃实热壅滞
症见大便不通、腹胀疼痛等。单以本品为末，姜汤送服；或与枳实、槟榔、厚朴等同用。

虫积腹痛
本品驱蛔效果较好，常与槟榔、苦楝根皮等同用。

现代研究
牵牛子含牵牛子苷约 2%，为泻下成分。尚含生物碱、脂肪油、蛋白质、多种糖类及色素等。具有以下方面的生理作用：

❶ 增加肠蠕动，引起肠黏膜充血，分泌增加，呈泻下作用。

❷ 利尿。

❸ 体外试验，对蛔虫和绦虫有杀灭作用。

❹ 刺激肾脏。

❺ 现代临床还用于治疗慢性肾炎水肿、肝硬化腹水、癫痫和淋巴结核等。

选购要点
以粒大、饱满、无果皮等杂质者为佳。

贮藏方法
放置干燥通风处，防潮，防霉。

用法用量
煎服，3 ～ 6 克；入丸、散，1.5 ～ 3 克。炒用药性减缓。

注意事项
1. 体弱者、老年人、孕妇均忌用。
2. 不宜与巴豆配伍。

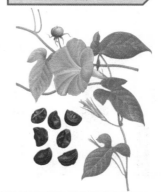

甘遂

本品为大戟科多年生肉质草本植物甘遂的根，亦名白泽、主田、鬼丑、陵泽、甘泽、重泽、苦泽等。春季开花前或秋末茎苗枯萎后采挖根部，除去泥土、外皮，以硫黄熏后晒干。

峻下逐水药

主产于陕西、河南、山西等地。

【性味归经】
味苦，性寒，有毒。归脾、肺、肾经。

【本草语录】
"主大腹疝瘕，腹满，面目浮肿，留饮宿食，破癥坚积聚，利水谷道。"——《神农本草经》

"下五水，散膀胱留热，皮中痞，热气肿满。"——《名医别录》

"能泻十二种水疾，治心腹坚满，下水，去痰水，主皮肤浮肿。"——《药性论》

"泻肾经及隧道水湿，脚气，阴囊肿坠，痰迷癫痫，噎膈痞塞。"——《本草纲目》

功效主治

本品泻水逐饮，消肿散结，主要适用于如下病症：

水肿腹水，留饮胸痛等
常与大戟、芫花、大枣等同用。

湿热肿毒
外用水调敷患处，另以甘草煎汁内服。

现代研究

本品主含三萜类，尚含棕榈酸、柠檬酸、草酸、鞣质、树脂、葡萄糖、蔗糖、淀粉、维生素 B_1 等，具有以下方面的生理作用：

❶ 本品有效成分对肠黏膜有强烈刺激，引起炎症性充血和蠕动增加，造成峻泻。

❷ 副作用较大，可引起恶心、呕吐、腹痛、头晕、心悸、血压下降，应慎用。

选购要点

以肥大饱满、表面白色或黄白色、细腻、断面粉性足、无纤维者为佳。

贮藏方法

置阴凉干燥处，防霉。

用法用量

本品多入丸散，每用 0.5～1.5 克，不宜入煎剂。内服宜从小量开始，根据病情逐渐加量，研末装入胶囊吞服，否则易导致恶心、呕吐。外用可研末调敷。

注意事项
1. 醋制或面裹煨，以减低毒性。
2. 气虚、阴伤、脾胃衰弱者及孕妇忌服。
3. 本品恶远志，反甘草。

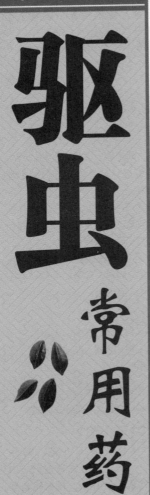

第十九章

驱虫

常用药

含义

凡以驱除或杀灭人体寄生虫为主要作用的药物，称为『驱虫药』。

中医论点： 驱虫药多味苦而有毒性，入脾、胃、大肠经，具有驱虫、杀虫、消积等作用，对人体内的各类寄生虫及所引起的绕脐腹痛、食欲不振、嗜食异物、呕吐涎沫、肛门瘙痒，甚则面黄肌瘦、形瘦腹大、青筋暴露、肢体浮肿等均有治疗作用。

现代药理： 本类药物分别含有使君子酸钾、川楝素、槟榔碱、雷丸蛋白酶等有效成分，对人体寄生虫有杀灭、麻痹、驱除及分解、破坏其虫体等作用，并能促使其排出体外。

应用

1.应根据寄生虫的种类及患者的体质强弱、病症的缓急，选用适当的驱虫药，并根据患者的不同兼证而进行适当的配伍，方能取得满意的效果。如便秘者，当配泻下药，以促进虫体的排出；兼有积滞者，可配消积导滞药物；脾胃虚弱者，又应配伍健脾和胃之品；体质虚弱的患者，须先补后攻或攻补兼施。

2.一般情况下，应在空腹时服用驱虫药，以利于药物充分作用于虫体而保证驱虫效果。

3.若驱虫药无泻下作用，应加服泻下药物，以促进虫体的排出。

禁忌

1.对腹痛剧烈或兼发热者，暂时不宜使用驱虫药，待症状缓解后再行驱虫。

2.本类药物中，部分药物具有毒性，应用时要注意适当的炮制，用量用法准确，以免中毒或损伤正气。

3.孕妇、年老体弱者当慎用。

槟榔

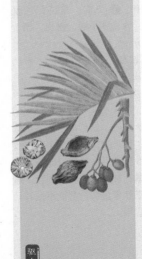

槟榔为棕榈科常绿乔木槟榔的成熟种子，又名花槟榔、鸡心槟榔、大腹子、海南子、榔片、白槟榔、大白片、花大白、宾门等。春末至秋初采收成熟果实，用水煮后，低温干燥，剥取果皮，取出种子，再晒干，润透切片或捣碎用。

驱虫药

主产于海南、福建、台湾、广东、广西、云南等地。

【性味归经】
味苦、辛，性温。归胃、大肠经。

【本草语录】
"主消谷，逐水，除痰癖，杀三虫伏尸，疗寸白。"——《名医别录》

"宣利五脏六腑壅滞，破坚满气，下水肿，治心痛、风血积聚。"——《药性论》

功效主治

本品驱虫消积，行气利水，主要适用于如下病症：

绦虫、蛔虫、姜片虫、蛲虫等多种肠寄生虫病
单用或与南瓜子、使君子等同用。

食积气滞、腹胀便秘、下痢后重等
常与枳实、木香、大黄等同用。

脚气肿痛、腹胀水肿等
前者与吴茱萸、木瓜等配伍，后者与利水消肿药同用。

现代研究

本品含槟榔碱，并含脂肪酸、氨基酸、鞣质、皂苷及红色素等成分，具有以下方面的生理作用：

❶ 能使绦虫虫体弛缓性麻痹，其中对猪肉绦虫作用最强。

❷ 有拟胆碱作用，能兴奋胆碱受体，促进唾液、汗腺分泌和胃肠蠕动。

❸ 对流感病毒和某些皮肤真菌有抑制作用。

❹ 收缩胆囊，促进胆汁排出，减慢心率。

❺ 现代临床可用于乳糜尿、血吸虫病等。

选购要点

以个大，体重，质坚实，无破碎，无虫蛀，切面有明显棕、红色交错的花纹者为佳。

贮藏方法

贮于有盖容器内，置于通风干燥处，防蛀。

用法用量

煎服，3～9克。单用驱杀绦虫、姜片虫时，可用至30～60克。

注意事项

1. 本品有缓泻之功，并易耗气，故脾虚便溏或气虚下陷者慎用。

2. 孕妇慎用。

疗疾验方

治疗肠寄生虫病
槟榔十多枚，研为末，先以水2.5升煮槟榔皮至1升，用此汤调末1匙，空腹服。一般一天内有虫排出，如未排尽，可再次服药。（《本草纲目》）

治疗口吐酸水
槟榔120克、陈皮30克，共研为末。每服1匙，空腹以生蜜汤调下。（《本草纲目》）

治疗心气痛
槟榔、高良姜各4.5克，陈米百粒，水煎服。（《本草纲目》）

治疗伤寒胸闷
槟榔、枳实各等份，共研为末。每服6克，黄连煎汤送下。（《本草纲目》）

治疗便秘、小便不通

槟榔研为末，蜜汤调服6克，或以童便、葱白同煎服亦可。（《本草纲目》）

治疗急性菌痢

槟榔、马齿苋各10克，共煎取汁，代茶饮，有清热、化湿、解毒之效，主治急性菌痢。（中医验方）

 保健药膳

槟榔山楂鹌鹑煲

配方：槟榔20克，山楂20克，鹌鹑4只，棒子骨汤2500毫升，料酒10克，姜、葱、盐、胡椒粉、味精各适量。

制作：❶ 将山楂洗净，切片；槟榔润透，切薄片；鹌鹑宰杀后，去毛桩、内脏及爪，切成4块；姜拍松，葱切段。

❷ 将鹌鹑、山楂、槟榔、料酒、盐、味精、鸡精、胡椒粉、姜、葱、棒子骨汤放入煲内，盖上盖。

❸ 将煲上桌，置炉上武火煮熟即成。

功效：消积，散瘀，行气，适用于食积不化、胸胁疼痛、痰饮、痢疾等症。

核桃槟榔

配方：槟榔200克，核桃仁50克，陈皮20克，丁香10克，豆蔻10克，砂仁10克，盐10克。

制作：❶ 将核桃仁、槟榔、陈皮、丁香、豆蔻、砂仁、盐放入锅内，加水适量，用武火烧沸，然后用文火煎煮，使药液渐干，停火待冷。

❷ 将槟榔用刀剁成黄豆大小碎块。

功效：健脾宽胸，顺气消滞，润肠通便，补脑益智，适用于消化不良、腹痛呕酸、膨闷胀饱、智障、便秘等症。

五香槟榔

配方：槟榔200克，陈皮20克，丁香10克，白豆蔻10克，砂仁10克，盐10克。

制作：❶ 将上药放入锅内，加入食盐，再加水适量，先用武火烧沸，然后用文火煎煮，使药液收干，停火待冷。

❷ 将槟榔用刀剁成黄豆大小碎块。

功效：健脾宽胸，顺气消滞。

槟榔炖甲鱼

配方：槟榔120克，甲鱼1只，大蒜10瓣。

制作：❶ 甲鱼收拾干净，大蒜、槟榔均洗净。

❷ 三物放入炖锅，加清水适量炖熟，去槟榔，少加盐或不加盐（视病情而定）服食，连食数只。

功效：消食逐水，滋阴散结，补气助阳，杀虫化滞，适用于肝硬化腹水、肝脾肿大。

白术槟榔猪肚粥

配方：槟榔1枚，白术60克，生姜45克，猪肚1具，粳米60克，小茴香、胡椒粉、盐、葱各适量。

制作：❶ 将猪肚翻洗干净，去脂后，再翻回原状。

❷ 将白术、槟榔、生姜切成粗末，装入猪肚内，缝口。

❸ 猪肚放入锅内，加水适量，置武火上烧沸，再用文火炖

熟，捞出猪肚，留汁（去油）待用。

❹ 将粳米淘洗干净，放锅内，加入猪肚汁1000毫升，置武火上烧沸，转文火熬煮成粥即成。

功效：健脾和胃，适用于脾胃虚弱、肝脾肿大、恶心呕吐、食少、四肢无力等症。

槟榔粥

配方：槟榔15～30克，粳米100～150克，红糖适量。

制作：❶ 槟榔切片，装入纱布袋内，扎紧袋口，放入锅内，加清水适量，烧沸熬成药汁液。

❷ 去纱布药袋不用，下入红糖。

❸ 粳米淘洗干净，下入锅内，用武火烧沸，转用中火至文火熬煮，米烂熟即可。

功效：下气消滞，适用于气滞便秘。

槟榔素肉粥

配方：槟榔干、素肉各75克，芡实、薏苡仁各100克，盐3克。

制作：❶ 芡实、薏苡仁均洗净，水泡3小时，捞出，沥干水分。

❷ 槟榔干洗净，切片；素肉泡软。

❸ 锅中注入约2000毫升冷水，放入芡实及薏苡仁，先用旺火烧沸，然后改小火煮至软烂，加入素肉及槟榔干，继续煮5分钟，加盐拌匀即可。

功效：补气，健脾，固肾，适合于脾胃虚弱、食欲不振者日常食用。

使君子

使君子为使君子科灌木使君子的干燥果实，又名君子、四君子、史君子、川君子、建君子、史均子、冬均子、病柑子、留球子、五棱子、索子果。

秋季果皮变紫黑色时采收，晒干。去壳，取种仁生用或炒香用。

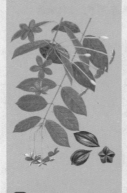

驱虫药

【产地溯源】

主产于四川、云南、贵州、广东、广西、福建等地。

【性味归经】

味甘，性温。归脾、胃经。

【本草语录】

"主小儿五疳，小便白浊，杀虫，疗泻痢。"——《开宝本草》

"健脾胃，除虚热，治小儿百病疮癣""此物味甘气温，既能杀虫，又益脾胃，所以能敛虚热而止泻痢，为小儿诸病要药。"——《本草纲目》

功效主治

本品驱虫消积，主要适用于如下病症：

蛔虫、蛲虫病

单用或与槟榔、苦楝根皮、乌梅等同用。

小儿疳积

症见面色萎黄、形瘦腹大等。常与党参、白术、山药等同用。

现代研究

本品含使君子酸钾、多种有机酸、脂肪油、蔗糖、葫芦巴碱、吡啶、甾醇等，具有以下方面的生理作用：

❶ 使君子所含的使君子酸钾对蛔虫、蛲虫均有较强的麻痹作用。

❷ 对某些皮肤真菌有抑制作用。

❸ 有一定的升压及致呕吐作用。

❹ 现代临床可用于化脓性中耳炎、肛肠脱垂等。

选购要点

以个大、颗粒饱满、表面紫黑色、色黄白鲜亮、味香甜、油性足者为佳。

贮藏方法

置于通风干燥处，防蛀。

用法用量

内服水煎，10～15克；炒香嚼服6～9克。小儿每岁1～1.5粒，总量不超过20粒。空腹服用，每日1次，连用3日。

注意事项

1. 本品大量服用易引起呃逆、眩晕、呕吐等反应。

2. 若与热茶同服，亦易引起呃逆，故服药期间当忌饮茶。

3. 生食副作用大，炒熟后副作用小。

 疗疾验方

治疗小儿脾疳

使君子、芦荟各等份，共研为末。每服3克，米汤送下。（《本草纲目》）

治疗虫牙疼痛

单用使君子适量，煎汤频漱。（《濒湖集简方》）

小儿痞块（腹大，肌瘦而黄，渐成疳疾）

使君子仁9克，木鳖子仁15克，共研为末，调入少许水做成丸，如龙眼大。每取1丸，放入一个破了顶的鸡蛋中，在饭上蒸熟，空腹服。（《本草纲目》）

治疗小儿虚肿（头面、阴囊都有浮肿）

使君子30克去壳，加蜜15克炙，研细。每服3克，饭后以米汤送下。（《本草纲目》）

治疗蛔虫病

将使君子研为末，五更时以米汤调服3克。（《本草纲目》）

芳香开窍常用药

功效

中医论点：心藏神，主神明，心窍开则神明有主，神志清醒而思维有序、敏捷。若心窍被阻，清窍被蒙，则神明内闭，出现神志不清，或思维错乱。开窍药辛香走窜，皆入心经，能通关开窍，启闭心神或豁痰开窍，或辟秽回苏，适用于温病热陷心包或痰浊蒙蔽清窍所致的神昏谵语、狂躁，以及惊痫、中风等导致的卒然昏厥、痉挛抽搐。

现代药理：芳香开窍药多有醒脑与镇惊双重作用。本类药的功效与其对中枢神经系统的作用有关，有些药物尚能兴奋心脏和呼吸，有明显的缓解心绞痛作用。

应用

1.应用芳香开窍药时应辨神志不清的虚实，区别应用。虚证即脱证，实证即闭证。脱证治当补虚固脱，非本类药物所宜；闭证宜用开窍药。然闭证又有寒闭、热闭之不同。寒闭，须配伍温里祛寒之品；热闭，当配伍清热解毒之品。闭证神昏兼惊厥抽搐者，还须配伍息风止痉药。

2.本类药物以辛香为用，易于挥发散失，一般不入煎剂，多入丸、散剂。

禁忌

1.芳香开窍药为救急治标之品，且辛香走窜，易耗散真元之气，故只宜暂用，不可久服。

2.本类药物忌用于脱证。

麝香

麝香为鹿科哺乳动物林麝、马麝或原麝成熟雄体香囊中的干燥分泌物。又名脐香、臭子、香脐子等。野生麝多在冬季至次年春季猎取，割取香囊；人工驯养麝多采用手术取香法，直接从香囊中取出麝香仁；置于遮光容器内，密闭贮藏。

芳香开窍药

【产地溯源】

主产于四川、西藏、云南等地。

【性味归经】

味辛，性温。归心、脾经。

【本草语录】

"通诸窍，开经络，透肌骨，解酒毒，消瓜果食积。治中风，中气，中恶，痰厥，积聚癥瘕。"——《本草纲目》

"麝香之用，其要在能通诸窍一语。盖凡病干为壅、为结、为闭者，当责其本以疗之。然不开其壅、散其结、通其闭，则何处着手？如风中脏昏冒，投以至宝丹、活命金丹，其用之为使者，实用之为开关夺路，其功更在龙脑、牛黄之先也。"——《本草述》

功效主治

本品开窍醒神，活血通经，止痛，催产，主要适用于如下病症：

闭证神昏、中风痰厥、惊痫等
常与人工犀角、牛黄等同用。

瘀血阻滞
症见经闭、跌仆瘀痛等，常与活血祛瘀药配伍。

胞衣不下或胎死腹中
常与肉桂等配伍。

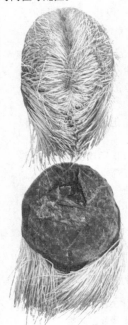

现代研究

本品含麝香酮、麝香醇、甾族化合物、长链脂肪酸类化合物、蛋白质、无机盐、尿素、纤维素及蛋白激酶激活剂等成分，具有以下方面的生理作用：

❶ 兴奋中枢神经系统，使呼吸、心跳加快。

❷ 促进多种腺体的分泌。

❸ 发汗和利尿。

❹ 有明显兴奋子宫的作用。

❺ 据报道，本品及其制剂治疗冠心病心绞痛，对缓解疼痛、改善症状有良好效果。

选购要点

以质柔软、有油性、香气浓烈者为佳。

贮藏方法

平时应贮于密闭遮光的容器中。

用法用量

0.03～0.1克。本品所含芳香成分易于挥发，且加热易被破坏，故不入煎剂，多入丸、散剂，外用适量。

注意事项

本品有兴奋子宫作用，故孕妇忌用。

石菖蒲

石菖蒲为天南星科多年生草本植物石菖蒲的根茎，又名菖蒲、昌阳、木蜡、阳春雪、水剑草等。秋季采挖，除去茎叶及须根，洗净；或切成〇厘米左右的小段，晒干。

芳香开窍药

【产地溯源】
主产于四川、浙江、江苏等地。

【性味归经】
味微辛，性温，无毒。入心、胃经。

【本草语录】
"主风寒湿痹，咳逆上气，开心孔，补五脏，通九窍，明耳目，出音声。"——《神农本草经》

"治中恶猝死，客忤癫痫，下血崩中，安胎漏，散痈肿。"——《本草纲目》

"治风湿顽痹，耳鸣，头风，泪下，杀诸虫，治恶疮疥瘙。"——《药性论》

"除风下气，除烦闷，止心腹痛，霍乱转筋。"——《日华子本草》

"补肝益心，去湿逐风，除痰消积，开胃宽中。"——《本草备要》

功效主治
本品开窍豁痰，理气活血，散风去湿，主要适用于如下病症：

湿浊蒙闭清窍的神志不清、癫狂、痴呆等
常与郁金、半夏、远志等同用。

湿浊阻滞中焦，胸脘胀闷、胃呆食少等
常与藿香、厚朴、茯苓等同用。

现代研究
本品含0.11%～0.42%的挥发油，还含氨基酸、有机酸和糖类，具有以下方面的生理作用：

❶ 促进消化液的分泌，有健胃作用。

❷ 制止胃肠异常发酵，并可缓解平滑肌痉挛。

❸ 对多种皮肤真菌有不同程度的抑制作用。

❹ 镇静。

选购要点
以条长、粗肥、断面类白色、纤维性弱者佳。

贮藏方法
置干燥处，防霉。

用法用量
内服：煎汤，3～6克（鲜者9～24克）；或入丸、散。外用：煎水洗或研末调敷。

注意事项
1. 忌饴糖、羊肉，不宜与地胆、麻黄配伍。
2. 不宜用铁器炮制，以免令人吐逆。
3. 阴虚阳亢、烦躁汗多、咳嗽、吐血、精滑者慎服。

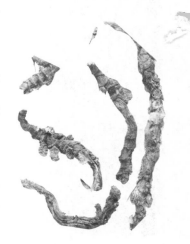